基层医生药物处方集丛书

# 消化系统疾病
## 治疗药物处方集

**总主编** 孙淑娟

**主　编** 鲁春燕　张建娜

**副主编** 赵源浩　刘长虹　姚鸿萍

**编　者**（以姓氏笔画为序）

王向锋　石津意　叶思勇　任洪耀

刘长虹　刘凤喜　闫晓林　杨　静

杨依磊　张　芳　张建娜　罗秦英

赵源浩　姚鸿萍　鲁春燕　蔡延珍

人民卫生出版社

**图书在版编目（CIP）数据**

消化系统疾病治疗药物处方集 / 孙淑娟主编 . —北京：
人民卫生出版社，2019

（基层医生药物处方集丛书）

ISBN 978-7-117-27903-1

Ⅰ . ①消…　Ⅱ . ①孙…　Ⅲ . ①消化系统疾病 - 用药法

Ⅳ . ①R570. 5

中国版本图书馆 CIP 数据核字（2019）第 008188 号

| | | |
|---|---|---|
| 人卫智网　**www.ipmph.com** | 医学教育、学术、考试、健康、 | |
| | 购书智慧智能综合服务平台 | |
| 人卫官网　**www.pmph.com** | 人卫官方资讯发布平台 | |

基层医生药物处方集丛书
#### 消化系统疾病治疗药物处方集

**总　主　编**：孙淑娟

**分册主编**：鲁春燕　张建娜

**出版发行**：人民卫生出版社（中继线 010-59780011）

**地　　址**：北京市朝阳区潘家园南里 19 号

**邮　　编**：100021

**E - mail**：pmph @ pmph.com

**购书热线**：010-59787592　010-59787584　010-65264830

**印　　刷**：三河市尚艺印装有限公司

**经　　销**：新华书店

**开　　本**：850×1168　1/32　**印张**：13

**字　　数**：326 千字

**版　　次**：2019 年 3 月第 1 版　2019 年 3 月第 1 版第 1 次印刷

**标准书号**：ISBN 978-7-117-27903-1

**定　　价**：45.00 元

打击盗版举报电话：010-59787491　 E-mail：WQ @ pmph.com
（凡属印装质量问题请与本社市场营销中心联系退换）

# 序

　　处方集应该属于指导药物应用的权威书籍,可以规范药物使用、减少不合理用药。其内容应涵盖药物的基本信息、临床应用规范与临床应用经验总结,且内容应定期更新。我国于2010年出版了《中国国家处方集(化学药品与生物制品卷)》就是这方面的典范。

　　《基层医生药物处方集丛书》就是以基层专科疾病治疗药物为重点,以药品说明书为基本信息,增加了药物临床应用实践经验。整套系列丛书设有9个分册,覆盖了大部分药物治疗相关的各专科疾病,包括:感染性疾病、心血管系统疾病、内分泌系统疾病、神经系统疾病、呼吸系统疾病、消化系统疾病、泌尿系统疾病、肿瘤与重症疾病。

　　每个分册包含本专科相关疾病的定义、范畴与分类的概述,简单介绍各类疾病的病因、临床表现、诊断与治疗原则,并且综述每一类药物的开发应用情况,详细阐述每个药物的使用精解,包括:其他名称、药物特征(类别、药代特征、药效特征)、适应证、剂型与特征、用法用量、不良反应、禁忌证、药物相互作用、注意事项、FDA妊娠/哺乳分级与用药实践。药品的基本信息基于药品说明书,且做到简明扼要、准确可靠。"用药实践"板块加入了说明书中没有的临床实践经验总结、指南推荐、FDA与NMPA安全警示、超说明书应用情况与药物过量解救等内容,这使读者既能了解每个药物的基本内容,又能掌握每个药物的应用进展与用药安全警示,成为本丛书最大的亮点。

　　《基层医生药物处方集丛书》的总主编是孙淑娟博士,她长期从事临床药学实践与临床药师培养工作,在多个临床科室工作实践过,经常参与院内、外临床多学科会诊(MDT活动),了解临床工作中的实际需求,也具有扎实的药物治疗学知识。因此,由孙淑娟博士主持编写的本套丛书,突出实用性,以解决临床药物治疗中的实际问题为主线,注重药物基本信息和临床治疗实践的结合,尤其适合基层的医生、药师(特别是临床药师)的临床工作需求,也是其他医务工作者的案头参考手册。

　　一本好书,需要著者倾其智慧,呕心沥血;一本好书,也期待读者研读参考,批评指正!所以,期待,在读者和著者的互动岁月中,慢慢成长为经典!

刘治军

2018年10月于北京

# 前　言

　　《基层医生药物处方集丛书》的编写，以基层专科疾病治疗药物为重点，其内容基于药品说明书，且赋予了药物临床应用实践经验总结。整套系列丛书设有 9 个分册，覆盖了大部分药物治疗相关的各专科疾病，《消化系统疾病治疗药物处方集》是其中之一。

　　消化系统疾病是临床常见疾病。本书第一章简介了消化系统常见疾病、多发病的病因和发病机制，陈述了临床表现、诊断依据，总结了治疗原则。从第二章开始，其后章节按药物类别展开，包括治疗消化性溃疡病药物、胃肠解痉药、助消化药、促胃动力药、止吐药和催吐药、泻药和止泻药、微生态制剂、肝胆疾病用药、其他消化系统疾病治疗药物。对于每一类药物既概述了药品的开发应用情况，又给出了每个药品的使用精解。具体内容包括：其他名称、药物特征（类别、药代特征、药效特征）、适应证、剂型与特征（特别是缓控释制剂、微球制剂、混悬剂等，每类药物剂型特征与应用注意事项）、用法用量（通过表格表述较为复杂的用法用量，便于查阅）、不良反应、禁忌证、药物相互作用、注意事项、FDA 妊娠 / 哺乳分级与用药实践（临床实践经验、FDA 与 CFDA 安全警示、超说明书应用与药物过量解救等）。药品的基本信息基于药品说明书，且做到条理、精练、准确、可读性强。"用药实践"板块加入了说明书中没有的临床实践经验总结、指南推荐与研究进展等内容，将成为本丛书最大的亮点，使读者既能了解每个药物的基本内容，又能掌握每个药物的应用进展与用药安全注意事项,以供大家在实践工作中参考。

关于药物的 FDA 妊娠分级,虽然美国已不再沿用,但目前国内尚无其他标准方便大家参考,临床上在考虑妊娠期用药安全时还仍然会参考此分级标准,因此,此书中仍然保留了每个药 FDA 妊娠/哺乳分级情况及用药注意事项,仅供大家参考。

《消化系统疾病治疗药物处方集》由经过培训的消化专业的临床药师与临床医师共同编写,其内容既体现了专业性、学术性与规范性,又体现了其先进性与实用性,适合广大的临床医师与临床药师应用。由于水平有限,难免存在不足与疏漏之处,恳请关心此书的前辈、专家、学者和同行给予赐教,我们不胜感激。

鲁春燕

2019 年 2 月

# 目　　录

# 第一章　消化系统常见疾病

## 第一节　反流性食管炎

胃、十二指肠内容物反流入食管引起反酸、胃灼热等症状或并发症时称为胃食管反流病，而反流导致食管黏膜发生炎症损害称为反流性食管炎。

### 一、病因及发病机制

反流性食管炎发病的病理生理机制是抗反流防御机制减弱和反流物对食管黏膜攻击作用的结果。

1. **食管抗反流防御机制减弱**　食管下端有一个可紧、可松的"食管下端括约肌（low esophageal sphincter，LES）"，正常情况下，LES 处于收缩状态，静息压力为 10~30mmHg，为一高压带屏障，是防止胃食管反流的最重要的功能结构，当进餐吞咽时，LES 松弛，使食物顺利入胃。各种原因引起的 LES 松弛，LES 压力降低，均可引起胃食管反流。一些因素可导致 LES 压降低，如食物（高脂肪饮食、巧克力、咖啡、浓茶）、药物（如钙离子拮抗剂、地西泮、硝酸甘油制剂）、某些激素（如黄体酮、缩胆囊素、胰升糖素、血管活性肠肽等）、腹内压增高（如妊娠、肥胖、腹水、呕吐、负重劳动等）及胃内压增高（如胃扩张、胃排空延迟等）均可引起 LES 压相对降低而导致胃食管反流。

另外食管清除作用和食管黏膜屏障功能受损，均与胃食管反流病的发生有关。

2. **反流物对食管黏膜的攻击作用** 在食管抗反流防御机制下降的基础上,反流物刺激和损害食管黏膜,其受损程度与反流物的质、量以及反流物与黏膜的接触时间、部位有关。胃酸与胃蛋白酶是反流物中损害食管黏膜的主要成分,近年对胃食管反流病监测证明存在胆汁反流,其中的非结合胆盐和胰酶是主要的攻击因子,参与损害食管黏膜。这些反流物可破坏细胞间紧密连接,增加细胞的通透性。如果足够数量的酸性反流物扩散至细胞间隙,可能导致细胞损伤。除了细胞损伤,胃酸、胃蛋白酶、胃液和胆汁反流可刺激食管上皮细胞分泌趋化因子,引起炎症细胞进入食管,从而破坏食管黏膜。

## 二、临床表现

1. **胃灼热和反流** 是反流性食管炎最常见的典型症状,根据我国 2014 年胃食管反流病共识意见,胃灼热定义为胸骨后烧灼感,反流指胃内容物向咽部或口腔方向流动的感觉。胃灼热和反流是存在病理性食管酸暴露患者中最常见的症状。运动、平卧或侧卧、前屈体位、举重、吸烟、饮料(酒、醋、汽水、咖啡)、紧腰外衣以及能降低 LES 张力的物质均可使症状加重,在服用制酸剂后多可消失。胃酸缺乏者,烧灼感主要由胆汁反流所致,因此服用制酸剂的效果不显著。烧灼感的严重程度不一定与病变的轻重一致。严重食管炎尤其在瘢痕形成者中,可无或仅有轻微烧灼感。

2. **胸痛、上腹痛、上腹烧灼感、嗳气、上腹胀等** 为反流性食管炎的不典型症状,部分患者并无胃灼热及反流的症状,可表现为胸痛、上腹痛、上腹烧灼感、嗳气、上腹胀等不典型的症状。

3. **吞咽困难** 初期常可因食管炎引起继发性食管痉挛而出现间歇性咽下困难。后期则可由于食管瘢痕形成狭窄,烧灼感和烧灼痛逐渐减轻而为永久性咽下困难所替代,进食固体食物时可在剑突处引起堵塞感或疼痛。

**4. 食管外症状**　由反流物刺激或损伤食管以外的组织或器官引起，如咽喉炎、慢性咳嗽和哮喘，严重者可发生吸入性肺炎，甚至出现肺间质纤维化。一些患者诉咽部不适，有异物感、棉团感或堵塞感，但无真正吞咽困难，称为癔球症，近年研究发现部分患者也与反流相关。

**5. 并发症**　包括上消化道出血、食管狭窄、Barrett 食管等。

## 三、诊断依据

反流性食管炎根据患者的临床表现和辅助检查可作出诊断，胃镜检查除可确定有无食管炎外，尚可对食管炎的程度进行分级。

**1. 临床表现**　有胃灼热、反酸等典型的反流症状或食管外表现。

**2. 内镜检查**　对于具有反流症状的初诊患者建议其行内镜检查，基于我国是胃癌和食管癌的高发国家，且胃镜检查已广泛开展，其成本低，所以建议对拟诊患者先行内镜检查。反流性食管炎内镜检查采用洛杉矶分级法：正常：食管黏膜没有破损；A 级：一个或一个以上食管黏膜破损，长径小于 5mm；B 级：一个或一个以上黏膜破损，长径大于 5mm，但没有融合性病变；C 级：黏膜破损有融合，但小于 75% 的食管周径；D 级：黏膜破损融合，至少达到 75% 的食管周径。

**3. PPI 试验**　简便、有效，可作为初步诊断方法，对拟诊患者或疑有反流相关食管外症状的患者，可采用诊断性治疗。PPI 试验诊断敏感度高，但特异度偏低，尽管如此，PPI 试验可操作性强，在临床实践中仍具有较高的意义。

**4. 食管反流监测**　包括食管 pH 监测、食管阻抗 pH 监测和无线胶囊监测。未使用 PPI 者可选择单纯 pH 监测，若正在使用 PPI 者则需加阻抗监测以检测非酸反流。

### 四、治疗原则

1. **生活方式的改变**　改变生活方式是反流性食管炎治疗的一部分，目前临床常用的改善生活方式的建议包括减轻体质量、抬高床头、戒烟/戒酒、避免睡前进食、避免食用可能诱发反流症状的食物，如咖啡、巧克力、辛辣或酸性食物、高脂饮食，根据患者病情适当减少降低 LES 压力的药物，如钙离子拮抗剂、地西泮及硝酸甘油制剂。

2. **药物治疗**　主要为质子泵抑制剂（proton pump inhibitor, PPI）和 $H_2$ 受体拮抗剂等抑酸剂。研究证实：在食管炎愈合率、愈合速度和反流症状缓解率方面，PPI 均优于 $H_2$ 受体拮抗剂，是治疗反流性试验的首选药物。枸橼酸莫沙必利、多潘立酮等动力药物促进食管、胃的蠕动和排空以减轻胃食管反流，可酌情使用，不作为反流性食管炎首选药物。

3. **手术治疗**　对 PPI 治疗有效但需要长期服药的患者，抗反流手术是另一种治疗选择。目前最常用的抗反流手术式是腹腔镜胃底折叠术，能改善酸和弱酸反流，术后有较高的症状缓解率。

（杨　静　张建娜）

# 第二节　食　管　癌

食管癌是原发于食管的恶性肿瘤，食管的恶性肿瘤大致分为上皮和非上皮两大类。食管上皮恶性肿瘤分为两个主要的亚型：食管鳞状细胞癌（esophageal squamous cell carcinoma, ESCC）和食管腺癌（esophageal adenocarcinoma, EAC）。除了 ESCC 和 EAC，其他食管上皮恶性肿瘤包括疣状上皮鳞状细胞癌，腺鳞癌、腺样囊性癌和黏液表皮样癌。非上皮食管恶性肿瘤包括平滑肌肉瘤、其他肉瘤、转移性食管恶性肿瘤（如来自乳腺癌、肺癌）及淋巴瘤。中国食管癌一直以食管鳞癌为主，食管腺癌的发病率未见明显增长。

## 一、病因及发病机制

食管癌的发病因素很多，目前公认饮酒、吸烟、对食管造成损伤的各类慢性刺激及环境因素是中国食管鳞癌发病的主要原因。调查发现喜吃烫食、超量饮酒、低收入、低体质指数、既往食管病变、不按时就餐、喜食辣食及肿瘤家族史等均是增加食管癌患病风险的因素。

## 二、临床表现

1. **食管癌的早期症状** 早期食管癌症状多不典型，易被忽略，主要症状为食管内异物感及咽下哽噎感、吞咽时胸骨后或剑突下烧灼感或疼痛、进食食物通过缓慢及滞留感、咽喉部干燥和紧缩感。少数患者可有胸骨后闷胀不适、前胸痛和嗳气等症状。

2. **食管癌的中晚期症状** 进行性吞咽困难是绝大多数患者就诊时的主要症状，开始于进食干硬食物或大口进食时发作，以后进软食亦同样出现咽下困难，最后流质食物也不能进入，是本病的较晚期表现。食物反流与吞咽疼痛常在吞咽困难加重时出现，反流量不大，内含食物与黏液，也可含血液与脓液。中晚期吞咽疼痛与早期出现的疼痛不同，有的程度较重而持久。性质为隐痛、灼痛或刺痛，每于饮食时加重。疼痛的部位常与病变部位相一致，多发生于溃疡型患者。

3. **其他症状** 当癌肿压迫喉返神经可致声音嘶哑；侵犯膈神经可引起呃逆或膈神经麻痹；压迫气管或支气管可出现气急和干咳；侵蚀主动脉则可产生致命性出血。并发食管 - 气管或食管 - 支气管瘘或癌肿位于食管上段时，吞咽液体时常可产生颈交感神经麻痹征候群。

## 三、诊断依据

食管癌的早期发现和早期诊断十分重要。凡年龄在 50 岁以上(高发区在 40 岁以上),出现进食后胸骨后停滞感或咽下困难者,应及时行胃镜检查。内镜检查可在直视下观察肿瘤大小、形态、部位、范围和作活组织及细胞刷检查,是最可靠的食管癌诊断方法。对中晚期病例确诊可达 100%,其表现为结节状或菜花样肿物,肿物质硬,触之易出血,可见溃疡、管腔狭窄。早期食管癌的形态表现:病变处黏膜充血肿胀,微隆起,色泽深于正常黏膜,与正常黏膜分界不清,易出血,但管壁舒张度好;病变处黏膜糜烂,失去正常黏膜光泽,有散在小溃疡,表面附有黄白色或灰白色苔膜,易出血,但管壁舒张度好;病变处黏膜有白斑样改变,微隆起,白斑周围黏膜色泽较深,黏膜中断,食管壁较硬,触之不易出血。为提高检出率,可配合甲苯胺蓝或卢戈碘液黏膜染色,对辨认病灶及指导内镜下活检有一定帮助。病理检查可明确诊断。

食管钡餐检查主要观察食管的蠕动状况、管壁的舒张度、食管黏膜改变、食管充盈缺损和梗阻程度。超声内镜检查能准确判断食管癌的壁内浸润深度、异常肿大的淋巴结以及明确肿瘤对周围器官的浸润情况。对肿瘤分期、治疗方案的选择以及预后判断有重要意义。食管 CT 检查可清晰地显示食管与邻近纵隔器官的关系。并可显示食管癌病灶大小、肿瘤外侵范围及程度。

## 四、治疗原则

食管癌的各种治疗基于原发肿瘤的分级及淋巴结转移情况,主要为外科手术,辅以放疗、化疗、经内镜治疗、支持治疗等在内的非手术治疗。首先进行多学科评估,适合外科手术者进行外科手术治疗,不适合手术或拒绝手术者进行内镜下治疗、放化疗或姑息治疗。

(张建娜 杨 静)

# 第三节 慢 性 胃 炎

慢性胃炎是各种原因引起的胃黏膜慢性炎症,包括慢性萎缩性胃炎、非萎缩性胃炎和特殊类型的胃炎。慢性胃炎特别是慢性萎缩性胃炎的患病率一般随年龄增加而上升,多数患者可无任何症状,因此难以获得确切的患病率,因幽门螺杆菌($H.$ $pylori$, $Hp$)现症感染者几乎均存在慢性胃炎,估计慢性胃炎患病率大致与当地人群中 $Hp$ 感染率相平行,可能高于或略高于 $Hp$ 感染率。

## 一、病因及发病机制

1. **幽门螺杆菌感染** 幽门螺杆菌具有鞭毛,能在胃内穿过黏液层移向胃黏膜,其所分泌的黏附素能使其贴紧上皮细胞,其释放尿素酶分解尿素产生 $NH_3$ 从而保持细菌周围中性环境,幽门螺杆菌通过产氨作用、分泌空泡毒素 A 等物质而引起细胞损害;其细胞毒素相关基因蛋白能引起炎症反应;其菌体胞壁还可作为抗原诱导免疫反应。这些因素的长期存在导致胃黏膜的慢性炎症。

2. **饮食和环境因素** 长期摄食粗糙、刺激性食物,烫食、酗酒;长期服用非甾体类消炎镇痛药;长期反复损伤胃黏膜,造成炎症持续不愈,鼻咽口腔部存在的慢性感染灶,上腹部肿瘤作深部放射治疗等,可导致胃黏膜的损伤。长期大量服用非甾体类消炎药如阿司匹林、吲哚美辛等可抑制胃黏膜前列腺素的合成,破坏黏膜屏障;烟草中的尼古丁不仅可影响胃黏膜的血液循环，还可导致幽门括约肌功能紊乱，造成胆汁反流；各种原因的胆汁反流均可破坏黏膜屏障。

**3. 自身免疫** 慢性萎缩性胃炎患者的血清中能检出壁细胞抗体（parietal cell antibody，PCA），伴有恶性贫血者还能检出内因子抗体（intrinsic factor antibody，IFA）。壁细胞抗原和PCA形成的免疫复体在补体参与下，破坏壁细胞。IFA与内因子结合后阻滞维生素$B_{12}$与内因子结合，导致恶性贫血。恶性贫血是自身免疫性疾病，其胃底腺黏膜呈弥漫性萎缩变薄，壁细胞和主细胞几乎消失，而胃窦黏膜则基本正常。在其他自身免疫性疾病中，PCA的阳性率也很高。内因子是壁细胞所分泌的一种糖蛋白，食物中的维生素$B_{12}$必须与内因子结合后才能被末端回肠吸收。

**4. 其他因素** 幽门括约肌功能不全时含胆汁和胰液的十二指肠液反流入胃，可削弱胃黏膜屏障功能。慢性胃炎与年龄关系很大，其发病率随年龄而增加。胃黏膜营养因子（如胃泌素，表皮生成因子等）缺乏，或胃黏膜感觉神经终器对这些因子不敏感，可引起胃黏膜萎缩。心力衰竭、肝硬化合并门静脉高压、营养不良都可引起慢性胃炎。糖尿病、甲状腺病、慢性肾上腺皮质功能减退和干燥综合征患者同时伴有萎缩性胃炎者亦较多见。胃部其他疾病如胃液、胃息肉、胃溃疡等也常合并慢性萎缩性胃炎。

## 二、临床表现

多数慢性胃炎患者无任何症状，有症状者主要为消化不良，且为非特异性；消化不良症状的有无和严重程度与慢性胃炎的内镜所见及胃黏膜的病理组织学分级无明显相关性。部分慢性胃炎患者可出现上腹痛、饱胀等消化不良的症状。部分慢性胃炎患者可同时存在胃食管反流病和消化道动力障碍，尤其在一些老年患者，其下食管括约肌松弛和胃肠动力障碍尤为突出。不同内镜表现和病理组织学结果的患者症状无特异性,且症状的严重程度与内镜所见和病理组织学分级无明显相关性。

## 三、诊断依据

确诊必须依靠胃镜检查及胃黏膜活组织病理学检查。幽门螺杆菌检测有助于病因诊断。怀疑自身免疫性胃炎应检测相关自身抗体及血清胃泌素。

慢性胃炎的确诊主要依赖内镜检查和胃黏膜活检,尤其是后者的诊断价值更大。

1. **慢性胃炎的内镜诊断**　是指内镜下肉眼或特殊成像方法所见的黏膜炎性变化,需与病理检查结果结合作出最终判断。内镜下将慢性胃炎分为慢性非萎缩性胃炎及慢性萎缩性胃炎两大基本类型。如同时存在平坦或隆起糜烂、出血、粗大黏膜皱襞或胆汁反流等征象,则可依次诊断为慢性非萎缩性胃炎或慢性萎缩性胃炎伴糜烂、胆汁反流等。

2. **组织病理学**　以慢性炎性细胞(单个核细胞,主要是淋巴细胞、浆细胞)浸润为主时称为慢性胃炎。当胃黏膜在慢性炎性细胞浸润同时见到急性炎性细胞浸润时称为慢性活动性胃炎或慢性胃炎伴活动。慢性胃炎观察内容包括 5 项组织学变化和 4 个分级。5 项组织学变化包括 *Hp* 感染、慢性炎性反应(单个核细胞浸润)、活动性(中性粒细胞浸润)、萎缩(固有腺体减少)、肠化(肠上皮化生)。4 个分级包括 0 提示无,+ 提示轻度,++ 提示中度,+++ 提示重度。

## 四、治疗原则

慢性胃炎治疗目的是缓解症状和改善胃黏膜炎性反应;治疗应尽可能针对病因,遵循个体化原则。慢性胃炎的消化不良症状的处理与功能性消化不良相同。无症状、*Hp* 阴性的慢性非萎缩性胃炎无须特殊治疗;但对慢性萎缩性胃炎,特别是严重的慢性萎缩性胃炎或伴有上皮内瘤变者应注意预防其恶变。

**1. 关于根除幽门螺杆菌**　成功根除 *Hp* 可改善胃黏膜组织学、可预防消化性溃疡及可能降低胃癌发生的危险性、少部分患者消化不良症状也可取得改善。国内共识意见建议根除 *Hp* 特别适用于：①伴有胃黏膜糜烂、萎缩及肠化生、异型增生者；②有消化不良症状者；③有胃癌家族史者。而 2015 年日本京都全球共识明确提出，根除 *Hp* 应作为具有消化不良症状患者的一线治疗方案。根除治疗可使 *Hp* 阳性的功能性消化不良患者症状得到长期缓解。根除 *Hp* 可使胃黏膜组织学得到改善，对预防消化性溃疡和胃癌等具有重要意义。

2. 有胃黏膜糜烂和（或）以反酸、上腹痛等症状为主者，可根据病情或症状严重程度选用抗酸剂、$H_2$ 受体拮抗剂或质子泵抑制剂（PPI）。胃酸和胃蛋白酶在胃黏膜糜烂（尤其是平坦糜烂）、反酸和上腹痛等症状的发生中起重要作用，抗酸或抑酸治疗对愈合糜烂和消除上述症状有效。抗酸剂作用短暂，包括奥美拉唑、艾司奥美拉唑、兰索拉唑、雷贝拉唑和泮托拉唑等在内的 PPI 抑酸作用强而持久，可根据病情或症状严重程度选用。某些患者选择适度抑酸治疗可能更经济，且不良反应较少。

3. 根据患者症状可选用促动力药、消化酶制剂等。以上腹饱胀、恶心或呕吐等为主要症状者可用促动力药，而伴胆汁反流者则可应用促动力药和（或）有结合胆酸作用的胃黏膜保护剂。具有明显进食相关的腹胀、食欲不振等消化不良症状者，可考虑应用消化酶制剂。

4. 有明显精神心理因素的慢性胃炎患者可用抗抑郁药或抗焦虑药。精神心理因素与消化不良症状发生相关，睡眠障碍或有明显精神因素者以及常规治疗无效和疗效差者，可考虑进行精神心理治疗。

5. **自身免疫性胃炎的治疗**　目前尚无特异治疗, 有恶性贫血时注射维生素 $B_{12}$ 后贫血可获纠正。

（杨　静　刘凤喜）

# 第四节　消化性溃疡

消化性溃疡病是指在各种致病因子的作用下, 黏膜发生的炎性反应与坏死性病变, 病变可深达黏膜肌层, 其中以胃、十二指肠为最常见。近年来消化性溃疡病发病率虽然有下降趋势, 但目前仍然是常见的消化系疾病之一。

## 一、病因及发病机制

消化性溃疡病的发病机制主要与胃十二指肠黏膜的损害因素和黏膜自身防御 - 修复因素之间失平衡有关。其中, 胃酸分泌异常、*Hp* 感染、NSAID 和阿司匹林广泛应用是引起消化性溃疡病的最常见病因。胃酸在消化性溃疡病的发病中起重要作用。

1. 胃酸在消化性溃疡病的发病中起重要作用, "无酸, 无溃疡" 的观点得到普遍公认。胃酸对消化道黏膜的损害作用一般只有在正常黏膜防御和修复功能遭受破坏时才发生。许多十二指肠溃疡患者都存在基础酸排量、夜间酸分泌、最大酸排量、十二指肠酸负荷等增高的情况。胃溃疡除幽门前区溃疡者外胃酸分泌量大多正常甚至低于正常。一些神经内分泌肿瘤如胃泌素瘤大量分泌胃泌素, 导致高胃酸分泌状态, 过多的胃酸成为溃疡形成的起始因素。非 *Hp*、非 NSAID- 溃疡病与胃酸分泌的关系尚待更多研究进行论证。

2. *Hp* 为消化性溃疡病重要发病原因和复发因素之一。大量临床研究已证实, 消化性溃疡病患者的 *Hp* 检出率显著高于普通人群，而根除 $Hp$ 后溃疡复发率明显下降，由此认为 $Hp$ 感染是导致消化性溃疡的主要病因之一。不同部位的 $Hp$ 感染引起溃疡的机制有所不同。胃窦部感染为主的患者中，$Hp$ 通过抑制 D 细胞活性，导致高胃泌素血症，引起胃酸分泌增加。同时，$Hp$ 也可直接作用于肠嗜铬样细胞（ECL 细胞），后者释放组胺引起壁细胞泌酸增加。这种胃窦部的高酸分泌状态易诱发十二指肠溃疡。胃体部感染为主的患者中，$Hp$ 直接作用于壁细胞，引起胃酸分泌减少，及胃黏膜防御能力下降而致溃疡。$Hp$ 感染者中仅 15% 发生消化性溃疡病，说明除了细菌毒力，遗传易感性也发挥一定的作用。

3. NSAID 和阿司匹林是消化性溃疡病的主要病因之一，而且在上消化道出血中起重要作用。

NSAID 和阿司匹林对胃肠道黏膜损害的机制包括局部和系统两方面作用。局部作用为 NSAID 和阿司匹林透过胃肠道黏膜上皮细胞膜进入胞体，电离出大量 $H^+$，从而造成线粒体损害，对胃肠道黏膜产生毒性，黏膜细胞间连接完整性破坏，上皮细胞膜通透性增加，激活中性粒细胞介导的炎性反应，促进上皮糜烂、溃疡形成；系统作用主要是 NSAID 和阿司匹林抑制环氧合酶 -1，减少对胃黏膜具有保护作用的前列腺素合成，进而引起胃黏膜血供减少。上皮细胞屏障功能减弱，$H^+$ 反向弥散增多，进一步损伤黏膜上皮，致糜烂、溃疡形成。

4. 其他药物如糖皮质激素、抗肿瘤药物和抗凝药的广泛使用也可诱发消化性溃疡病，亦是上消化道出血不可忽视的原因之一。尤其应重视目前已广泛使用的抗血小板药物能增加消化道出血的风险，如噻吩吡啶类药物氯吡格雷等。

5. 吸烟、饮食因素、遗传、胃十二指肠运动异常、应激与心理因素等在消化性溃疡病的发生中也起一定作用。

## 二、临床表现

消化性溃疡的临床表现多种多样,典型的上腹部疼痛是其主要的临床症状。部分患者可无任何临床表现,称无症状型亚临床型溃疡病,此型多无须治疗而自愈,有些可在胃镜、X线检查或外科手术时偶然发现。值得重视的是大约10%患者的首发症状是上消化道出血、穿孔等并发症。

1. **消化性溃疡疼痛特点**　①长期性:由于溃疡发生后可自行愈合,但愈合后又好复发,故常有上腹疼痛长期反复发作的特点,有的甚至长达几十年。②周期性:上腹疼痛呈反复周期性发作,为溃疡的特征之一,尤以十二指肠溃疡更为突出。中上腹疼痛发作可持续几天、几周或更长,继以较长时间的缓解。全年都可发作,但以春、秋季节发作者多见。③节律性:溃疡疼痛与饮食之间的关系具有明显的相关性和节律性。十二指肠溃疡患者由于胃酸分泌量较高,空腹时疼痛明显,而进餐后由于胃酸被稀释,对溃疡面刺激性减小,故疼痛减轻甚至消失,因此出现空腹疼痛-进餐-缓解;胃溃疡不像十二指肠溃疡那样具有典型的疼痛,由于进食后胃体膨大数倍,造成溃疡面受牵拉引发疼痛,故胃溃疡疼痛多在餐后发作,胃排空后(即下次进餐前)疼痛缓解。常在餐后1小时内发生,经1~2小时后逐渐缓解,直至下餐进食后再出现。

2. **疼痛部位**　多位于上腹中部、偏左或右侧。胃溃疡疼痛位置相对较十二指肠溃疡偏高处,可位于剑突下或剑突下偏左。十二指肠球后溃疡多发生于十二指肠乳头的近端,疼痛的位置多位于右上腹或脐的右侧。疼痛区域多较局限,直径约为数厘米。部分患者可出现背部、肋缘和胸部放射痛,胃及十二指肠的后壁溃疡可能出现较重的背部疼痛。因为空腔内脏的疼痛在体表上的定位一般不十分确切,所以,疼痛的部位也不一定准确反映溃疡所在的解剖位置。

3. **性质**　多呈钝痛、灼痛或饥饿样痛，一般较轻而能耐受，持续性剧痛提示溃疡穿透或穿孔。

4. **影响因素**　疼痛常因精神刺激、过度疲劳、饮食不规律、药物影响、气候变化等因素诱发或加重；可因休息、进食、服制酸药、以手按压疼痛部位、呕吐等方法而减轻或缓解。

5. **其他症状与体征**　除中上腹疼痛外，尚可有唾液分泌增多、胃灼热、反胃、嗳气、恶心、呕吐等其他胃肠道症状。常见的阳性体征是上腹部可有局限性压痛，其压痛部位多与溃疡的位置基本相符。

6. **溃疡病的并发症**　主要包括上消化道出血、穿孔、幽门梗阻、癌变。少数胃溃疡可发生癌变，癌变发生于溃疡边缘。十二指肠溃疡极少发生癌变。

## 三、诊断依据

中上腹痛、反酸是消化性溃疡病的典型症状，腹痛发生与进餐时间的关系是鉴别胃与十二指肠溃疡的重要临床依据。胃溃疡的腹痛多发生在餐后半小时左右，而十二指肠溃疡则常发生在空腹时。近年来由于抗酸剂、抑酸剂等药物广泛使用，症状不典型的患者日益增多。由于 NSAID 和阿司匹林有较强的镇痛作用，临床上 NSAID-溃疡以无症状者居多，部分以上消化道出血为首发症状，或表现为恶心、厌食、食欲不振、腹胀等消化道非特异性症状。确诊有赖胃镜检查。胃镜下溃疡的各种形态改变对病变的良恶性鉴别都没有绝对的界限。因此，对胃溃疡应常规做活组织检查，治疗后应复查胃镜直至溃疡愈合。内镜下溃疡可分为活动期（A）、愈合期（H）和瘢痕期（S）三个病期，其中每个病期又可分为 1 和 2 两个阶段。

对消化性溃疡病建议常规做尿素酶试验、组织学检测或核素标记 $^{13}$C 或 $^{14}$C 呼气等试验，以明确是否存在 *Hp* 感染。

## 四、治疗原则

消化性溃疡病在针对可能的病因治疗同时,要注意饮食、休息等一般治疗。在消化性溃疡活动期,要注意休息,避免剧烈运动,避免刺激性饮食,戒烟戒酒。

**1. 消化性溃疡病的抑酸治疗** 抑酸治疗是缓解消化性溃疡病症状、愈合溃疡的最主要措施,PPI 是首选的药物,胃内酸度降低与溃疡愈合存在直接的关系。如果用药物抑制胃酸分泌,使胃内 pH 升高≥3,每天维持 18~20 小时,则可使几乎所有十二指肠溃疡在 4 周内愈合。消化性溃疡病治疗通常采用标准剂量的 PPI,每日 1 次,早餐前半小时服药。治疗十二指肠溃疡疗程 4 周,胃溃疡为 6~8 周,通常胃镜下溃疡愈合率均在 90% 以上。

2. 根除 *Hp* 应成为消化性溃疡痛的基本治疗,它是溃疡愈合及预防复发的有效防治措施。

我国 *Hp* 感染率总体上仍然很高,成人中感染率达到 40%~60%,推荐的用于根除治疗的 6 种抗菌药物中,甲硝唑耐药率已达到 60%~70%,克拉霉素达到 20%~38%,左氧氟沙星达到 30%~38%,耐药显著影响根除率;阿莫西林、呋喃唑酮和四环素的耐药率仍很低(1%~5%)。因此标准三联疗法(PPI+ 克拉霉素 + 阿莫西林)及(PPI+ 克拉霉素 + 甲硝唑)根除率已低于或远低于 80%。共识推荐铋剂 +PPI+2 种抗菌药物组成的四联疗法。其中抗菌药的组成方案:①阿莫西林 + 克拉霉素;②阿莫西林 + 左氧氟沙星;③阿莫西林 + 呋喃唑酮;④四环素 + 甲硝唑或呋喃唑酮。青霉素过敏者推荐的抗菌药物组成方案为:①克拉霉素 + 左氧氟沙星;②克拉霉素 + 呋喃唑酮;③四环素 + 甲硝唑或呋喃唑酮;④克拉霉素 + 甲硝唑。疗程为 10 天或 14 天。如初次治疗失败,可在剩余的方案中再选择 1 种方案进行补救治疗。补救治疗建议间隔 2~3 个月。上述四联方案中 2 种方案治疗,疗程均为 10 天或 14 天。

3. 联合应用胃黏膜保护剂可提高消化性溃疡病的愈合质量,有助于减少溃疡的复发。对老年人消化性溃疡、难治性溃疡、巨大溃疡、复发性溃疡建议在抗酸、抗 *Hp* 治疗同时,应用胃黏膜保护剂。

4. **NSAID 溃疡的防治**　PPI 是治疗 NSAID 溃疡的首选药物。对 NSAID 溃疡治疗效果最好的药物应首选 PPI,其能高效抑制胃酸分泌,显著改善患者的胃肠道症状,预防消化道出血,并能促进溃疡愈合。胃黏膜保护剂可增加前列腺素合成、清除并抑制自由基、增加胃黏膜血流等作用。

(杨　静　鲁春燕)

# 第五节　胃　　癌

胃癌是我国最常见的恶性肿瘤之一,具有起病隐匿,早期易转移与复发,预后差等特点。临床早期 70% 以上毫无症状,常因无明显症状而漏诊;中晚期出现上腹部疼痛、消化道出血、穿孔、幽门梗阻、消瘦、乏力、代谢障碍以及癌肿扩散转移而引起的相应症状。

## 一、病因及发病机制

1. **环境和饮食因素**　世界各国对胃癌流行病学方面的调查表明,不同地区和种族的胃癌发病率存在明显差异。这些差异可能与环境和饮食因素有关。某些环境因素,如火山岩地带、高泥炭土壤、水土含硝酸盐过多、微量元素比例失调或化学污染可直接或间接经饮食途径参与胃癌的发生。流行病学研究提示,多吃新鲜水果和蔬菜、使用冰箱及正确贮藏食物,可降低胃癌的发生。经常食用霉变食品、咸菜、腌制烟熏食品,以及过多摄入食盐，可增加危险性。长期食用含硝酸盐较高的食物后，硝酸盐在胃内被细菌还原成亚硝酸盐，再与胺结合生成致癌物亚硝胺。

2. **Hp 感染**　Hp 感染与胃癌的关系已引起关注。在胃癌高发区的儿童 Hp 感染率显著高于低发区，并随年龄增加而上升。WHO 已把 Hp 作为 I 类致癌物。胃癌可能是 Hp 长期感染与其他因素共同作用的结果，其中 Hp 可能起先导作用。Hp 诱发胃癌的可能机制有：① Hp 导致的慢性炎症有可能成为一种内源性致突变原；② Hp 可以还原亚硝酸盐，N- 亚硝基化合物是公认的致癌物；③ Hp 的某些代谢产物促进上皮细胞变异。

3. **遗传因素**　胃癌患者的亲属中胃癌的发病率要比对照组高 4 倍。我国有调查显示，胃癌具有家族性多发现象，患者亲属患胃癌的遗传度为 $37.5\% \pm 6\%$，而患弥漫性胃癌的遗传度为 $56.3\% \pm 8\%$。一般认为遗传因素使致癌物质对易感者更易致癌。

4. **癌前状态**　胃癌的癌前状态分为癌前疾病和癌前病变。前者是指与胃癌相关的胃良性疾病，有发生胃癌的危险性，后者是指较易转变为癌组织的病理学变化。其中癌前疾病包括慢性萎缩性胃炎、胃息肉、胃溃疡、残胃炎。癌前病变包括肠型化生、异型增生。

## 二、临床表现

1. 胃癌缺少特异性临床症状，早期胃癌常无症状。常见的临床症状有上腹部不适或疼痛、食欲减退、消瘦、乏力、恶心、呕吐、呕血或黑便、腹泻、便秘、发热等。

2. **体征**　早期或部分局部进展期胃癌常无明显体征。晚期胃癌患者可扪及上腹部包块，发生远处转移时，根据转移部位，可出现相应的体征。出现上消化道穿孔、出血或消化道梗阻等情况时，可出现相应体征。

**3. 常见并发症** ①当并发消化道出血,可出现头晕、心悸、解柏油样大便、呕吐咖啡色物。②胃癌腹腔转移使胆总管受压时,可出现黄疸,大便陶土色。③合并幽门梗阻,可出现呕吐,上腹部见扩张之胃型、闻及震水声。④癌肿穿孔致弥漫性腹膜炎,可出现腹肌板样僵硬、腹部压痛等腹膜刺激症。形成胃肠瘘管,见排出不消化食物。

## 三、诊断依据

临床诊断主要依据:①早期可无症状和体征,或出现上腹部疼痛、饱胀不适、食欲减退;或原有胃溃疡症状加剧,腹痛为持续性或失去节律性,按溃疡病治疗症状不缓解,可出现呕血、黑便;②晚期体重下降,进行性贫血、低热,上腹部可触及包块并有压痛,可有左锁骨上淋巴结肿大、腹水及恶病质;③贲门部癌侵犯食管,可引起咽下困难;幽门部癌可出现幽门梗阻症状和体征;④实验室检查早期可疑胃癌,游离胃酸低度或缺乏,血细胞比容、血红蛋白、红细胞下降,大便潜血(+);肿瘤标志物异常增高;⑤影像学检查提示胃癌(胃气钡双重对比造影、CT)。确诊依赖于内镜及病理检查。

目前临床所用胃癌标志物主要有 CEA、CA19-9 等,但特异性均不强,联合检测可增加其灵敏性及特异性。

CT 检查有助于观察胃部肿瘤对胃壁的浸润深度、与周围脏器的关系、有无淋巴结转移和远处(如肝脏、卵巢、腹膜、网膜等)转移。

## 四、治疗原则

应当采取综合治疗的原则,即根据肿瘤病理学类型及临床分期,结合患者一般状况和器官功能状态,采取多学科综合治疗(multidisciplinary team,MDT)模式,有计划、合理地应用手术、化疗、放疗和生物靶向等治疗手段,达到根治或最大幅度地控制肿瘤,延长患者生存期,改善生活质量的目的。

1. **手术切除** 手术切除是胃癌的主要治疗手段,也是目前治愈胃癌的唯一方法。胃癌手术分为根治性手术与姑息性手术,应当力争根治性切除。

2. **化疗** ①一线治疗方案:"氟尿嘧啶联合伊立替康"治疗方案对于进展期胃癌和进展期食管胃结合部肿瘤在治疗失败时间(TTF)上明显优于"表柔比星 + 顺铂 + 卡培他滨(ECX)",且具有更好的耐受性。②二线治疗方案:"雷莫芦单抗 + 紫杉醇"为二线首选方案。雷莫芦单克隆抗体 IgG1 作用靶点为血管内皮生长因子受体 -2(VEGFR-2),能阻止配体结合和受体介导的血管内皮细胞信号通路的激活。

3. **放疗(术前、术后或姑息性放疗)** 是胃癌综合治疗的一部分。胃癌术前放化疗的临床价值目前尚不清楚,有待进行更大规模的前瞻性随机临床试验加以明确。

(张建娜 杨 静)

# 第六节 急性感染性腹泻

## 一、病因及发病机制

引起急性感染性腹泻的病原体包括细菌、病毒、寄生虫和真菌等。

1. **细菌感染** 包括霍乱弧菌、志贺菌、致泻大肠埃希菌、副溶血弧菌、沙门菌、弯曲菌、气单胞菌、蜡样芽孢杆菌、产气荚膜梭菌、小肠结肠炎耶尔森菌等细菌引起的感染。

2. **特殊的感染性腹泻病** ①抗菌药物相关性腹泻(antibiotic-associated diarrhea,AAD):是指应用抗菌药物后发生的、与抗菌药物有关的腹泻,尤其多见于长期、大量和使用广谱抗菌药物者。通常在开始使用抗菌药物后 5~10 天发病。艰难梭菌、产肠毒素的产气荚膜梭菌、金黄色葡萄球菌、克雷伯菌属、白念珠菌等均可以引起 AAD,尚可合并肠道机会菌(如变形杆菌属、假单胞菌属、非伤寒沙门菌属等)感染。②医院获得性腹泻:以腹泻为主要症状的医院感染的主要致病菌为大肠埃希菌、金黄色葡萄球菌、肠球菌和铜绿假单胞菌,其次为白色念珠菌、变形杆菌属、克雷伯菌属、沙门菌属等。这些病原菌多为多重耐药菌,主要来自于交叉感染或肠道内源性感染。③免疫缺陷相关腹泻:先天性和获得性免疫缺陷人群容易发生感染性腹泻,且不易治愈,易发展为慢性腹泻,如 HIV 感染相关腹泻和老年人群的腹泻等。细菌、真菌、寄生虫和病毒等均可能成为免疫缺陷者腹泻的病原体。

3. **病毒感染** 病毒感染导致急性腹泻病的比例远超过其他病原体,在急性感染性腹泻病中,自限性的病毒感染超过50%。导致成人急性腹泻的病毒主要是诺如病毒和 B 组轮状病毒。其他导致成人腹泻的病毒还有腺病毒和星状病毒等。某些呼吸道病毒也能引起腹泻的症状。

4. **寄生虫感染** 包括蓝贾第鞭毛虫、溶组织内阿米巴、隐孢子虫、环孢子虫等寄生虫感染。

## 二、临床表现

感染性腹泻病的季节特征和地区特征比较明显,夏季多见细菌性感染,秋季多见诺如病毒和轮状病毒性腹泻,冬春季节亦多见各种病毒性腹泻。养老机构、集体单位或局部地区腹泻病流行或暴发流行,应首先考虑急性感染性腹泻。近期旅行史是诊断感染性腹泻的重要线索,尤其是从卫生条件较好的发达地区前往欠发达地区旅行。

成人急性感染性腹泻病,不仅临床表现多样、病情轻重不一,而且致病病原体种类繁多。不同病原体感染或不同个体感染后的预后差异甚大,轻者为自限性过程,重者可因严重脱水、中毒和休克等致死。

1. **潜伏期** 急性感染性腹泻病的潜伏期长短不一,细菌感染所致腹泻,从感染到腹泻症状出现,数小时至数天不等,而细菌毒素所致腹泻潜伏期较短,如金黄色葡萄球菌毒素致泻时间可短至1~2小时;病毒性胃肠炎的潜伏期12小时至3天不等。腹泻的前驱症状有发热、不适和恶心等。

2. **腹泻特征** 腹泻为主要症状,不同微生物感染所致腹泻的表现不同。病毒性腹泻开始表现为黏液便,随后为水样便,一般无脓血,次数较多,量较大。细菌性痢疾多表现为黏液脓血便。某些急性细菌性腹泻病可有特征性的腹泻症状,如副溶血弧菌感染表现为洗肉水样便,霍乱可以先出现米泔水样便,后为水样便。细菌毒素所致腹泻病多为水样便,一般无脓血,次数较多。极少数肠出血性大肠埃希菌感染患者表现为血便而无腹泻的表现。

3. **其他胃肠道症状和体征** 腹痛是仅次于腹泻的另一症状,根据病原体和感染肠道部位的不同,腹痛的部位和性质不同。病毒性腹泻者,病毒多侵犯小肠,故多有中上腹痛或脐周痛,严重者表现为剧烈的绞痛,局部可有压痛,但无反跳痛;侵犯结直肠者,多有左下腹痛和里急后重;侵犯至结肠浆膜层者,可有局部肌紧张和反跳痛;并发肠穿孔者,表现为急腹症。腹胀、恶心和食欲减退可见于大多数感染性腹泻患者。呕吐的表现多见于细菌性食物中毒,系细菌毒素所致。

4. **全身症状** 由于病毒血症和细菌毒素的作用,腹泻伴发热很常见;中毒性菌痢患者可能仅有高热而无腹泻。乏力、倦怠等表现系全身中毒症状的一部分。

5. **脱水、电解质紊乱和酸碱失衡** 成人急性感染性腹泻病一般无严重的脱水症状。一旦出现严重脱水表现,多提示病情严重,或有基础疾病,或未及时就诊、未及时有效补液。较长时间高热又未得到液体的及时补充,也可导致或加重水电解质紊乱。感染性腹泻从肠道失去的液体多为等渗液体；如果伴有剧烈呕吐，则可出现低氯、低钾性碱中毒；严重脱水、休克未得到及时纠正可引起代谢性酸中毒。

### 三、诊断依据

感染性腹泻病的诊断包括临床诊断和病原学诊断。

1. **流行病学史**　流行病学史可以为病原学诊断提供一定的参考依据。感染性腹泻病的季节特征和地区特征比较明显，夏季多见细菌性感染，秋季多见诸如病毒和轮状病毒性腹泻，冬春季节亦多见各种病毒性腹泻。

2. **临床表现**　急性腹泻，根据感染的病原微生物不同，腹泻性质各不相同。严重者出现全身症状及脱水、酸碱平衡、电解质紊乱等。

3. **实验室诊断**　①粪便常规检测：肉眼观腹泻物性状，如是否为水样便、有否脓血和黏液便等，即可大致判断腹泻的病因；光学显微镜高倍视野下见多个 RBC 和大量脓细胞，或WBC≥15/ 高倍视野者，有助于确定为急性细菌性腹泻。②乳铁蛋白和钙卫蛋白检测：乳铁蛋白是中性粒细胞颗粒中具有杀菌活性的单体糖蛋白，钙卫蛋白是中性粒细胞和巨噬细胞中的一种含钙蛋白，二者在粪便中含量升高，提示结肠炎性反应。③粪便细菌培养：应根据流行病学、临床表现、腹泻物性状、病情轻重和粪便常规检查结果，初步判断后再决定是否做细菌培养。对疑似霍乱的患者，必须采集腹泻标本检测霍乱弧菌；对发热和（或）脓血便的患者，应采集腹泻标本分离病原体并做药物敏感试验，有助于经验治疗后调整治疗方案。

4. **血清免疫学诊断**　基于肠道感染微生物的血清免疫学诊断试验，有助于协助部分感染性腹泻病的病原学诊断，但目前临床应用价值有限。

5. **分子生物学诊断技术的应用**　基于 PCR 的基因诊断技

术,具有快速、敏感和特异的特点。粪便提取物检测轮状病毒和诺如病毒特异性基因,不仅有助于诊断,也是病毒性腹泻病流行病学调查的主要手段。

## 四、治疗原则

**1. 饮食治疗** 绝大多数未发生脱水的腹泻病患者可通过多饮含钾、钠等电解质且有一定含糖量的运动饮料,以及进食苏打饼干、肉汤等补充丢失的水分、电解质和能量。腹泻尤其是水样泻患者的理想饮食以含盐的淀粉类熟食为主。粪便成形后,饮食可逐渐恢复正常。

急性感染性腹泻患者一般不需要禁食,如有较严重呕吐的患者则需要禁食,口服补液疗法或静脉补液开始后 4 小时内应恢复进食。

**2. 补液治疗** 轻度脱水患者及无临床脱水证据的腹泻患者也可正常饮水,同时适当予以口服补液治疗(oral rehydration therapy, ORT)。水样泻及已发生临床脱水的患者应积极补液治疗。口服补液盐(oral rehydration salts, ORS)应间断、少量、多次,不宜短时间内大量饮用,口服剂量应是累计丢失量加上继续丢失量之和的 1.5~2.0 倍。近年来 WHO 推荐一种更加有效的低渗透压 ORS,与标准 ORS 相比,其钠和葡萄糖浓度较低,能减轻呕吐、减少粪便量并减少静脉补液量。成人急性感染性腹泻病患者,应尽可能鼓励其接受 ORS,但有下述情况应采取静脉补液治疗:①频繁呕吐,不能进食或饮水者;②高热等全身症状严重,尤其是伴意识障碍者;③严重脱水,循环衰竭伴严重电解质紊乱和酸碱失衡者;④其他不适于口服补液治疗的情况。静脉补液量、液体成分和补液时间应根据患者病情决定。脱水引起休克者的补液应遵循"先快后慢、先盐后糖、先晶体后胶体、见尿补钾"的原则。

**3. 止泻治疗** ①肠黏膜保护剂和吸附剂:蒙脱石、果胶和活性炭等,有吸附肠道毒素和保护肠黏膜的作用。②益生菌:肠道微生态失衡可能是成人急性感染性腹泻的诱发因素,也可以是后果。由肠道益生菌组成的特殊活性微生物制剂,不仅对人体健康有益,还可以用于治疗腹泻病。③抑制肠道分泌:包括次水杨酸铋及脑啡肽酶抑制剂。

**4. 肠动力抑制剂** ①洛哌丁胺:洛哌丁胺直接作用于肠壁肌肉,抑制肠蠕动和延长食物通过时间,还能减少粪便量,减少水、电解质丢失,多用于无侵袭性腹泻症状的轻、中度旅行者腹泻;但对于伴发热或明显腹痛等疑似炎性腹泻以及血性腹泻的患者应避免使用。②地芬诺酯:其为合成的哌替啶衍生物,对肠道的作用类似于吗啡,可减少肠蠕动而止泻,但无镇痛作用。黄疸、肠梗阻及假膜性结肠炎或产肠毒素细菌引起的急性感染性腹泻者禁用。

**5. 抗感染治疗** 抗感染药物应用原则是:急性水样泻患者,排除霍乱后,多为病毒性或产肠毒素性细菌感染,不应常规使用抗菌药物;轻、中度腹泻患者一般不用抗菌药物。以下情况考虑使用抗感染药物:①发热伴有黏液脓血便的急性腹泻;②持续的志贺菌、沙门菌、弯曲菌感染或原虫感染;③感染发生在老年人、免疫功能低下者、败血症或有假体患者;④中、重度的旅行者腹泻患者。可先根据患者病情及当地药物敏感情况经验性地选用抗感染药物。肠出血性大肠埃希菌引起的腹泻患者是否使用抗菌药物宜慎重决定。由于出血性肠炎为一种自限性疾病,抗菌药物的使用并不能够缩短病程或住院时间,因而不主张使用抗菌药物。目前认为抗菌药物的应用还可能使细菌释放的志贺样毒素增多,增加溶血性尿毒综合征的发生率。尤其要避免使用可能有肾毒性的抗菌药物,如氨基糖苷类抗菌药物。

应用抗菌药物前应先行粪便标本的细菌培养,以便依据分离出的病原体及药物敏感试验结果选用和调整抗菌药物。如暂无培养和药物敏感试验结果,则应根据流行病学史和临床表现,经验性地推断可能的感染菌,从而选择抗菌药物。对有适应证的社区获得性细菌感染性腹泻病,经验性抗菌治疗可以缩短 1~2 天的病程。喹诺酮类药物为首选抗菌药物,复方磺胺甲𫫇唑为次选。红霉素现已几乎不用于治疗细菌感染性腹泻病,鉴于细菌对喹诺酮类耐药情况越来越严重,对于严重感染者,以及免疫功能低下者的腹泻,在获得细菌培养结果并对大环内酯类敏感的患者,仍可以考虑使用红霉素或阿奇霉素。利福昔明是一种广谱、不被肠道吸收的抗菌药物,亦可选用。

对于艰难梭菌感染(clostridium difficile infection,CDI)的治疗,首先应停止正在使用的抗菌药物,但对于不能停用抗菌药物治疗的患者,最好改用与 CDI 相关性相对较小的抗菌药物,如氨苄西林、磺胺类药物、红霉素、四环素、第一代头孢菌素等。抗动力止泻药(如洛哌丁胺)可能增加发生中毒性巨结肠的风险,应避免使用。甲硝唑是轻中型 CDI 治疗的首选药物。对于重型 CDI,或甲硝唑治疗 5~7 天失败的患者应改为万古霉素治疗。

病毒性腹泻的病原学治疗:病毒性腹泻为自限性疾病,一般不用抗病毒药物和抗菌药物。硝唑尼特对病毒性腹泻有一定治疗作用。

(张建娜　王向锋)

# 第七节　炎症性肠病

炎症性肠病(IBD)是病因不明的慢性肠道炎症性疾病,包括两个独立的疾病,溃疡性结肠炎(ulcerative colitis,UC)和克罗恩病(Crohn disease,CD)。

## 一、病因及发病机制

本病确切病因不明,发病机制亦不甚清楚,目前认为由多因素相互作用所致,致病过程包括遗传倾向、肠道炎症反应失调、免疫、环境因素。遗传倾向在 IBD 的诸多致病因素中起主要作用,多数学者认为 IBD 符合多基因病的遗传规律,是由许多对等位基因共同作用的结果,在一定的环境因素作用下由于遗传易感性而发病。已发现一些潜在的致病基因,如 16 号染色体编码的核苷酸寡聚化结构域 2( nucleotide oligomerization domain 2, NOD2 )。NOD2 是一种表达在巨噬细胞、单核细胞及胃肠道上皮细胞的细胞溶质蛋白,参与识别和降解肠道细菌产物。

肠道上皮细胞对炎症反应的调节能力发生改变,可能有助于 IBD 的发展。IBD 的炎症反应实际上可能是针对消化道的正常菌群,可能是由于肠道上皮细胞接受了不恰当的抗原提呈处理。这些细菌产物通过肠道的黏膜层与各种细胞相互作用,参与免疫识别,从而激活 T 细胞,产生过量细胞因子,使消化道管壁内出现持续炎症反应。

总之,IBD 的发病是环境因子作用于遗传易感者在肠道菌丛参与下启动肠道免疫和非免疫系统,肠道内出现免疫反应和炎症,从而出现临床症状。

## 二、溃疡性结肠炎

**1. 临床表现**　本病可发生在任何年龄,多见于 20~40 岁。有持续或反复发作的腹泻、黏液脓血便伴腹痛、里急后重和不同程度的全身症状。病程多在 4~6 周以上。可有关节、皮肤、眼、口及肝、胆等肠外表现。根据临床表现的严重程度可分为轻度、中度和重度。轻、中度者可无明显体征,或仅有左下腹轻压痛,有时可触及痉挛的肠管(降结肠或乙状结肠)。重度和暴发型者腹部有明显压痛和鼓胀。出现中毒性结肠扩张、肠穿孔等并发症时可出现腹膜炎体征。

**2. 诊断依据** 在排除细菌性痢疾、阿米巴痢疾、慢性血吸虫病、肠结核等感染性结肠炎及结肠 CD、缺血性结肠炎、放射性结肠炎等疾病的基础上，按下列标准诊断 UC：①具备典型临床表现，有结肠镜或钡剂灌肠的特征性改变，可拟诊为本病，如加上病理检查的特征性改变，可确诊。②初发病例、临床表现和结肠镜改变均不典型者暂不诊断 UC，须随访 3~6 个月，观察发作情况。③结肠镜检查发现的轻度慢性直、乙状结肠炎不能与 UC 等同，应观察病情变化，认真寻找病因。

结肠镜检查可见病变多从直肠开始，呈连续性、弥漫性分布，表现为：黏膜血管纹理模糊、紊乱，充血、水肿、易脆、出血及脓性分泌物附着，亦常见黏膜粗糙，呈细颗粒状；病变明显处可见弥漫性多发糜烂或溃疡；慢性病变者可见结肠袋囊变浅、变钝或消失、假息肉及桥形黏膜等。

钡剂灌肠检查黏膜粗乱和（或）颗粒样改变；肠管边缘呈锯齿状或毛刺样，肠壁有多发性小充盈缺损；肠管短缩，袋囊消失呈铅管样。

黏膜病理学检查：①活动期：固有膜内有弥漫性、慢性炎症细胞及中性粒细胞、嗜酸性粒细胞浸润；隐窝有急性炎症细胞浸润，尤其是上皮细胞间有中性粒细胞浸润及隐窝炎，甚至形成隐窝脓肿，可有脓肿溃入固有膜；隐窝上皮增生，杯状细胞减少；可见黏膜表层糜烂、溃疡形成和肉芽组织增生。②缓解期：中性粒细胞消失，慢性炎症细胞减少；隐窝大小、形态不规则，排列紊乱；腺上皮与黏膜肌层间隙增大；潘氏细胞化生。

一个完整的诊断应包括疾病的临床类型、严重程度、病变范围、病情分期及并发症。如：溃疡性结肠炎，初发型、中度、直乙状结肠受累、活动期。

根据病程经过分型可分为慢性复发型、慢性持续型、暴发型和初发型。初发型指无既往史而首次发作；暴发型指症状严重伴全身中毒性症状，可伴中毒性巨结肠、肠穿孔、脓毒血症等并发症。除暴发型外，各型可相互转化。

根据临床严重程度可分为轻度、中度和重度。根据病变范围可分为累及直肠、直乙状结肠、左半结肠、全结肠或区域性结肠。根据病情分期，可分为活动期和缓解期。

**3. 治疗原则** 治疗目的是控制急性发作，维持缓解，减少复发，防治并发症。同时掌握好分级、分段治疗的原则，分级指按疾病的严重度，采用不同药物和不同治疗方法；分段治疗指确定病变范围以选择不同的给药方法，远段结肠炎可采用局部治疗，广泛性结肠炎或有肠外症状者则以系统性治疗为主。溃疡性直肠炎治疗原则和方法与远段结肠炎相同，局部治疗更为重要，优于口服用药。

对于一般治疗，应嘱患者充分休息，先给予流质饮食，好转后改富营养少渣饮食，重型可禁食，应用肠外营养治疗。注意纠正水电解质紊乱和低蛋白血症。重度 UC 应静滴硝基咪唑及喹诺酮类等广谱抗生素控制肠道继发感染。对腹痛腹泻者应慎用抗胆碱能药及复方地芬诺酯等止泻药，以免诱发中毒性巨结肠。

活动期治疗目的是尽快控制炎症，缓解症状。轻度可选用柳氮磺吡啶（SASP），或用相当剂量的 5-氨基水杨酸（5-ASA）制剂。病变分布于远段结肠者可酌用 SASP 栓剂、5-ASA 灌肠液或氢化可的松琥珀酸钠盐灌肠液保留灌肠。亦可用中药保留灌肠治疗。中度可用足量水杨酸类制剂治疗，反应不佳者及时改用糖皮质激素。对于重度 UC，静脉用甲泼尼龙（40~60mg/d）或氢化可的松（300~400mg/d）为首选治疗；在静脉使用足量激素治疗 3 天仍然无效时，应转换治疗方案。转换治疗方案有两大选择，一是转换药物的治疗，如转换药物治疗 4~7 天无效者，应及时转手术治疗；二是立即手术治疗。转换药物包括环孢素、他克莫司、TNF-α单克隆抗体（英夫利西单抗）。同时需行粪便和外周血检查是否合并艰难梭菌或巨细胞病毒感染。

对于缓解期的治疗，除初发病例、轻症远端结肠炎患者症状完全缓解后，可停药观察外，所有患者完全缓解均应继续维持治疗。维持治疗的时间尚无定论，可能是3~5年甚至终生用药，诱导缓解后6个月内复发者也应维持治疗。糖皮质激素无维持治疗效果，在症状缓解后应逐渐减量，过渡到用SASP维持治疗，亦可用相当剂量的新型5-ASA类药物。6-巯基嘌呤或硫唑嘌呤等用于上述药物不能维持或对糖皮质激素依赖者。

英夫利西单抗诱导缓解者，应继续应用英夫利西单抗维持缓解。中药作为替换治疗的重要组成部分，可以辨证施治，适当选用。

手术治疗的绝对指征：消化道大出血、穿孔、明确或高度怀疑癌肿及组织学检查发现重度异型增生或肿块性损害轻中度异型增生。相对指征：重度UC伴中毒性巨结肠、静脉用药无效者；内科治疗症状顽固、体能下降、对糖皮质激素耐药或依赖的顽固性病例，转换治疗无效者；合并坏疽性脓皮病、溶血性贫血等肠外并发症者。

## 三、克罗恩病

克罗恩病是一种原因不明的胃肠道慢性炎性肉芽肿性疾病，病变多见于末段回肠及邻近结肠，可累及全消化道，呈节段性分布。该病有终生复发倾向，重症患者迁延不愈，预后不良。

1. **临床表现** CD好发于青壮年，高发年龄20~39岁之间，但首次发病可见于任何年龄段。本病主要有下列表现：①腹痛：常见，多位于右下腹，与末端回肠病变有关；其次为脐周或全腹部，病变多在小肠与横结肠。腹痛性质多为能忍受性隐痛，反复发作。腹部绞痛发作，常说明为急性肠梗阻。出现腹膜炎体征，可能是病变肠段急性穿孔所致。②腹泻：常见，多数每日大便2~6次，一般无脓血或黏液；如直肠受累可有脓血及里急后重感。③腹部肿块：约1/3病例出现腹块，以右下腹和脐周多见。肠粘连、肠壁和肠系膜增厚、肠系膜淋巴结肿大、内瘘形成以及腹内脓肿等均可引起腹块。④瘘管形成：因透壁性炎性病变穿透肠壁全层至肠外组织或器官而形成瘘管。瘘管形成是CD临床特征之一，分为内、外瘘。⑤肛门直肠周围病变：包括瘘管、脓肿形成及肛裂等病变，是部分病人首发症状。⑥全身症状：有低热、消瘦、贫血、发育迟缓等。⑦肠外表现：部分病人有关节炎、杵状指、虹膜睫状体炎、葡萄膜炎、结节性红斑、坏疽性脓皮病、口腔黏膜溃疡、小胆管周围炎、硬化性胆管炎、慢性肝炎等。偶见淀粉样变性或血栓栓塞性疾病。

2. **诊断依据** 在排除肠结核、阿米巴痢疾、耶尔森菌感染等慢性肠道感染、肠道淋巴瘤、憩室炎、缺血性肠炎、白塞病以及UC等基础上，可按下列标准诊断：①具备上述临床表现者可临床疑诊，需进一步检查；②同时具备临床表现和影像学检查或肠镜检查之一特征者，临床可拟诊为本病；③如再加上黏膜组织学或切除标本病理组织检查，发现非干酪性肉芽肿和其他1项典型表现或无肉芽肿而具备上述3项典型组织学改变者，可以确诊，即强调临床拟诊，病理确诊；④初发病例、临床表现和影像或内镜检查以及活检难以确诊时，应随访观察3~6个月。如与肠结核混淆不清者应按肠结核作诊断性治疗4~8周，以观疗效。

肠镜检查特点：本病多呈节段性分布，病变肠段之间黏膜正常，以回盲部受累多见，可累及整个消化道。结肠镜可见节段性、非对称性的黏膜炎症、纵行或阿弗他溃疡、鹅卵石样改变，可有肠腔狭窄和肠壁僵硬等。胶囊内镜对发现小肠病变，特别是早期损害意义重大。如有上消化道症状，应行胃镜检查。超声内镜有助于确定病变的范围和深度，发现腹腔内肿块或脓肿。

胃肠钡餐造影、钡灌肠造影检查可见黏膜皱襞粗乱，纵行溃疡或裂沟，鹅卵石征，假性息肉，多发性狭窄，瘘管形成等征象，病变呈节段性分布。腹部超声、CT、MRI 可显示肠壁增厚、腹腔或盆腔脓肿、包块等。

组织病理学检查：①黏膜组织学特点：非干酪性肉芽肿；阿弗他溃疡；裂隙样溃疡；固有膜慢性炎性细胞浸润、腺窝底部和黏膜下层淋巴细胞聚集；黏膜下层增宽；淋巴管扩张；神经节炎；隐窝结构大多正常，杯状细胞不减少。②手术切除标本：可见肠管局限性病变、节段性损害、鹅卵石样外观、肠腔狭窄、肠壁僵硬等特征。除上述病变外，病变肠段镜下更可见穿壁性炎症、肠壁水肿、纤维化以及系膜脂肪包绕等改变，局部淋巴结亦可有肉芽肿形成。

CD 诊断成立后，诊断内容应包括临床类型、严重程度（活动性、严重度）、病变范围、肠外表现和并发症，以利于全面估计病情和预后，制订治疗方案。

按 2005 年蒙特利尔世界胃肠病大会 CD 分类中的疾病行为分型，可分为狭窄型、穿通型和非狭窄非穿通型（炎症型）。各型可有交叉或互相转化，与治疗方案的选择有关。

CD 的严重度与活动性均反映 CD 的严重程度，常合并使用。CD 的严重度可参考临床表现作出，无全身症状、腹部压痛、包块和梗阻者为轻度；明显腹痛、腹泻、全身症状和并发症为重度；介于其间者为中度。

CD 的病变部位和范围参考影像学和内镜检查结果确定，分为小肠型、结肠型、回结肠 3 型。此外，如消化道其他部分受累，亦应注明。若受累范围>100cm 者则属广泛性。

CD 的肠外表现和并发症：肠外表现可有口、眼、关节、皮肤、泌尿和肝胆等系统受累；并发症可有肠梗阻、瘘管、炎性包块或脓肿、出血、肠穿孔等。

**3. 治疗原则** CD 治疗的目标与 UC 一样,是诱导和维持缓解,防治并发症,改善患者的生活质量。所有 CD 患者必须戒烟,并注意包括营养支持、对症和心理治疗的综合应用。对重症患者均应采用营养支持治疗,可酌情予要素饮食或全胃肠外营养,以助诱导缓解。CD 的内科治疗原则与 UC 相似,治疗方案略有不同。氨基水杨酸类药物应视病变部位选择,作用逊于 UC,免疫抑制剂、抗菌药和生物治疗剂使用较为普遍。

(1)活动期的治疗

1)回结肠型 CD:①轻度:口服足量 SASP 或 5-ASA 作为初始治疗,用法同 UC 治疗。有条件者口服布地奈德则疗效更佳。②中度:糖皮质激素作为初始治疗,用法同中度 UC。也可用布地奈德,合并感染加用抗菌药,如环丙沙星或甲硝唑。不推荐 5-ASA。③重度:首先使用糖皮质激素,用法同重度 UC 的治疗。早期复发、激素治疗无效或激素依赖者需加用 AZA 或 6-MP。不能耐受者可改为甲氨蝶呤。这类药物起效缓慢,有发生骨髓抑制等严重不良反应的危险,使用时应密切监测。上述药物治疗无效或不能耐受者应对手术治疗进行评估,或有条件的可使用英夫利西单抗(infliximab)。

2)结肠型 CD:①轻、中度:可选用 5-ASA 或 SASP,后者有效但不良反应多。亦可在治疗开始即使用糖皮质激素。远段病变可辅以局部治疗,药物和剂量同 UC。②重度:药物选择与重度回结肠型 CD 相同。

3)小肠型 CD:①轻度:回肠病变可用足量的 5-ASA 控释剂;广泛性小肠 CD,营养支持作为主要治疗方法。②中、重度:使用糖皮质激素(最好是布地奈德)和抗菌药,推荐加用 AZA 或 6-MP,不能耐受者可改为 MTX。营养支持治疗则作为重要辅助治疗措施。上述治疗无效,则考虑应用英夫利西单抗或手术治疗。

4)其他情况:累及胃、十二指肠者治疗与小肠型 CD 相同,可加用质子泵抑制剂；肛门病变，如肛瘘时抗菌药为一线治疗，AZA、6-MP、英夫利西单抗对活动性病变有效，或加用脓肿引流、皮下置管等；其他部位瘘管形成者治疗与上述中、重度的诱导缓解方案相同，亦可考虑应用英夫利西单抗和手术治疗，具体方案需因人而异。

（2）缓解期的治疗：强调戒烟。首次药物治疗取得缓解者，可用 5-ASA 维持缓解，药物剂量与诱导缓解的剂量相同；频繁复发或（和）病情严重者，在使用糖皮质激素诱导缓解时，即应加用 AZA 或 6-MP，并在取得缓解后继续以 AZA 或 6-MP 维持缓解，不能耐受者可改用小剂量 MTX；使用英夫利西单抗诱导缓解者推荐继续定期使用以维持缓解，但最好与其他药物，如免疫抑制剂联合使用。上述维持缓解治疗用药时间与 UC 相同，一般为 3~5 年甚至更长。

（3）手术治疗：是 CD 治疗的最后选择，适用于积极内科治疗无效而病情危及生命或严重影响患者生存质量者，有并发症（穿孔、梗阻、腹腔脓肿等）需外科治疗者。

（张建娜　赵源浩）

# 第八节　肠易激综合征

肠易激综合征（irritable bowel syndrome，IBS）是一种以腹痛或腹部不适伴排便习惯改变为特征而无器质性病变的常见功能性肠病。根据排便特点和排便性状可分为腹泻型、便秘型和混合型。

## 一、病因及发病机制

病因及发病机制尚不十分清楚，现在认为是多种因素和多种机制共同作用的结果。

1. **胃肠道动力异常** 部分腹泻型 IBS 表现为胃肠通过时间缩短、结肠收缩增强等肠道动力亢进，而部分便秘型 IBS 则可能存在肠道动力不足表现。

2. **内脏感觉异常** IBS 患者直肠容积的初始感觉阈值和紧迫感觉阈值明显降低，提示 IBS 患者可能存在内脏神经敏感性增加。

3. **中枢神经系统感知异常** 功能性磁共振（fMRI）研究表明，IBS 患者对直肠气囊扩张刺激所引起的大脑反应与正常人有所不同，且腹泻型 IBS 与便秘型 IBS 的大脑反应区也有所不同。

4. **脑 - 肠轴调节异常** 中枢神经系统对肠道传入信号的处理及对肠神经系统的调节出现异常。

5. **肠道感染治愈后** 有研究表明肠道急性细菌感染后部分患者发展为 IBS，肠道感染引起的黏膜炎症反应、通透性增加及免疫功能激活可能与 IBS 的发病有关。

6. **精神心理障碍** 研究表明，与正常人相比较，IBS 患者焦虑、紧张、抑郁、失眠等精神心理异常的发生明显增加，应激事件发生频率也高于正常人，对应激反应更敏感和强烈。

## 二、临床表现

起病隐匿，病程可长达数年至数十年，症状反复发作或慢性迁延，但全身健康状况不受影响。最主要的临床表现是腹痛或腹部不适伴排便习惯和粪便性状的改变。精神、饮食因素常诱使症状复发或加重。

几乎所有的患者均有不同程度的腹痛或腹部不适，部位不定，以下腹和左下腹多见，排便或排气后缓解，较少影响睡眠。

腹泻型 IBS 粪便呈糊状或稀水样，常排便较急，一般每日 3~5 次，可有黏液，但无脓血。便秘型 IBS 常有粪便干结，量少，呈羊粪状或细杆状。部分患者有腹泻与便秘交替。部分患者同时有消化不良症状和失眠、焦虑、抑郁等精神症状。

一般无明显体征,沿结肠部位可有轻压痛,部分患者可触及腊肠样肠管。

## 三、诊断依据

推荐采用罗马Ⅲ标准。

1. 病程 6 个月以上且近 3 个月来持续存在腹部不适或腹痛,并伴有下列特点中至少 2 项:①症状在排便后改善;②症状发生伴随排便次数改变;③症状发生伴随粪便性状改变。

2. 以下症状不是诊断所必备,但对诊断有支持意义:①排便频率异常(每天排便>3 次或每周<3 次);②粪便性状异常(块状/硬便或稀水样便);③排便费力;④黏液便;⑤胃肠胀气或腹部膨胀感。

3. 缺乏可解释症状的形态学改变和生化异常。

## 四、治疗原则

1. **一般治疗** 详细询问病史从而发现促发因素,并设法消除;对患者进行健康宣教,从而缓解患者顾虑和提高对治疗的信心;饮食上避免诱发症状的食物;注意治疗措施的个体化和综合运用。增加膳食纤维主要用于便秘为主的 IBS 患者,增加纤维摄入量的方法应个体化。

2. **药物对症治疗** ①解痉药:抗胆碱能药如阿托品、溴丙胺太林、东良菪碱等可作为缓解腹痛的短期对症治疗,但应注意不良反应。目前使用较普遍的为选择性肠道平滑肌钙离子通道拮抗剂如匹维溴铵、奥替溴铵等,或离子通道调节剂马来酸曲美布汀,均具有较好的安全性。②止泻药:轻症者可选用吸附剂,如双八面体蒙脱石等。洛哌丁胺或复方地芬诺酯等可改善腹泻,适用于腹泻症状较重者,但需注意便秘、腹胀等不良反应,不宜长期使用。③泻药:便秘可使用泻药,一般主张使用温和的轻泻药以减少不良反应和药物依赖性。常用的有容积性泻药如欧车前制剂或甲基纤维素,渗透性轻泻剂如聚乙二醇(PEG4000)、乳果糖或山梨醇。

3. **抗抑郁药**　对腹痛症状重而上述治疗无效,尤其对伴有较明显精神症状者可试用。

4. **肠道微生态制剂**　如双歧杆菌、乳酸杆菌等制剂,可纠正肠道菌群失调,对腹泻、腹胀有一定疗效。

5. **心理和行为治疗**　症状严重而顽固,经一般治疗和药物治疗无效者应考虑予心理行为治疗,包括心理治疗、认知治疗、催眠疗法、生物反馈等。

(张建娜　赵源浩)

# 第九节　结直肠癌

结直肠癌即大肠癌,包括结肠癌和直肠癌,是常见的恶性肿瘤。本病可发生于大肠各段,但以左侧结肠,尤以直肠和乙状结肠多见。

## 一、病因及发病机制

大肠癌和其他恶性肿瘤一样,病因尚未明确,可能和下列因素有关。

1. **环境因素**　高脂肪食谱与食物纤维不足是主要因素,肠道菌群紊乱亦参与结直肠癌的发生。

2. **遗传因素**　从遗传学观点,可将结直肠癌分为遗传性(家族性)和非遗传性(散发性)。遗传性的典型例子有家族性腺瘤性息肉病和家族性遗传性非息肉病结直肠癌;非遗传性主要是由环境因素引起基因病变,但散发性结直肠癌遗传因素亦起重要作用。

**3. 高危因素** ①结直肠腺瘤：腺瘤属于上皮内瘤变范畴，是结直肠癌最重要的癌前疾病；②炎症性肠病；③其他高危人群或高危因素：除前述情况外，其他高危因素还包括：大便潜血阳性；一级亲属有结直肠癌病史；本人有癌症史；长期吸烟或肥胖者，特别是年龄＞50岁者；符合下列6项中任2项者：慢性腹泻、慢性便秘、黏液血便、慢性阑尾炎或阑尾切除史、慢性胆囊炎或胆囊切除史、长期精神压抑、有盆腔放疗史者。

## 二、临床表现

结直肠癌起病隐匿，早期常仅表现为大便潜血阳性，随后出现临床症状。

**1. 排便习惯与粪便性状改变** 常为本病最早出现的症状。多以血便为突出表现，或有脓血便伴里急后重。有时表现为顽固性便秘，大便形状变细；也可表现为腹泻与糊状大便，或腹泻与便秘交替，粪质无明显黏液脓血，多见于右侧结肠癌。

**2. 腹痛** 多见于右侧结直肠癌，表现为右侧腹部钝痛；并发肠梗阻时腹痛加重或为阵发性绞痛。

**3. 腹部肿块** 提示已届中晚期，其位置取决于癌的部位。

**4. 直肠肿块** 多数直肠癌患者经指检可以发现直肠肿块，质地坚硬，表面呈结节状，有肠腔狭窄，指检后的指套上有血性黏液。

**5. 全身情况** 可有贫血、低热，多见于右侧结直肠癌。晚期患者有进行性消瘦、恶病质、腹水等。

右侧结直肠癌以全身症状、贫血和腹部包块为主要表现；左侧结直肠癌则以便血、腹泻、便秘和肠梗阻等症状为主。左侧结直肠癌有时会以急性完全性肠梗阻为首次就诊原因。并发症见于晚期，主要有肠梗阻、肠出血及癌肿腹腔转移引起的相关并发症。

结直肠癌的转移途径包括直接蔓延、淋巴转移、血行播散。

### 三、诊断依据

诊断主要通过结肠镜及黏膜活检而确定。对高危患者出现排便习惯与粪便性状改变、腹痛、贫血等，应及早行结肠镜检查。

结肠镜是目前结直肠癌诊断最有效的手段。通过结肠镜能确定肿瘤的部位、大小、形态、活动度等，初步判断浸润范围，活组织检查可明确诊断。

染色放大结肠镜技术结合腺管开口形态有助于判断病变性质和浸润深度。超声内镜技术有助于判断结直肠癌的浸润深度，有助于对结直肠癌的肿瘤分期进行判断。

X线钡剂灌肠检查对结直肠癌的诊断价值不如内镜，癌肿可表现为充盈缺损、肠腔狭窄、黏膜皱襞破坏等征象。对结肠镜检查因肠腔狭窄等原因未能继续进镜者，钡灌肠有助于对结肠镜未及肠段进行检查。

包括CEA、CA125和CA19-9在内的传统肿瘤抗原标志物，其诊断灵敏性及特异性均不高，对结直肠癌手术效果的判断及术后复发的监测有一定价值。研究表明，血浆 *septin9* 基因甲基化检测诊断结直肠癌的敏感度和特异度分别为74.8%和87.4%。

CT检查能正确评估肠壁厚度和明确病灶与邻近脏器的解剖关系，发现原发病变和肠外浸润转移病变，有助于临床病理分期，对术后随访亦有价值。

### 四、治疗原则

治疗关键在于早期发现与早期诊断，治疗要根据病变的情况进行个体化治疗。

1. **外科治疗**　是结直肠癌主要的治疗手段。唯一的根治方法是癌肿的早期切除；对于不能切除的晚期癌提倡手术姑息治疗或解除梗阻,缓解症状。

**2. 结肠镜治疗** 病变局限在黏膜层内的早期癌行内镜下黏膜切除术或黏膜剥离术;结直肠腺瘤癌变行高频电凝切除术,二者均可达完全治愈的效果,但切除后的标本经病理组织学检查切缘残留癌性腺体提示深层浸润时,需补做外科手术切除。

**3. 化疗** 早期癌根治后一般不需化疗,其他情况化疗方案可采用术前、术后、腹腔和姑息化疗等形式。术前化疗即新辅助化疗,是指对于某些不能一次性切除的肿瘤患者,可以先用化疗,使肿瘤分期降低,然后进行外科手术,有助于预防术后肝转移和提高手术切除效果。

主要的化疗药物有 5-氟尿嘧啶、甲酰四氢叶酸、羟喜树碱及铂类抗肿瘤药,卡培他滨(希罗达)是一种口服氟尿嘧啶类药物,可代替 5-氟尿嘧啶静脉用药。近年来,一些分子靶点新药,如表皮生长因子受体的抑制剂(西妥西单抗,certuximab)和血管内皮生长抑制剂(贝伐单抗,avastin)在晚期转移性结直肠癌治疗中显示有效,将有效的分子靶点新药加入以 5-氟尿嘧啶为基础的方案中可能会进一步提高结直肠癌全身辅助治疗的疗效。

**4. 放射治疗** 适用于位置较固定的直肠癌和下段乙状结肠癌。术前放疗有助于手术切除、防止扩散,术后放疗可减少复发;并发症包括放射性肠炎、伤口愈合延长、神经病变等。

(张建娜 叶思勇)

# 第十节 慢性乙型病毒性肝炎

病毒性肝炎(viral hepatitis, HV)是由嗜肝病毒引起的以肝脏病变为主的全身性传染病,依流行病学、临床经过和预后等方面的不同,基本可分为两类:一类主要经肠道传播,如甲型(HAV)和戊型(HEV)病毒性肝炎。可引起季节性暴发流行,多可自限,不变成慢性,不会发展为肝硬化或肝癌。另一类主要经肠道外传播,如乙型(HBV)、丙型(HCV)、丁型(HDV)病毒性肝炎,多呈散发,无季节性,病变易呈慢性过程,少数可发展为肝硬化或肝癌。HBV 感染呈世界性流行,但不同地区 HBV 感染的流行强度差异很大。据世界卫生组织报道,全球约 20 亿人曾感染 HBV,其中 2.4 亿人为慢性 HBV 感染者,每年约有 65 万人死于 HBV 感染所致的肝功能衰竭、肝硬化和肝细胞癌(HCC)。病毒性肝炎病程持续半年以上者即为慢性病毒性肝炎。HBV 感染时的年龄是影响慢性化的最主要因素,在围生期和婴幼儿时期感染 HBV 者中,分别有 90% 和 25%~30% 将发展成慢性感染,而 5 岁以后感染者仅有 5%~10% 发展为慢性感染。我国 HBV 感染者多为围产期和婴幼儿时期感染。

## 一、病因及发病机制

病毒性肝炎依病原的不同至少可分为 5 型,其中除乙型肝炎为 DNA 病毒外,其余甲、丙、丁、戊 4 型均为 RNA 病毒。HBV 属嗜肝 DNA 病毒科(hepadnaviridae),基因组长约 3.2kb,为部分双链环状 DNA。导致肝炎慢性化的因素常包括:感染的病原类型、治疗不当、营养不良、饮酒、服用对肝有损害的药物以及免疫因素等。

慢性乙型肝炎(chronic hepatitis B,CHB)的发病机制较为复杂,迄今尚未完全阐明。HBV 感染的自然史取决于病毒、宿主和环境之间的相互作用。HBV 不直接杀伤肝细胞,其引起的免疫应答是肝细胞损伤及炎症发生的主要机制。而炎症反复存在是 CHB 患者进展为肝硬化甚至 HCC 的重要因素。固有免疫在 HBV 感染初期发挥作用,并诱导后续的特异性免疫应答,慢性 HBV 感染者的非特异免疫应答受到损伤。HBV 可通过自身 HBeAg 和 HBx 等多种蛋白成分,通过干扰 Toll 样受体(Toll-like receptors, TLRs)和维 A 酸诱导基因(retinoic acid inducible gene-I, RIG-I)两种抗病毒信号转导途径,来抑制非特异免疫应答的强度。HBV 特异性免疫应答在 HBV 清除中起主要作用,主要组织相容性复合物(MHC)Ⅰ类分子限制性的 CD8$^+$ 细胞毒性 T 淋巴细胞可诱导肝细胞凋亡,也可分泌 IFN-γ,以非细胞裂解机制抑制其他肝细胞内 HBV 基因复制和表达。慢性感染时,HBV 特异性 T 淋巴细胞易凋亡,寡克隆存在,分泌细胞因子功能和增殖能力显著降低,T 淋巴细胞功能耗竭,HBV 持续复制。

## 二、临床表现

1. **症状和体征**　患者多以疲乏、食欲不振、肝区疼痛、尿黄、皮肤黄疸、低热等症状就诊,少数病人可出现巩膜皮肤黄染,或于颈前和上胸出现蜘蛛痣。部分无症状的隐匿性病人可于体检时发现。

2. **实验室化验及辅助检查**　①病原学检测是确诊病毒感染的金标准。发现病毒是诊断病毒性肝炎的直接证据,乙型肝炎可进行血清 HBV-DNA 滴度分析,血清 HBsAg、HBeAg 或 HBcAg 可呈阳性。血清抗体阳性是诊断 HBV 感染的间接证据,HBV 肝炎抗 HBeIgM 或抗 HBcIgM 阳性。②肝功能检测可有多种肝功能的异常,如肝酶系列、胆红素、白蛋白和球蛋白以及出凝血功能等异常。其中反映肝细胞变性坏死最重要的指标为血清转氨酶、总胆红素、白蛋白以及凝血酶原时间。如有严重和持续发展的肝酶升高,胆酶分离现象和出凝血功能障碍等,应早期发现并警惕重症发展倾向。③影像学检查:除重症病毒性肝炎可发现肝脏萎缩外,一般病毒性肝炎无特异性表现。影像学检查常选用 B 超、CT 等,主要用于与肝脏其他疾病的鉴别诊断,以及排除肝硬化、肝癌等。④病理学检查:通过穿刺活检进行病理检查,并根据炎症、坏死和纤维化的程度进行分期和分级，以了解病情并指导治疗。如病史时间长，但肝酶反复异常的患者，通过肝穿刺检查能发现慢性乙肝是否处于活动期，并能推断其病变的轻重程度。

## 三、诊断依据

1. **诊断原则** 根据临床表现、病毒检测、肝功能检测及影像学检查可以明确诊断。应注意相关疾病的鉴别，如排除非嗜肝性病毒感染、自身免疫性肝炎、药物性肝损害、肝豆状核变性等其他引起肝功能损害的原因。

2. **分型** 根据 HBV 感染者的血清学、病毒学、生化学及其他临床和辅助检查结果，可将慢性 HBV 感染分为：

（1）慢性 HBV 携带者：多为年龄较轻的处于免疫耐受期的 HBsAg、HBeAg 和 HBV-DNA 阳性者，1 年内连续随访 3 次，每次至少间隔 3 个月，均显示血清 ALT 和 AST 在正常范围，HBV-DNA 通常高水平，肝组织检查无病变或病变轻微。

（2）HBeAg 阳性 CHB：血清 HBsAg 阳性，HBeAg 阳性，HBV-DNA 阳性，ALT 持续或反复异常，或肝组织学检查有肝炎病变。

（3）HBeAg 阴性 CHB：血清 HBsAg 阳性，HBeAg 持续阴性，HBV-DNA 阳性，ALT 持续或反复异常，或肝组织学有肝炎病变。

（4）非活动性 HBsAg 携带者：血清 HBsAg 阳性、HBeAg 阴性、抗 -HBe 阳性或阴性，HBV-DNA 低于检测下限或＜200IU/ml，1 年内连续随访 3 次以上，每次至少间隔 3 个月，ALT 和 AST 均在正常范围。肝组织检查显示：组织活动指数（HAI）评分＜4 或根据其他的半定量计分系统判定病变轻微。

（5）隐匿性 CHB：血清 HBsAg 阴性，但血清和（或）肝组织中 HBV-DNA 阳性，并有 CHB 的临床表现。除 HBV-DNA 阳性外，患者可有血清抗 -HBs、抗 -HBe 和（或）抗 -HBc 阳性，但约

20% 隐匿性 CHB 患者的血清学标志物均为阴性。诊断主要通过 HBV-DNA 检测，尤其对抗 -HBc 持续阳性者。

（6）乙型肝炎肝硬化：HBV 相关肝硬化临床诊断的必备条件包括：①组织学或临床提示存在肝硬化的证据；②病因学明确的 HBV 感染证据。通过病史或相应的检查予以明确或排除其他常见引起肝硬化的病因如 HCV 感染、酒精和药物等。

### 四、治疗原则

采用综合治疗原则，措施包括适当休息、合理营养、加强护肝和对症治疗，选择适当的抗病毒治疗方案。HBV 抗病毒治疗的目标：最大限度地长期抑制 HBV 复制，减轻肝细胞炎性坏死及肝纤维化，延缓和减少肝功能衰竭、肝硬化失代偿、HCC 及其他并发症的发生，从而改善生活质量和延长生存时间。在治疗过程中，对于部分适合的患者应尽可能追求 CHB 的临床治愈，即停止治疗后持续的病毒学应答、HBsAg 消失，并伴有 ALT 复常和肝脏组织病变改善。

1. **药物治疗**　①抗病毒治疗：主要药物有聚乙二醇干扰素 α（peginterferon α，peg IFN α）、普通干扰素 α（interferon α，IFN α）、核苷（酸）类药物 [nucleos（t）ide analogs，NAs] 如替诺福韦酯（tenofovir disoproxil fumarate，TDF）、恩替卡韦（entecavir，ETV）、阿德福韦酯（adefovir dipivoxil，ADV）、拉米夫定（lamivudine，LAM）、替比夫定（telbivudine，LdT）、利巴韦林（Ribavirin，RBV）等。②护肝药物：目前临床所用的护肝药物种类较多，其机制主要通过抗炎、抗氧自由基、保护肝细胞膜、促进细胞再生、改善肝脏微循环、促进细胞解毒、减轻胆汁淤积等综合作用。常用药物为多烯磷脂酰胆碱、甘草酸二铵、异甘草酸镁、双环醇、门冬氨酸钾镁、维生素 $K_1$ 等。③利胆退黄药物：慢性肝炎多伴有胆汁淤积，可用腺苷蛋氨酸、茵栀黄、苦参碱注射液、熊去氧胆酸等治疗。④免疫调节药物：慢性病毒性肝炎肝功能反复受损或迁延不愈,可适当选用免疫调节剂,如胸腺五肽、辅酶 $Q_{10}$ 。⑤对症药物:助消化药物如复方消化酶胶囊(达吉)、胰酶肠溶胶囊(得美通)、多酶片等;恶心、呕吐和腹胀者可给予多潘立酮、莫沙必利等。

**2. 人工肝、肝移植**　人工肝对提高重型肝炎的生存率以及争取时间行肝移植方面有一定的价值;有条件者可行肝移植。

(刘长虹　张　芳)

# 第十一节　慢性丙型病毒性肝炎

## 一、病因及发病机制

丙型肝炎病毒(HCV)属于黄病毒科(flaviviridae)肝炎病毒属(hepacivirus genus),其基因组为单股正链 RNA,由约 $9.6 \times 10^3$ 个核苷酸组成。HCV 基因组含有一个开放读框(ORF),编码 10 余种结构和非结构(NS)蛋白(NS2、NS3、NS4A、NS4B、NS5A 和 NS5B)。HCV 基因易变异,目前可至少分为 6 个基因型及多个亚型。HCV 感染慢性化的可能的危险因素:男性、感染时年龄>25 岁、感染后无明显症状、种族(非洲裔美国人)、HIV 感染者、免疫抑制患者。宿主的一些遗传背景也可能影响慢性化,包括 *IL-28B* 基因、人类白细胞抗原(HLA)Ⅰ类分子 HLA B57、Ⅱ类分子 HLA *DRB1* 和 *DQB1* 的等位基因多态性,可影响 HCV 清除。

丙型肝炎肝损伤的主要原因是 HCV 感染后引起的免疫学应答,其中细胞毒性 T 淋巴细胞(CTL)起重要作用。CTL 通过其表面的 T 淋巴细胞受体识别靶细胞的主要组织相容性复合物Ⅰ类分子(major histocompatibility complex-Ⅰ)和病毒多肽复合物,杀伤病毒感染的靶细胞,引起肝脏病变;丙型肝炎慢性化机制还尚未阐明,考虑是宿主免疫、遗传易感性和病毒共同作用的结果。

导致肝炎慢性化的因素常包括：感染的病原类型、治疗不当、营养不良、饮酒、服用对肝有损害的药物以及免疫因素等。早期的固有免疫应答是机体抗病毒的第一道防线；后期 HCV 特异性 T 淋巴细胞免疫应答在决定感染结局方面有重要作用，HCV 可破坏固有免疫应答，其复制能力超过了 $CD8^+T$ 淋巴细胞的清除能力，容易发展为慢性感染。体液免疫在保护和清除 HCV 中作用微弱，HCV 包膜糖蛋白 $E_2$ 的高变异区域 1 易导致抗原表位改变，产生变异株逃避体液免疫。

## 二、临床表现

成人急性丙型肝炎病情相对较轻，多数为急性无黄疸型肝炎，ALT 升高为主，少数为急性黄疸型肝炎，黄疸为轻度或中度升高。可出现食欲下降、乏力、恶心、皮肤黏膜黄染等表现。在自然状态下，仅有 15% 的患者能够自发清除 HCV 达到痊愈；在不进行抗病毒治疗干预的情况下，85% 的患者则发展为慢性丙型肝炎。转变为慢性肝炎后，症状通常较轻，表现为容易疲劳、食欲欠佳、腹胀等，也可以无任何自觉症状。化验 ALT 反复波动，HCV-RNA 持续阳性。有 1/3 的慢性 HCV 感染者肝功能一直正常，但抗 HCV 和 HCV-RNA 持续阳性，肝活检可见慢性肝炎表现，甚至可发现肝硬化。感染 HCV20 至 30 年有 10%~20% 患者可发展为肝硬化，1%~5% 患者会发生 HCC 导致死亡。

## 三、诊断依据

根据临床表现、病毒检测、肝功能检测及影像学检查可以明确诊断。应注意相关疾病的鉴别，如排除非嗜肝性病毒感染、自身免疫性肝炎、药物性肝损害、肝豆状核变性等其他引起肝功能损害的原因。

病原学检测是确诊丙肝病毒感染的金标准。PCR 检测血清 HCV-RNA 阳性是诊断病毒性肝炎的直接证据,血清抗 HCV IgM 阳性是诊断 HCV 感染的间接证据。

肝功能检测可有多种肝功能的异常,如肝酶系列、胆红素、白蛋白和球蛋白以及凝血功能等异常。

### 四、治疗原则

采用综合治疗原则,措施包括适当休息、合理营养、加强护肝和对症治疗,选择适当的抗病毒治疗方案。HCV 抗病毒治疗的目标:清除 HCV,获得治愈,清除或减轻 HCV 相关肝损伤,逆转肝纤维化,阻止进展为肝硬化、失代偿期肝硬化、肝衰竭或 HCC,提高患者的长期生存率与生活质量并预防 HCV 传播。

抗病毒治疗主要药物有:聚乙二醇干扰素 α(peg IFNα)、普通干扰素 αIFNα)、核苷(酸)类药物(NAs)如替诺福韦酯(TDF)、恩替卡韦、阿德福韦酯、拉米夫定、替比夫定、利巴韦林、直接抗病毒药物(direct-acting antiviral agent,DAA)如索非布韦(sofosbuvir)等。

HCV 抗病毒治疗指征:所有 HCV-RNA 阳性的患者,只要有治疗意愿,无治疗禁忌证,均应接受抗病毒治疗。但在医疗资源有限的情况下,应在考虑患者意愿、患者病情及药物可及性的基础上,让部分患者优先得到治疗。例如:具有重度肝纤维化或肝硬化的患者、合并 HIV 和(或)HBV 感染、同时存在其他肝病(如非酒精性脂肪性肝炎)的患者、实体器官移植指征的移植前 HCV 感染者、器官移植后出现 HCV 复发的患者、处于育龄期有妊娠意愿的女性、血液透析患者等应优先治疗。

(刘长虹　鲁春燕)

# 第十二节　酒精性肝病

酒精性肝病（alcoholic liver disease，ALD）是由于长期饮酒引起的肝脏损害性病变，在组织病理学上可表现为酒精性脂肪肝、酒精性肝炎、肝纤维化和酒精性肝硬化。ALD 是慢性肝病的三大主要诱因之一，已成为全球性的公共卫生问题。目前，在全球范围内每年因酒精中毒死亡人数约 250 万，占总死亡率的 4%，超过了艾滋病成为第八大致死因素，给个人、家庭及社会带来沉重的经济负担。

## 一、病因及发病机制

影响 ALD 的因素较多，主要包括：饮酒量、饮酒年限、酒精饮料品种、饮酒方式、遗传因素、性别、种族、肥胖、肝炎病毒感染、营养状况等。肝脏是酒精代谢的主要器官，ALD 的发生是乙醇及其代谢产物对肝细胞的直接或间接损伤的结果，氧化应激、肠源性内毒素、炎性介质和营养失衡等多种因素相互作用的结果。乙醇通过肝脏代谢进行分解，乙醇及其代谢产物乙醛可通过脂质过氧化引起肝细胞的能量代谢障碍，使肝功能受损，并由此导致肠源性内毒素血症的发生，后者可激活肝巨噬细胞，促使其分泌 TNF-α、IL-1、IL-6、TNF-β 等细胞因子，导致细胞膜进一步损伤（"二次打击"学说）。饮酒引起肝脏损的个体差异较大，主要与乙醇代谢酶的基因多形性有关，目前已知乙醇脱氢酶（ADH）有 7 种基因型，与乙醇代谢有关的是 *ADH2* 和 *ADH3*，*ADH2* 与乙醇依赖有关。

## 二、临床表现

临床症状多为非特异性，因病变类型或病程不同而表现差异较大。单纯酒精性脂肪肝多无临床症状,而部分酒精性肝炎或肝硬化的患者可出现相应的肝病症状和体征,如倦怠、食欲不振、恶心、呕吐、肝区痛、消瘦、腹胀、发热等。

## 三、诊断依据

1. **长期饮酒史**　一般超过 5 年,按酒精量换算公式( g )=饮酒量( ml )× 酒精含量( % )× 0.8,折合酒精量男性≥40g/d,女性≥20g/d;或 2 周内有大量饮酒史,折合酒精量＞80g/d,需疑诊 ALD 的可能。

2. **临床症状**　为非特异性,可无症状,或有右上腹胀痛、食欲不振、乏力、消瘦、黄疸等;病情进一步加重,可伴有神经精神症状和蜘蛛痣、肝掌等表现。

3. **实验室化验**　可有不同程度的肝功能改变,表现为血清天冬氨酸氨基转移酶( AST )、丙氨酸氨基转移酶( ALT )、γ- 谷氨酰转肽酶( γ-GGT )、总胆红素( TBIL )、凝血酶原时间( PT )、缺糖转铁蛋白( CDT )和平均红细胞容积( MCV )等指标升高,禁酒后这些指标可明显下降,通常 4 周内基本恢复正常( 但 γ-GGT 恢复较慢 )。AST/ALT 比值( 又称 De Ritis 比值 )＜1 提示非酒精性脂肪肝,而 AST/ALT 值≥2 则提示为 ALD;TBIL、PT 异常,可判断 ALD 严重程度;γ-GGT 和 MCV 增高,是反映过量饮酒的重要指标;而 CDT 测定虽然较特异但临床未常规开展。

4. **影像学检查**　①超声声像图表现为脂肪肝特点:肝脏轻度或中度增大,包膜光整平滑,边缘圆钝;肝区近场回声弥漫性增强,远场回声逐渐衰减,有时呈无回声区;肝内管道结构显示欠清晰,肝静脉明显变细。肝静脉及门静脉彩色多普勒血流信号减弱,频谱显示多不满意,但肝内血管走向正常;肝右叶包膜及横隔回声显示不清或不完整。②CT 检查呈弥漫性肝脏密度降低:肝 / 脾 CT 比值≤1.0 但大于 0.7 者为轻度;肝 / 脾 CT 比值≤0.7 但＞0.5 者为中度;肝 / 脾 CT 比值≤0.5 为重度。并排除嗜肝病毒现症感染以及药物、中毒性肝损伤和自身免疫性肝病等。

**5. 排除嗜肝病毒现症感染以及药物、中毒性肝损伤和自身免疫性肝病等。**

符合第 1、2、3 项和第 5 项或第 1、2、4 项和第 5 项可诊断酒精性肝病；仅符合第 1、2 项和第 5 项可疑诊酒精性肝病。符合第 1 项，同时有病毒性肝炎现症感染证据者，可诊断为酒精性肝病伴病毒性肝炎。

符合酒精性肝病临床诊断标准者，其临床分型诊断如下：①轻症酒精性肝病：肝脏生物化学指标、影像学和组织病理学检查基本正常或轻微异常。②酒精性脂肪肝：影像学诊断符合脂肪肝标准，血清 ALT、AST 或 GGT 可轻微异常。③酒精性肝炎：是短期内肝细胞大量坏死引起的一组临床病理综合征，可发生于有或无肝硬化的基础上，主要表现为血清 ALT、AST 升高和血清 TBIL 明显增高，可伴有发热、外周血中性粒细胞升高。重症酒精性肝炎是指酒精性肝炎患者出现肝功能衰竭的表现，如凝血机制障碍、黄疸、肝性脑病、急性肾衰竭、上消化道出血等，常伴有内毒素血症。④酒精性肝硬化：有肝硬化的临床表现和血清生物化学指标的改变。

## 四、治疗原则

临床上对于单纯的脂肪肝主要是戒酒和营养支持；出现酒精性肝炎时，应积极进行护肝治疗；出现酒精性肝硬化时则需积极纠正低蛋白血症、降低门静脉高压，有条件者可行肝移植治疗。

1. **戒酒**　戒酒是治疗酒精性肝病最重要的措施，可应用乙醛脱氢酶抑制剂双硫仑治疗酒精中毒，应用抗成瘾药物（阿坎酸）防止复饮等。美他多辛可加速酒精从血清中清除，有助于改善酒精中毒症状和行为异常。由于这些药物的潜在肝毒性，用药时必须特别注意。戒酒出现戒断症状时，可用地西泮、氯氮䓬、牛磺酸等药物，避免应用氯丙嗪和吩噻嗪类药物以免加重痉挛。

**2. 营养支持**　酒精性肝病患者需良好的营养支持，应在戒酒的基础上提供高蛋白、低脂饮食，并注意补充维生素 B、C、K 等药物。

**3. 护肝药物**　甘草酸制剂、水飞蓟宾类药物、多烯磷脂酰胆碱、丁二磺酸腺苷蛋氨酸等药物。S- 腺苷蛋氨酸治疗可以改善酒精性肝病患者的临床症状和生物化学指标。多烯磷脂酰胆碱对酒精性肝病患者有防止组织学恶化的趋势。甘草酸制剂、水飞蓟宾类、多烯磷脂酰胆碱和还原型谷胱甘肽等药物有不同程度的抗氧化、抗炎、保护肝细胞膜及细胞器等作用，临床应用可改善肝脏生物化学指标。双环醇治疗也可改善酒精性肝损伤。但不宜同时应用多种抗炎保肝药物，以免加重肝脏负担及因药物间相互作用而引起不良反应。

**4. 糖皮质激素**　主要适用于病情较重的患者，可用泼尼松、泼尼松龙、氢化可的松琥珀酸钠等药物，改善重症酒精性肝炎患者的生存率。

**5. 对症治疗**　包括治疗腹水（限盐和利尿剂的应用）、治疗肝性脑病（如使用乳果糖和清除肠道致病菌的抗菌药）、抗感染（须应用敏感抗菌药）。震颤性谵妄和急性戒断综合征者可应用短效镇静催眠类药物治疗，虽然它可潜在导致肝性脑病；肝肾综合征须补充人血白蛋白并应用血管收缩剂如特利加压素、米多君、奥曲肽或去甲肾上腺素以减轻门静脉高压；如 ALD 伴发血脂异常，可适当选用降脂药如阿托伐他汀等。

**6. 肝移植**　为治疗晚期酒精性肝硬化的有效方法，术前至少戒酒 6 个月以上，并且无其他脏器的严重酒精性损害。

（刘长虹　蔡延珍）

# 第十三节 非酒精性脂肪肝

脂肪肝(fatty liver disease)是指各种原因引起的肝脂肪蓄积过多的一种病理状态。正常肝内脂类含量占肝重的4%~5%,当肝内脂类蓄积超过肝重的5%时,或组织学上每单位面积见1/3以上肝细胞脂肪变时,称为脂肪肝。临床上根据患者有无过量饮酒史,将脂肪肝分为酒精性脂肪肝(alcoholic liver disease, ALD)和非酒精性脂肪肝(non-alcoholic fatty liver disease, NAFLD)两大类。近十年来,其他慢性肝病的发病率保持稳定甚至下降的趋势,而NAFLD的发病率却呈上升趋势,并逐渐成为发达国家慢性肝病的首要病因。而在我国,随着人民生活质量的不断提高及饮食结构的改变,NAFLD也成为继病毒性肝炎后另一危害国人健康的肝脏疾病。

## 一、病因及发病机制

NAFLD分原发性和继发性两大类,前者与胰岛素抵抗和遗传易感性有关,而后者则由某些特殊原因所致。NAFLD的发生是脂类代谢障碍的结果,影响因素包括食物摄脂过多、脂肪组织脂酸释放增加、肝细胞内甘油三酯合成加速或游离脂酸清除减少、脂蛋白合成障碍等。NAFLD患者常有胰岛素抵抗、肝细胞促氧化酶表达增加、肝细胞ATP储备减少、肝细胞对肿瘤坏死因子α毒性的敏感性增高、低水平内毒素血症、巨噬细胞活化、细胞因子释放增多及免疫反应异常等。近来提出以氧应激和脂质过氧化为轴心的"二次打击"假设,酒精、肥胖、糖尿病、药物及其他代谢异常等因素诱发脂肪肝(初次打击),第二次打击(脂质过氧化)导致脂肪肝发生炎症、坏死和纤维化。"三次打击"提出凋亡-炎症-Hh通路介导纤维化进展。"多重打击"

提出 NAFLD 的发生发展是适应性反应，*PNPLA3* 基因突变、肠道菌群（gut microbiota，GM）- 肠肝轴对话、线粒体 - 内质网应激（endoplasmic reticulum stress，ERS）对话在适应失调中起关键作用。

## 二、临床表现

本病起病隐匿，缺乏特异的临床表现。多数情况下为全身疾病在肝脏的一种病理过程。患者常无症状，少数患者可有食欲减退、右上腹胀满不适、恶心、乏力等。体检时，肥胖特别是内脏性肥胖是最主要的阳性发现，可伴有高血压等代谢综合征其他表现。

## 三、诊断依据

临床诊断常依据腹部 B 超等影像学检查结果，结合患者存在脂肪肝诱因及肝功能异常，作出综合判断。明确 NAFLD 的诊断需符合以下 3 项条件：①无饮酒史或饮酒折合乙醇量＜140g/ 周（女性＜70g/ 周）；②除外病毒性肝炎、药物性肝病、全胃肠外营养、肝豆状核变性、自身免疫性肝病等可导致脂肪肝的特定疾病；③肝活检组织学改变符合脂肪性肝病的病理学诊断标准。鉴于肝组织学诊断难以获得，NAFLD 临床诊断标准为：①肝脏影像学表现符合弥漫性脂肪肝的诊断标准且无其他原因可供解释和（或）②有代谢综合征相关组分的患者出现不明原因的血清 ALT 和（或）AST、GGT 持续增高半年以上。减肥和改善 IR 后，异常酶谱和影像学脂肪肝改善甚至恢复正常者可明确 NAFLD 的诊断。

## 四、治疗原则

本病治疗原则是积极治疗原发病、改变饮食结构、避免并去除引起脂肪肝的危险因素、停止应用损伤肝脏的化学药物、治疗潜在疾病等。通过改变生活方式控制体重、减少腰围、制订合理的能量摄入，进行饮食结构调整、中等量有氧运动以纠正不良生活方式和行为。治疗的首要目标为改善胰岛素抵抗，防治代谢综合征及其相关终末期器官病变，从而改善患者生活质量和延长存活时间。次要目标为减少肝脏脂肪沉积并避免因"二次打击"而导致 NAFLD 和肝功能失代偿，NAFLD 患者则需阻止肝病进展，减少或防止肝硬化，肝癌及其并发症的发生。

1. **保肝药物**　保肝药物在 NAFLD 防治中的作用和地位至今仍有争论，目前并无足够证据推荐 NAFLD 患者常规使用这类药物。在基础治疗的前提下，保肝作为辅助治疗主要用于以下情况：①肝组织学确诊的 NAFLD 患者；②临床特征、实验室改变以及影像学检查等提示可能存在明显肝损伤和（或）进展性肝纤维化者，例如合并血清转氨酶增高、代谢综合征、2 型糖尿病的 NAFLD 患者；③拟用其他药物因有可能诱发肝损伤而影响基础治疗方案实施者，或基础治疗过程中出现血清转氨酶增高者；④合并嗜肝病毒现症感染或其他肝病者。建议根据疾病活动度和病期以及药物效能和价格，合理选用多烯磷脂酰胆碱、水飞蓟宾、甘草酸制剂、双环醇、维生素 E、熊去氧胆酸、丁二磺酸腺苷蛋氨酸和还原型谷胱甘肽等 1~2 种中西药物，疗程通常需要 6~12 个月。

2. **利胆药物**　如熊去氧胆酸、去氢胆酸、苯丙醇、丙谷胺、羟甲酰胺等药物。

3. **抗氧化药物**　可以减轻氧化应激和肝损伤，如谷胱甘肽、维生素 E 等药物。

4. **降脂药物**　脂肪肝患者应慎重选用降血脂药物，酒精性脂肪肝或不伴有高脂血症的脂肪肝患者原则上不用降血脂药物。降脂药物主要用于高脂血症引起的脂肪肝或作为肥胖、糖尿病、皮质激素应用等引起的脂肪肝的辅助治疗。他汀类药物的应用较为安全，但要定期监测肝功能。

5. **减肥药物** 如西布曲明或奥利司他等。

6. **肝移植治疗** NAFLD 可能最终导致肝硬化等终末期肝病，需要实行原位肝移植，$BMI > 40kg/m^2$ 为肝移植的禁忌证。

（刘长虹 鲁春燕）

# 第十四节 肝 硬 化

肝硬化（cirrhosis）是指以肝组织弥漫性纤维组织增生，假小叶及再生结节形成为特征的慢性肝病。临床上以肝功能损害和门静脉高压为主要表现，晚期常出现消化道出血、继发感染、肝性脑病、肝肾综合征等严重并发症，严重影响人类健康。

## 一、病因及发病机制

肝硬化的病因很多，主要有病毒、酒精、胆汁淤积、瘀血（如慢性充血性心衰、缩窄性心包炎、Budd-Chiari 综合征等）、遗传及代谢疾病（如铁代谢紊乱造成的血色病、铜沉积引起的肝豆状核变性、半乳糖血症、α1 抗胰蛋白酶缺乏症等）、寄生虫（如血吸虫）感染、某些药物（如胺碘酮、甲氨蝶呤、甲基多巴等）、毒物（如四氯化碳、砷、磷等）及自身免疫等因素等。少数临床病例病因不明，称隐源性肝硬化。其中，尤以乙型病毒性肝炎所致的肝硬化最为普遍，仅在中国，乙肝病毒（HBV）携带者就达 1.2 亿，慢性乙型肝炎患者约为 3000 万，占全世界肝炎总数 80% 左右，其中演变为肝硬化者为 0.4%~14.2%。肝硬化主要发病机制是进行性纤维化。正常肝组织间质的胶原（Ⅰ和Ⅲ型）主要分布在门管区和中央静脉周围。肝硬化时Ⅰ型和Ⅲ型胶原蛋白明显增多并沉着于小叶各处。随着窦状隙内胶原蛋白的不断沉积，内皮细胞窗孔明显减少，使肝窦逐渐演变为毛细血管，导致血液与肝细胞间物质交换障碍。肝硬化的大量胶原来自位于窦状隙(Disse 腔)的贮脂细胞(Ito 细胞),该细胞增生活跃,可转化成纤维细胞样细胞。初期增生的纤维组织虽形成小的条索但尚未互相连接形成间隔而改建肝小叶结构时,称为肝纤维化。如果继续进展,小叶中央区和门管区等处的纤维间隔将互相连接,使肝小叶结构和血液循环改建而形成肝硬化。

## 二、临床表现

1. **代偿期**　可有肝炎临床表现,亦可隐匿起病。可有轻度乏力、腹胀、肝脾轻度肿大、轻度黄疸,肝掌、蜘蛛痣。

2. **失代偿期**　有肝功损害及门静脉高压综合征:①全身症状:乏力、消瘦、精神不振。②消化道症状:食欲减退、腹胀、食欲不振、吸收不良。③出血倾向及贫血:齿龈出血、鼻衄、紫癜、贫血。④内分泌障碍:蜘蛛痣、肝掌、皮肤色素沉着、女性月经失调、男性乳房发育、腮腺肿大。⑤低蛋白血症:尿少、双下肢水肿、多浆膜腔积液。⑥门静脉高压:腹腔积液、胸腔积液、脾功能亢进、门脉侧支循环建立。

## 三、诊断依据

肝硬化的诊断应仔细询问病毒性肝炎、长期饮酒等有关病史,同时要依据典型的临床表现,肝功能试验、B超、CT等影像学检查进行综合分析。肝穿活组织检查见假小叶形成。AST 和血小板(PLT)比率指数(aspartateaminotransferase to platelet ratio index, APRI)可用于肝硬化的评估,如成人 APRI 评分＞2 分,预示已经发生肝硬化,APRI 计算公式为 [(AST/ULN)×100/PLT($10^9$/L)]。Child-Pugh 分级标准是一种临床上常用的用以对肝硬化患者的肝脏储备功能进行量化评估的分级标准,见表 1-14-1。

表 1-14-1 Child-Pugh 分级

| 检查项目 | 分数 | | |
|---|---|---|---|
| | 1分 | 2分 | 3分 |
| 肝性脑病（级） | 无 | 1~2 | 3~4 |
| 腹水 | 无 | 易消退 | 难消退 |
| 总胆红素（μmol/L） | <34 | 34~51 | >51 |
| 白蛋白（g/L） | >35 | 28~35 | <28 |
| 凝血酶原时间（秒） | ≤14 | 15~17 | ≥18 |

A 级 5~8 分，B 级 9~11 分，C 级 12~15 分

## 四、治疗原则

肝功能代偿期患者可参加一般轻工作，失代偿期需卧床休息。以高热量、高蛋白质、易消化的食物为主，注意补充维生素，可口服多种维生素。严禁饮酒，食物应少含动物脂肪。疑有食管静脉曲张者，避免进食坚硬粗糙的食物。失代偿期患者常表现为腹水、食管静脉曲张破裂出血、肝性脑病等并发症，因此除护肝、退黄等治疗外，重点是针对并发症的治疗。

1. **对症治疗** ①促进食欲：食欲差者可适当应用助消化药物如复方消化酶胶囊、米曲菌胰酶片、胰酶肠溶胶囊、多酶片等。②营养支持：如高渗葡萄糖、脂肪乳、氨基酸等。③护肝药物：常用甘草酸、抗氧化剂、促肝细胞生长因子等药物。④利尿药物：消除腹水，首选螺内酯、呋塞米等药物。⑤纠正低蛋白血症：人血白蛋白制剂，可改善病人一般情况，联合利尿剂有效消除腹水。⑥抗纤维化药物：复方鳖甲软肝片等药物。

2. **病因治疗** ①抗病毒治疗：肝硬化在我国以病毒性肝炎为主，而 HBV 感染是肝硬化的重要原因。肝硬化患者在早期肝脏疾病阶段进行及时、有效的治疗，对改善疾病临床结局具

有重要意义。对所有乙肝病毒表面抗原呈阳性的肝硬化患者均应进行抗病毒治疗评估，并接受抗病毒药物治疗，目的是通过持续抑制病毒，延缓肝脏疾病的进展，特别是降低肝癌的发生率。目前的抗病毒药物包括 IFNα 及核苷（酸）类药物（如恩替卡韦和替诺福韦酯）两类。持续病毒学应答（SVR）是反映治疗长期疗效的最好指标，通常被认为是病毒学治愈的指标，但是目前的药物很难取得良好的治疗效果。②其他：自身免疫性肝病的免疫抑制治疗，胆汁淤积性肝硬化的胆管减压治疗，血色病的静脉切放血术治疗等也应尽早规范地进行。病因治疗可以在一定程度上有效地延缓肝硬化的进展，减少感染等相关并发症，最终提高患者生活质量。

3. **并发症治疗**　①食管胃底静脉曲张破裂出血是门静脉高压引起的严重并发症。大量的出血可引起出血性休克、肝性脑病等，因此，预防静脉曲张破裂出血十分重要。临床上主要措施是反复内镜下套扎术。急性静脉曲张破裂出血需要静脉注射血管活性药物（如加压素、生长抑素、奥曲肽等）来降低门静脉压力。非选择性 β 受体阻滞剂可减少门静脉高压性胃病出血和内镜套扎术时溃疡出血的医源性死亡风险，但因其可导致难治性哮喘、呼吸衰竭、房室传导阻滞和严重的低血压而限制了其临床应用。②腹水治疗：包括卧床休息及限盐饮食，利尿，纠正低蛋白血症，放腹水疗法，经颈静脉门体分流术（TIPS）等。③肝肾综合征（hepatorenal syndrome, HRS）又称功能性肾衰竭，其特征为自发性少尿或无尿、氮质血症、稀释性低钠血症和低尿钠，但肾却没有重要病理改变，是重症肝病的严重并发症，其发生率占失代偿期肝硬化的 50%~70%，一旦发生，治疗困难，存活率很低（<5%）。当肝硬化患者进展为肾功能障碍（Ⅰ型 HRS）时，应当停用所有的利尿剂，必要时考虑行肝移植术，但术后并发症发生率较高。近期与Ⅰ型 HRS 有关的药物治疗已取得较理想的效果，除应用白蛋白来

增加肾脏灌流量外,还可应用血管收缩药物如特利加压素。相比之下,Ⅱ型HRS起病和进展均较缓慢,但治疗前景依然不乐观,中位生存期约6个月。④肝性脑病(hepaticencephalopathy,HE)是肝硬化失代偿阶段最严重的并发症,病死率高。因此要及时、有效地进行治疗。除病因治疗、祛除诱因外,还要强调营养支持,另外降低血氨是HE治疗的关键。降低血氨的主要药物包括:口服不吸收的乳果糖及静脉注射门冬氨酸-鸟氨酸,乳果糖是用于治疗HE的一线药物,可有效改善肝硬化患者HE或轻微型肝性脑病,提高患者的生活质量及改善HE患者的生存率。当无法口服时,可采用灌肠给药。另外,乳果糖也是预防复发性HE的首选药物。门冬氨酸-鸟氨酸可促进尿素和谷氨酰胺合成,降低患者的血氨水平,也作为一线治疗药物。

**4. 人工肝和干细胞的治疗** 人工肝又称为人工肝支持系统(artificial liver support system, ALSS),按照其组成和性质分为非生物型和生物型,前者主要包括血浆置换、血液透析、血液滤过、血浆灌流、血浆滤过透析、白蛋白透析、血浆胆红素吸附、连续性血液净化治疗等方法,发挥肝脏解毒功能,但是并不能补充白蛋白、凝血因子,也不能完全替代肝脏的合成和生物转化功能。生物型人工肝在临床方面的应用取得了一定的进展,但目前仍处于临床试验阶段。虽然人工肝能够有效改善临床症状,但能否降低病死率尚存在争议。

干细胞是一类具有自我复制更新、增殖和多向分化潜能的细胞,它为终末期肝病的治疗带来了新的前景。干细胞对整个医学研究领域发展具有重要意义,尽管干细胞生物学已开始在各种系统疾病的临床试验中得到应用,但作为一种新的治疗手段,确切的作用机制尚未完全阐明,仍然有许多问题如是否会导致肝癌的发生等仍悬而未决。

**5. 肝移植** 终末期肝硬化病人可考虑肝移植,从根本上治愈肝硬化,随着肝移植术的成熟与不断完善,其前景是十分广阔。

(刘长虹 任洪耀)

## 第十五节 原发性肝癌

原发性肝癌(hepatocellular carcinoma,HCC)指发生于肝细胞或肝内胆管细胞的恶性肿瘤,主要包括肝细胞癌(HCC)、肝内胆管细胞癌(ICC)和肝细胞癌-肝内胆管细胞癌混合型等不同病理类型,由于起病隐匿,早期没有症状或症状不明显,进展迅速,确诊时大多数患者已经达到局部晚期或发生远处转移,治疗困难,预后很差。

### 一、病因及发病机制

病毒性肝炎、肝硬化、黄曲霉毒素、饮用水污染、华支睾吸虫感染等是常见的诱发因素。本病的发病机制尚不明确,肝硬化发展为肝癌可能由于肝硬化细胞再生,通过肝炎病毒 DNA 的放大作用和重新排列,宿主染色体损伤,激活细胞致癌基因而致癌。肝癌发生进展过程中多种癌基因被激活,如 IGFⅡ的高表达,c-myc、N-ras 的持续表达等。

### 二、临床表现

1. **症状** 早期可无临床症状及体征,中晚期可出现如下症状:①不典型症状:食欲减退、饭后上腹饱胀、消化不良、恶心、呕吐等症状,因缺乏特异性,容易被忽视。②肝区疼痛,右上腹疼痛最常见。常为间歇性或持续性隐痛、钝痛或胀痛,随着病情发展加剧。③消瘦、乏力、全身衰弱,少数晚期患者可呈现恶液质状况。④发热,比较常见,多为持续性低热,也可呈不规则或间歇性、持续性或者驰张型高热，类似肝脓肿表现，但是发热前无寒战，抗菌药治疗无效。发热多为癌性热，与肿瘤坏死物的吸收有关；有时可因癌肿压迫或侵犯胆管而致胆管炎，或因抵抗力降低合并其他感染而发热。⑤肝外转移灶症状，如肺部转移可以引起咳嗽、咯血；胸膜转移可以引起胸痛和血性胸腔积液；骨转移可以引起骨痛或病理性骨折等。⑥晚期患者常出现黄疸、出血倾向（牙龈、鼻出血及皮下瘀斑等）、上消化道出血、肝性脑病以及肝肾功能衰竭等。⑦伴癌综合征（paraneoplastic syndrome），即肝癌组织本身代谢异常或癌组织对机体产生的多种影响引起的内分泌或代谢紊乱的综合征。临床表现多样且缺乏特异性，常见的有自发性低血糖症和红细胞增多症；其他有高脂血症、高钙血症、性早熟、促性腺激素分泌综合征、皮肤卟啉症、异常纤维蛋白原血症和类癌综合征等，但比较少见。

2. **体征** 在肝癌早期，多数患者没有明显的相关阳性体征，仅少数患者体检可以发现轻度的肝肿大、黄疸和皮肤瘙痒。中晚期肝癌，可有如下体征：①肝脏肿大：往往呈进行性肿大，质地坚硬、表面凹凸不平，有大小不等的结节甚至巨块，边缘清楚，常有程度不等的触压痛。②黄疸：皮肤巩膜黄染，多是由于癌肿或肿大的淋巴结压迫胆管引起胆道梗阻所致，亦可因肝细胞损害而引起。③门静脉高压征象：肝癌患者多有肝硬化背景，故常有门静脉高压和脾脏肿大。腹腔积液为晚期表现，血性积液多为癌肿向腹腔破溃所致，亦可因腹膜转移而引起。

3. **浸润和转移** ①肝内转移：肝癌最初多为肝内播散转移，易侵犯门静脉及分支并形成瘤栓，脱落后在肝内引起多发性转移灶。如果门静脉干支瘤栓阻塞，往往会引起或加重原有的门静脉高压。②肝外转移：血行转移，以肺转移最为多见，还可转移至胸膜、肾上腺、肾脏及骨骼等部位。淋巴转移，以肝门淋巴结转移最常见,也可转移至胰、脾和主动脉旁淋巴结,偶尔累及锁骨上淋巴结。种植转移,偶可种植在腹膜、横膈及胸腔等处,引起血性的腹腔、胸腔积液;女性可发生卵巢转移,形成较大的肿块。

## 三、诊断依据

早期肝癌难以诊断,对于 HBV 或 HCV 血清学指标阳性,有慢性肝炎或肝硬化病史,年龄在 35 岁以上的男性可视为肝癌的高危人群,对其定期监测是早期发现肝癌的主要途径。建议以下患者每 6 个月行常规腹部超声和甲胎蛋白检查,以监测 HCC 的发生:①有肝硬化者,无论年龄和其他风险因素;②有HCC 家族史者;③年龄 40 岁以上(根据当地 HCC 发病率,也可设定较低年龄)、没有肝硬化证据(APRI 评分≤2),但 HBV-DNA 水平>2000IU/ml 者。

诊断包括临床诊断及病理诊断,影像学检查在临床诊断中有重要意义,证实有浸润转移征象,或伴明显甲胎蛋白(AFP)升高的占位病变,可确诊为肝癌。肿瘤标记物阴性的孤立性占位病变则需肝穿活检明确诊断。需鉴别疾病主要有肝硬化、肝脓肿、肝腺瘤或血管瘤等。

B 超是发现肝占位病变最常用的检查方法,为非侵入性检查,但易受到检查者经验、手法和细致程度的影响。

CT 检查通常能检出>1cm 的病灶,能明确病灶的大小、数目、形态、边界、位置及与重要血管、肝内管道的关系,增强扫描有助于定性诊断和发现平扫时的隐匿病灶,能更清楚显示肝内占位病变情况,呈现为"快进快出"表现。

选择性腹腔动脉或肝动脉造影能显示直径在 1cm 以上的肝癌,可明确显示肝脏小病灶及其血供情况,并且可直接进行化疗栓塞等介入治疗,但对少血管型和肝左叶病灶显示较差。

## 四、治疗原则

治疗目标包括：治愈；局部控制肿瘤，为移植做准备；局部控制肿瘤，开展姑息治疗；提高生活质量。肝切除术一直是治疗肝癌的首选方法，近年来血管介入、放疗等治疗亦成为肝癌综合治疗的重要内容。采用两种或两种以上方法结合的综合治疗则可能弥补单一疗法的不足，有助于提高肝癌患者的远期生存率。

1. **外科手术治疗** 对于非肝硬化或有肝硬化但肝储备功能仍维持良好、单发病灶，外科手术切除仍是首选治疗手段。外科手术治疗包括肝切除术、肝动脉结扎术（HAL）、经手术肝动脉栓塞（OHAE）、皮下化疗泵（DDS）埋置、术中乙醇注射、微波固化、冷冻疗法、原位肝移植（OLT）等，早期肝癌手术治疗可以达到根治效果。

2. **介入治疗** 适用于不能手术切除的中晚期原发性肝癌患者，能手术切除，但由于其他原因（如高龄、严重肝硬化等）不能或不愿进行手术的患者。介入治疗是肝癌治疗的重要手段，为失去手术机会的患者提供了更多的治疗机会。方法主要包括：①无水酒精注入疗法（PEI）：治疗小肝癌的5年生存率与手术效果相近，但对较大的肝癌难以达到彻底灭活，肿瘤周边癌细胞的残存可引起日后的复发。②动脉内化疗栓塞（TACE）：TACE常用的方法是通过经皮股动脉插管，将导管插至肝固有动脉或其分支，注射抗肿瘤药物和栓塞剂而达到治疗目的。常用栓塞剂有碘化油和明胶海绵碎片；常用的化疗药有5-氟尿嘧啶（5-FU）、丝裂霉素（MMC）、阿霉素（ADM）或表柔比星，可选用2~3种组合应用。TACE的近期疗效明显，可使肿瘤生长减缓，瘤体缩小，对弥漫性肝癌具有显著优势，也适用于不能手术根除的巨大型肝癌的治疗。③放射性核素注射；最常用的放射性核素为钇-90玻璃微球（$^{90}$Y-GTMS）和胶体$^{32}$磷（$^{32}$P）。④射频消融治疗（RF），射频属于 3~30MHz 的高频短波，通过加热凝固而达治疗目的。治疗过程中不会引起组织损伤，仅引起针尖周围组织坏死。⑤氩氦刀冷冻治疗：可在手术直视下或超声 / CT 引导下经皮穿刺冷冻肿瘤组织。⑥其他：如 B 超引导下醋酸注射治疗（PAIT）、热盐水注射治疗（PSIT）、经皮穿刺微波固化治疗（PMCT）、电化学疗法、激光凝固治疗（ILP）等均已应用于临床，疗效评价不一。

3. **放射治疗** 利用三维技术使放射剂量与肿瘤靶区高度一致，大大减少了正常组织的放射损伤，治疗的副作用较少，绝大部分病人均能耐受。

4. **化学治疗** 大部分药物对肝癌细胞不敏感，目前已有多种化疗缓释剂应用于临床，如 5-FU、MMC、ADM、甲氨蝶呤（MTX）、依托泊苷（VP16）等。新的化疗药物联合应用，如拓普替康联合奥沙利铂方案，对晚期不能手术、肝功能较差者有一定疗效。

5. **其他** 对于单个肿瘤直径＜5cm 或多个肿瘤直径＜3cm，且结节少于 3 个的纤维板层型肝癌等，肝移植术可获得较好疗效。基因治疗疗效有待评价。

（刘长虹　姚鸿萍）

# 第十六节　胆石症与慢性胆囊炎

胆石症（cholelithiasis）是指胆囊、肝内胆管或胆总管等部位发生结石的疾病。胆石按其所含化学成分分为胆固醇、胆色素和混合性结石等不同种类。根据结石部位可分为胆囊结石、肝外胆管结石和肝内胆管结石等类型。胆石症为临床常见病和多发病，发病率呈逐年上升趋势。胆囊炎（cholecystitis）是指胆囊壁因化学性刺激和细菌感染引起的炎症性病变，绝大多数由胆囊内结石堵塞或嵌顿于胆囊管或胆囊颈所致。根据其病程及发作情况可分为急性与慢性胆囊炎两类。

## 一、病因及发病机制

胆囊结石的形成原因迄今仍未完全明确,与多种因素有关,影响胆固醇与胆汁酸浓度比例改变、造成胆汁淤滞等因素均能导致结石。高脂肪饮食、激素、肥胖、妊娠、长期肠外营养、糖尿病、高脂血症、胃肠疾病及手术、肝硬化、胆系感染、溶血性贫血等因素都可引起胆囊结石。

急性或亚急性胆囊炎反复发作,或长期存在的胆囊结石所致胆囊功能异常,可致慢性胆囊炎,其发病基础是胆囊管或胆总管梗阻。

胆囊结石是慢性胆囊炎最常见的危险因素,慢性结石性胆囊炎占所有慢性胆囊炎的 90%~95%,由于结石导致反复的胆囊管梗阻,并造成胆囊黏膜损伤,出现反复的胆囊壁炎性反应、瘢痕形成和胆囊功能障碍。此外,正常胆汁是无菌的,当胆囊或胆管出现结石嵌顿、梗阻,可能导致肠道细菌逆行感染,也与慢性胆囊炎的发生有关。

慢性非结石性胆囊炎的发生可能与胆囊动力学异常、胆囊缺血、病毒、寄生虫感染及长期饥饿、暴饮暴食等饮食因素相关。

## 二、临床表现

胆石症及慢性胆囊炎有时可无明显症状,或仅餐后上腹饱胀、嗳气、恶心、呕吐等不适,多数患者以胆绞痛就诊,位于右上腹并向右肩背部放射,常在饱餐或进食油腻食物后加重,重者伴呕吐、腹胀。结石阻塞胆管并继发胆管炎,可出现腹痛、寒战高热、黄疸(Charcot 三联征)。体检可出现肝大、右季肋部有叩击痛,Murphy 征可阳性。胆囊穿孔可出现急性腹膜炎体征。

### 三、诊断依据

临床症状差异大。查体大多无阳性体征,可出现肝大、右季肋部有叩击痛,Murphy 征可阳性。胆囊颈结石嵌顿者可于右上腹触及压痛明显的胆囊。

影像学检查是发现胆石症、慢性胆囊炎的重要方法,无症状患者常在体检做 B 超检查时偶尔被发现。①超声检查:为诊断慢性胆囊炎最常用、最有价值的检查,可显示出胆囊壁增厚、纤维化及胆囊中的结石。②磁共振(MRI)检查:磁共振成像显示胆管与胰管称为 MRCP,可发现超声及 CT 不易检出的胆囊和胆总管小结石。③ CT 检查:能良好地显示胆囊壁增厚及可能的结石,可明确肝、胆、胰腺病变及肝内外胆管扩张情况。

### 四、治疗原则

应按是否有症状、是否有并发症分别进行个体化治疗。治疗目的为控制症状、预防复发、防治并发症。对于症状轻、不影响正常生活的患者,可选用非手术治疗,规律、低脂、低热量饮食,消炎利胆等药物对症治疗,某些高危患者可行胆囊摘除术。

有症状的患者治疗以控制症状、消除炎性反应为主。胆石症并发急性炎症时患者应卧床休息、禁食,必要时作胃肠减压。静脉补充水及电解质,供给足量的葡萄糖及维生素。胆道感染多为革兰阴性菌及厌氧菌,控制细菌感染可选用氨苄西林、克林霉素、庆大霉素、甲硝唑,亦可选用第二代或第三代头孢菌素如头孢呋辛或头孢噻肟等治疗,根据血或胆汁培养及药敏试验结果,可更换抗菌药。相对于急性胆囊炎发作,慢性胆囊炎患者可待胆汁培养及细菌药敏试验结果完善后,再选择使用抗菌药物。

胆道无明显梗阻者可用利胆药,如熊去氧胆酸、复方阿嗪米特、茴三硫等药物。

慢性胆囊炎普遍存在炎性刺激、胆囊壁慢性纤维化等改变，易导致患者出现消化不良症状。可应用复方阿嗪米特或其他胰酶等有助于改善胆源性消化不良症状的药物，可提高消化道内胰酶浓度，增强消化功能，改善腹胀症状及营养水平。

对于某些无症状高危患者可采取预防性胆囊切除，适用于下列人群：①胆囊癌高危人群；②器官移植后免疫抑制治疗的患者；③体质量快速下降的患者；④"瓷化"胆囊导致胆囊癌风险增加者。出现如下症状和表现，需考虑外科治疗：①疼痛无缓解或反复发作，影响生活和工作；②胆囊壁逐渐增厚达 4mm 及以上；③胆囊结石逐年增多、增大，合并胆囊功能减退或障碍；④胆囊壁呈陶瓷样改变。

（张建娜　刘长虹）

# 第十七节　急性胰腺炎

急性胰腺炎（acute pancreatitis, AP）是指多种病因引起的胰酶激活，继以胰腺局部炎性反应为主要特征，伴或不伴有其他器官功能改变的疾病。临床表现为急性上腹痛及血淀粉酶或脂肪酶增高，依病变轻重不等，可分为轻度、中度、重度急性胰腺炎。

## 一、病因及发病机制

1. **胆道疾病**　胆石症及胆道感染是急性胰腺炎的主要病因。由于大部分的胰管和胆总管汇合成共同通道开口于十二指肠壶腹部，因此，如果胆石、蛔虫嵌顿在壶腹部，胆管内炎症或胆石移行时损伤 Oddi 括约肌等，将使胰管流出道不畅，造成胰管内高压。

**2. 胰管阻塞** 胰管结石或蛔虫、胰管狭窄、肿瘤均可导致胰管阻塞,使胰管内压增高。

**3. 酒精** 乙醇刺激胃酸分泌,促胰泌素分泌增加,从而使胰液外分泌过度旺盛;大量饮酒刺激 Oddi 括约肌痉挛,十二指肠乳头水肿,胰液排出受阻,使胰管内压增高;长期酗酒者胰液内蛋白质含量增高,易发生沉淀形成蛋白栓堵塞胰管,致胰液流出不畅;此外,酒精在胰腺内氧化代谢时产生大量活性氧,也有助于激活炎症反应。

**4. 十二指肠降段疾病** 如球后穿透溃疡、邻近十二指肠乳头的憩室炎等可直接波及胰腺。

**5. 手术和外伤** 腹腔手术、腹部钝挫伤等可直接或间接损伤胰腺组织,导致胰腺严重血液循环供应障碍而引起胰腺炎;ERCP 检查后,可因重复注射造影剂或注射压力过高,产生胰腺炎。

**6. 代谢障碍** 高甘油三酯血症($>11.3mmol/L$)与急性胰腺炎有病因学关联。甲状旁腺功能亢进症、维生素 D 过多、多发性骨髓瘤等均可产生胰管钙化、促进胰酶提前活化而发病。

**7. 感染及全身炎症反应** 急性胰腺炎可继发于急性流行性腮腺炎、传染性单核细胞增多症、病毒性肝炎、柯萨奇病毒和肺炎支原体感染等病原体感染性疾病,多数较轻,常为亚临床型,随感染消失而自行缓解。在全身炎症反应时,作为受损的靶器官之一,胰腺也可有急性炎性损伤。

**8. 药物** 与胰腺炎发病有关的药物多达 30 余种,包括糖皮质激素、噻嗪类利尿剂、硫唑嘌呤、四环素类药物、磺胺类药物、柳氮磺吡啶(SASP)、口服避孕药等。

**9. 其他** 包括自身免疫性因素(如系统性红斑狼疮、干燥综合征),α1-抗胰蛋白酶缺乏症等。

各种致病因素导致胰管内高压,腺泡内 $Ca^{2+}$ 水平显著上升,溶酶体在腺泡细胞内提前激活酶原,大量活化的胰酶消化胰腺自身,从而损伤腺泡细胞,通过多个炎症介质的作用,导致大量炎性物质渗出。同时胰腺微循环障碍使胰腺出血、坏死。炎症过程中参与的众多因素可以正反馈方式相互作用,使炎症逐级放大,当超过机体的抗炎能力时,炎症向全身扩展,出现多器官炎性损伤及功能障碍。

## 二、临床表现

1. **腹痛** 急性腹痛,常较剧烈,呈持续性,可有阵发性加剧。腹痛常位于中上腹部或全腹,亦有偏左或偏右者,可向腰背部呈带状放射,弯腰抱膝或前倾坐位可减轻疼痛。

2. **发热** 大多为中度发热,少数为高热,一般持续 3~5 天。发病初期,多与急性炎性反应有关,后期多与继发感染有关。

3. **恶心、呕吐** 是急性胰腺炎的常见症状,呕吐物常为胃内容物,呕吐后腹痛无缓解。同时有腹胀甚至麻痹性肠梗阻。

4. **体征** ①轻症急性胰腺炎:腹部体征较轻,往往与主诉腹痛程度不相称。多数上腹有深压痛,可有腹胀和肠鸣音减少。②重症急性胰腺炎:患者表情痛苦,上腹压痛显著,并有肌紧张和反跳痛。胰腺与胰周大片坏死渗出或并发脓肿时,上腹可扪及明显压痛的肿块,肠鸣音减弱甚至消失,可出现移动性浊音。少数患者因血液、胰酶及坏死组织液穿过筋膜与肌层渗入腹壁时,可见两侧胁腹皮肤呈灰紫色斑称之为 Grey-Turner 征,或脐周皮肤青紫称 Cullen 征。

5. **并发症** ①局部并发症包括急性液体积聚、急性坏死物积聚、胰腺假性囊肿、包裹性坏死和胰腺脓肿,其他局部并发症还包括胸腔积液、胃流出道梗阻、消化道瘘、腹腔出血、假性囊肿出血、脾静脉或门静脉血栓形成、坏死性结肠炎等,但局部并发症并非判断 AP 严重程度的依据之一。②全身并发症主要包括器官功能衰竭、全身炎症综合征(SIRS)、全身感染、腹腔内高压(intra-abdominal hypertension, IAH)或腹腔间隔室综合征

（abdominal compartment syndrome，ACS）、胰性脑病（pancreatic encephalopathy，PE）。

## 三、诊断依据

1. **AP 的诊断标准** 临床上符合以下 3 项特征中的 2 项，即可诊断为 AP：①与 AP 符合的腹痛（急性、突发、持续、剧烈的上腹部疼痛，常向背部放射）；②血清淀粉酶和（或）脂肪酶活性至少>3 倍正常上限值；③增强 CT/MRI 或腹部超声呈 AP 影像学改变。

影像学检查包括：①腹部 B 超检查：可见胰腺增大和胰内及胰周回声异常，对胰腺肿大、脓肿及假性囊肿有诊断意义，同时有助于判断有无胆道疾病，但受胃肠道积气的影响，对 AP 不能做出准确判断。②腹部 CT 检查：水肿型表现为可见胰腺非特异性增大和增厚，胰周围边缘不规则；出血坏死型可见肾周围区消失，网膜囊和网膜脂肪变性，密度增加，胸腹膜腔积液，在静脉注入造影剂后，密度减低区域改变不明显，随胰腺炎严重程度加重，相关影像学改变增加。推荐 CT 扫描作为诊断 AP 的标准影像学方法，且发病 1 周左右的增强 CT 诊断价值更高，可有效区分液体积聚和坏死的范围。按照改良 CT 严重指数（modified CT severity index，MCTSI），胰腺炎性反应分级为：正常胰腺（0 分），胰腺和（或）胰周炎性改变（2 分），单发或多个积液区或胰周脂肪坏死（4 分）；胰腺坏死分级为：无胰腺坏死（0 分），坏死范围≤30%（2 分），坏死范围>30%（4 分）；胰腺外并发症，包括胸腔积液，腹水，血管或胃肠道等（2 分）。评分≥4 分可诊断为中度或重度急性胰腺炎。

2. **AP 的分级诊断** ① MAP 为符合 AP 诊断标准，满足以下情况之一，无脏器衰竭、无局部或全身并发症，Ranson 评分<3 分，急性生理功能和慢性健康状况评分系统（acute physiology and chronic health evaluation，APACHE）Ⅱ评分<8 分，

AP 严重程度床边指数(bedside index forseverity in AP, BISAP)评分<3 分,修正 CT 严重指数(modified CT severity index, MCTSI)评分<4 分。② MSAP 为符合 AP 诊断标准,急性期满足下列情况之一,Ranson 评分≥3 分,APACHEII 评分≥8 分,BISAP 评分≥3 分,MCTSI 评分≥4 分,可有一过性(<48 小时)的器官功能障碍。恢复期出现需要干预的假性囊肿、胰瘘或胰周脓肿等。③ SAP 为符合 AP 诊断标准,伴有持续性(>48 小时)器官功能障碍(单器官或多器官),改良 Marshall 评分≥2 分。

## 四、治疗原则

轻症急性胰腺炎经 3~5 天恰当治疗后常可治愈。而重症急性胰腺炎必须采取综合防治措施,积极救治。

1. **发病初期的处理和监护** 目的是纠正水、电解质紊乱,支持治疗,防止局部及全身并发症。内容包括:血常规测定、尿常规测定、粪便隐血测定、肾功能测定、肝功能测定、血糖测定、心电监护、血压监测、血气分析、血清电解质测定、胸片、中心静脉压测定、动态观察腹部体征和肠鸣音改变、记录 24 小时尿量和出入量变化。

2. **器官支持** ①液体复苏:旨在迅速纠正组织缺氧,同时维持血容量及水、电解质平衡。补液量包括基础需要量和流入组织间隙的液体量。输液种类包括胶体物质、0.9%NaCl 溶液和平衡液。如心功能允许,在最初的 48 小时静脉补液量及速度为 200~250ml/h,或使尿量维持在>0.5ml/(kg·h)。②呼吸功能支持:轻症患者可给予鼻导管、面罩吸氧,力争使动脉氧饱和度>95%。出现 ARDS 时,处理包括机械通气和大剂量、短程糖皮质激素的应用等。③肠功能维护:肠黏膜屏障的稳定对于减少全身并发症有重要作用,需密切观察腹部体征及排便情况,监测肠鸣音的变化,及早给予促肠道动力药物,包括生大黄、芒硝、硫酸镁、乳果糖等,应用谷氨酰胺制剂保护肠道黏膜屏障。④持续性肾脏替代疗法:通过选择或非选择性吸附剂的作用,清除体内有害的代谢产物或外源性毒物,达到净化血液的目的。指征是伴急性肾衰竭,或尿量≤0.5ml/(kg·h);早期伴2个或2个以上器官功能障碍;SIRS伴心动过速、呼吸急促,经一般处理效果不明显;伴严重水电解质紊乱;伴胰性脑病。

**3. 减少胰液分泌及蛋白酶抑制剂的应用** ①禁食:食物是胰液分泌的天然刺激物,禁食可减少胰液分泌,减轻自身消化。②抑制胃酸:胃液可促进胰液分泌,$H_2$受体拮抗剂或质子泵抑制剂可通过抑制胃酸分泌而间接抑制胰液分泌,同时可预防应激性溃疡的发生。③生长抑素及其类似物:天然生长抑素由胃肠黏膜D细胞合成,可抑制胰泌素和缩胆囊素刺激的胰液基础分泌。生长抑素及其类似物奥曲肽可以通过直接抑制胰腺外分泌而发挥作用。④蛋白酶抑制剂:乌司他丁、加贝酯能够广泛抑制与AP发展有关胰蛋白酶、弹性蛋白酶、磷脂酶A等的释放和活性,还可稳定溶酶体膜,改善胰腺微循环,减少AP并发症,应早期足量应用。

**4. 镇痛** 疼痛剧烈时考虑镇痛治疗。在严密观察病情下,可注射盐酸哌替啶。不推荐应用吗啡或胆碱能受体拮抗剂,如阿托品、山莨菪碱等,因前者会收缩奥迪括约肌,后者则会诱发或加重肠麻痹。

**5. 预防和抗感染** 对于非胆源性急性胰腺炎不推荐预防使用抗菌药。对于胆源性急性胰腺炎,特别是伴有感染的胆源性急性胰腺炎应常规使用抗菌药。胰腺感染的致病菌主要为革兰阴性菌和厌氧菌等肠道常驻菌。选择抗菌谱为针对革兰阴性菌和厌氧菌为主、脂溶性强、有效通过血胰屏障。同时要注意真菌感染的诊断。

预防感染可采取导泻清洁肠道,尽早恢复肠内营养等措施,从而减少肠道内细菌移位,减少胰腺感染的发生。

6. **营养支持** 轻症急性胰腺炎患者,只需短期禁食,故不需肠内或肠外营养。重症急性胰腺炎患者在肠蠕动恢复前,常先施行肠外营养,待病情趋于缓解,则考虑实施肠内营养。

7. **急性胰腺炎(胆源型 SAP)的内镜治疗** 对胆总管结石性梗阻、急性化脓性胆管炎、胆源性败血症等胆源性急性胰腺炎应尽早行鼻胆管引流、内镜下 Oddi 括约肌切开术等。

8. **手术治疗** 在急性胰腺炎早期阶段,除严重的腹腔间隔室综合征外,均不建议外科手术治疗。在急性胰腺炎后期阶段,若合并胰腺脓肿和(或)感染,应考虑手术治疗。

(鲁春燕 刘长虹)

# 第十八节 慢性胰腺炎

慢性胰腺炎(chronic pancreatitis, CP)是各种病因引起胰腺组织和功能不可逆改变的慢性炎症性疾病。基本病理特征包括胰腺实质慢性炎症损害和间质纤维化、胰腺实质钙化、胰管扩张及胰管结石等改变。临床主要表现为反复发作的上腹部痛和胰腺内、外分泌功能不全。

## 一、病因及发病机制

1. **饮酒** 酒精及其代谢产物的细胞毒性作用可导致胰腺慢性进行性损伤和纤维化,胰液黏稠及蛋白沉淀可使胰管引流不畅和结石形成。

2. **胆道系统疾病** 各种胆道系统疾病使胰液流出受阻,引起复发性胰腺炎,在此基础上逐渐发展成为慢性胰腺炎。

3. **急性复发性胰腺炎** 包括酒精性慢性胰腺炎及阳离子胰蛋白酶原基因、囊性纤维化跨膜调节因子等基因突变所致的遗传性胰腺炎,多由急性胰腺炎的复发所致。

**4. 自身免疫性疾病** 所有自身免疫性疾病的病理机制均可成为自身免疫性胰腺炎的病因。

## 二、临床表现

1. **腹痛** 为 CP 最常见的症状,常位于上腹部。仰卧位时加剧,坐位、前倾位、屈膝位或俯卧位时缓解,饮酒、进油腻食物、劳累可诱发。

2. **胰腺外分泌不足** 表现为脂肪泻、脂溶性维生素缺乏导致的出血倾向、皮肤干燥、夜盲症等,也可出现低蛋白血症、全身水肿、营养不良、体重下降等表现。

3. **胰腺内分泌不足表现** 胰岛破坏导致胰岛素分泌减少,出现糖尿病或糖耐量异常。

4. **体征** 腹部压痛与腹痛不相称,多数患者仅有腹部轻压痛。出现胰腺假性囊肿时,腹部可触及表面光滑的包块。当胰头肿大、胰腺囊肿压迫胆总管时,可出现黄疸。

## 三、诊断依据

1. **影像检查** ①腹部 X 线片:可有胰腺钙化。②腹部 B 超和超声内镜(EUS):声像图表现主要有胰实质回声增强、主胰管狭窄或不规则扩张及分支胰管扩张、胰管结石、假性囊肿等。③腹部 CT/MRI 检查:CT 是发现胰腺钙化的最佳影像学手段,显示胰腺增大或缩小、轮廓不规则、胰腺钙化、胰管不规则扩张或胰周胰腺假性囊肿等改变。但 CT 难以发现小胰管和胰腺实质早期改变。④ ERCP 及 MRCP:在所有 CP 的影像学检查中,ERCP 是慢性胰腺炎形态学诊断和分期的重要依据。胰管侧支扩张是最早期的表现。其他表现有主胰管和侧支胰管的多灶性扩张、狭窄和形态不规则、结石所致的充盈缺损等。MRCP可清晰显示胰管扩张和胰管结石,但显示胰管侧支的改变不如

ERCP准确，对CP的早期病变不够敏感。

**2. 诊断条件包括** ①1种及1种以上影像学检查显示CP特征性形态改变。②组织病理学检查显示CP特征性改变。③病人有典型上腹部疼痛，或其他疾病不能解释的腹痛，伴或不伴体重减轻。④血清或尿胰酶水平异常；⑤胰腺外分泌功能异常。①或②任何1项典型表现，或者①或②疑似表现加③、④和⑤中任何两项可以确诊。①或②任何1项疑似表现考虑为可疑病人，需要进一步临床观察和评估。

## 四、治疗原则

治疗目的为去除病因，控制症状，纠正改善胰腺内外分泌功能不全及防治并发症。

**1. 非手术治疗** ①一般治疗：戒烟戒酒，调整饮食结构、避免高脂饮食，可补充脂溶性维生素及微量元素，营养不良者可给予肠内或肠外营养支持。②胰腺外分泌功能不全治疗；病人出现脂肪泻、体重下降及营养不良表现时，需要补充外源性胰酶制剂改善消化吸收功能障碍。首选含高活性脂肪酶的微粒胰酶胶囊。效果不佳可增加剂量或联合服用质子泵抑制剂，以抑制胃酸分泌，减少胃酸对胰酶的破坏。③胰腺内分泌功能不全治疗；可选择胰岛素治疗。CP合并糖尿病病人对胰岛素敏感，需特别注意预防低血糖发作。④疼痛治疗：非镇痛药物包括胰酶制剂、抗氧化剂等对缓解疼痛可有一定效果；疼痛治疗主要依靠选择合适的镇痛药物，初始宜选择非甾体类抗炎药物，效果不佳可选择弱阿片类药物，仍不能缓解甚至加重时选用强阿片类镇痛药物。顽固性、非梗阻性疼痛可行CT、内镜超声引导下腹腔神经丛阻滞术。梗阻性疼痛可行内镜治疗，如内镜治疗失败或疼痛复发时可考虑手术治疗。⑤其他治疗：自身免疫性胰腺炎是一种特殊类型的CP，首选糖皮质激素治疗。治疗期间通过监测血清IgG4及影像学复查评估疗效。

**2. 内镜治疗** 主要适用于 Oddi 括约肌狭窄、胆总管下段狭窄、胰管狭窄、胰管结石及胰腺假性囊肿等。治疗方法包括 Oddi 括约肌切开成形（EST）、鼻胆管和鼻胰管引流、胰管胆管支架植入、假性囊肿引流及 EST 联合体外震波碎石（ESWL）等。

**3. 外科治疗** 手术指征：①保守治疗不能缓解的顽固性疼痛；②胰管狭窄、胰管结石伴胰管梗阻；③并发胆道梗阻、十二指肠梗阻、胰源性门静脉高压、胰源性胸腹水及假性囊肿等；④不能排除恶性病变。

（张建娜 刘凤喜）

# 第十九节 胰 腺 癌

胰腺癌（pancreatic carcinoma）主要指胰外分泌腺的恶性肿瘤，可发生于胰腺任何部位，胰头癌约占 60%，胰体尾约占 20%，弥漫性约占 10%。胰腺癌大多为导管细胞癌，少数为腺泡细胞癌，恶性程度高，预后差。

## 一、病因及发病机制

病因及发病机制至今尚不清楚。高危因素及人群包括：①长期大量吸烟、饮酒、饮咖啡者；②长期接触某些化学物质如 F-萘酸胺、联苯胺、烃化物等；③糖尿病患者；④慢性胰腺炎患者；⑤男性，绝经期后的女性。

## 二、临床表现

**1. 腹痛** 往往为其首发症状。胰头癌可引起右上腹痛，胰尾癌可引起左上腹痛，而癌肿沿神经鞘向腹后神经丛转移常引起严重的腰背痛。典型腹痛为持续、进行性加剧的中上腹痛或持续性腰背部剧痛；餐后加剧；仰卧与脊柱伸展时加剧，俯卧、蹲位、弯腰坐位或蜷膝侧卧位可使腹痛减轻。

**2. 消瘦乏力** 疾病早期不足以引起重视；病变进展阶段，病人明显消瘦，体重减轻迅速。

**3. 黄疸** 是胰头癌的重要症状，约90%的胰头癌具有此症状。黄疸的性质为阻塞性，且逐渐加深，呈深黄带绿色，伴浓茶样尿液、陶土粪便和皮肤瘙痒。

**4. 其他症状** 常见食欲不振和消化不良、症状性糖尿病、血栓静脉炎、焦虑、抑郁、失眠等。

**5. 体征** 可见消瘦、上腹部压痛和黄疸。出现黄疸时可有肝大、胆囊肿大。胰腺肿块多位于上腹部。晚期患者可有腹水。胰腺癌远处淋巴结转移时常见的部位是左锁骨上淋巴结肿大。

### 三、诊断依据

胰腺癌的早期诊断困难，出现上腹痛、黄疸、进行性消瘦，影像学检查发现胰腺占位，诊断胰腺癌并不困难，但属晚期。因此对于≥40岁有下列任何表现的患者需高度怀疑胰腺癌的可能性：①持续性上腹不适，进餐后加重伴食欲下降；②近期出现无法解释的进行性体重下降；③不能解释的糖尿病或糖尿病突然加重；④多发性深静脉血栓或游走性静脉炎；⑤有胰腺癌家族史、大量吸烟、慢性胰腺炎者；⑥自发性胰腺炎的发作。

胰腺癌的诊断手段如下：

**1. 胰腺癌肿瘤标志物检查** CA19-9可异常表达于多种肝胆胰疾病及恶性肿瘤病人，CA19-9诊断胰腺癌的敏感性为79%~81%，特异性为82%~90%。其他肿瘤标记物包括 CEA、CA50 及 CA242 等，联合应用有助于提高诊断的敏感性及特异性。

**2. 组织病理学和细胞学检查** 获取组织或细胞行病理学诊断的途径包括超声或 CT 引导下经皮穿刺活检、ERCP 胰液细胞刷取、EUS 引导细针穿刺活检（EUS-FNA）等，首选 EUS 途径获取组织标本，其有效性、安全性高于其他途径，也可避免经皮穿刺导致的出血、感染及针道种植等并发症。

**3. 影像学检查** ①超声：可发现晚期胰腺癌，胰腺局限性增大，边缘回声不整齐；胰管不规则狭窄、扩张或中断；胆囊肿大等征象。由于受胃肠道气体的干扰和操作者技术及经验水平的影响，敏感性及特异性不高，诊断价值有限。②CT：CT 能更好显示胰腺肿块的正确位置、大小及其与周围血管的关系，表现为胰腺局限低密度肿块、胰腺轮廓异常扩大、胰腺周围脂肪消失、胰管扩张或狭窄、大血管受压等。③磁共振成像（MRI）：MRI 可显示胰腺癌的大小、浸润层次及与周围脏器的关系。MRCP 是无创性、无需造影剂即可显示胰胆管系统的检查手段，可显示主胰管与胆总管病变。④内镜逆行胰胆管造影（ERCP）：对不明原因的阻塞性黄疸，ERCP 能直接观察十二指肠壁和壶腹部有无癌肿浸润情况，同时可显示胰管、胆管受压和主胰管充盈缺损和移位。

四、治疗原则

**1. 手术治疗** 对于可切除的胰腺癌争取手术切除。手术方式包括有胰十二指肠切除术、全胰切除术，胰体尾切除术等。姑息性手术可缓解胆道及消化道梗阻。

**2. 内镜治疗** 对已有转移或手术风险大的胰腺癌患者，可通过内镜在胆道置入支架缓解其胆道梗阻。胰头癌可伴门静脉栓塞，致食管胃底静脉曲张；胰体、尾癌也可因压迫脾静脉而致胃底静脉曲张。曲张静脉出血时，可通过内镜注射硬化剂或套扎止血。

**3. 化疗** 晚期或手术前后可进行化疗。单药治疗有：吉西他滨、氟尿嘧啶类等。靶向药物如贝伐单抗、西妥昔单抗和厄洛替尼可与化疗药物合并使用或单用。胰腺癌经动脉局部灌注化疗优于全身静脉化疗，能减少化疗药物的毒副作用。

**4. 放射治疗** 可进行术中、术后放疗，以减少局部复发。已行肿瘤切除者，术后放疗可提高根治术疗效。对失去手术机会的患者可作高剂量局部照射及放射性同位素局部植入照射等。

（张建娜　赵源浩）

# 第二十节　上消化道出血

消化道出血是指从食管到肛门之间的消化道出血。消化道以屈氏韧带为界，其上的消化道出血称为上消化道出血，屈氏韧带至回盲部的出血为中消化道出血，回盲部以远的消化道出血称下消化道出血。本节介绍上消化道出血。

## 一、病因及发病机制

上消化道出血除了指屈氏韧带以上的消化道出血，也包括胰管或胆管的出血和胃空肠吻合术后吻合口附近疾患引起的出血。上消化道疾病及全身性疾病均可引起上消化道出血。临床上最常见的病因是消化性溃疡、食管胃底静脉曲张破裂、急性糜烂出血性胃炎和胃癌。

## 二、临床表现

上消化道出血的临床表现主要取决于出血量及出血速度。

**1. 呕血与黑粪** 是上消化道出血的特征性表现。上消化道大量出血之后，均有黑粪。出血部位在幽门以上者常伴有呕血,若出血量较少、速度慢亦可无呕血;反之,幽门以下出血如出血量大、速度快,可因血反流入胃腔引起恶心、呕吐而表现为呕血。

呕血多棕褐色呈咖啡渣样,如出血量大,未经胃酸充分混合即呕出,则为鲜红或有血块;黑粪呈柏油样,黏稠而发亮,当出血量大,血液在肠内推进快,粪便可呈暗红甚至鲜红色。

2. **失血性周围循环衰竭**　急性大量失血由于循环血容量迅速减少而导致周围循环衰竭。一般表现为头昏、心慌、乏力,突然起立发生晕厥、肢体冷感、心率加快、血压偏低等,严重者呈休克状态。

3. **贫血和血象变化**　急性大量出血后均有失血性贫血,但在出血的早期,血红蛋白浓度、红细胞计数与血细胞比容可无明显变化;在出血后,组织液渗入血管内,使血液稀释,一般须经 3~4 小时以上才出现贫血,出血后 24~72 小时血液稀释到最大限度。贫血程度除取决于失血量外,还和出血前有无贫血基础、出血后液体平衡状况等因素有关。

急性出血患者为正细胞正色素性贫血,在出血后骨髓有明显代偿性增生,可暂时出现大细胞性贫血;慢性失血则呈小细胞低色素性贫血。出血 24 小时内网织红细胞即见增高,出血停止后逐渐降至正常。

上消化道大量出血 2~5 小时,白细胞计数轻至中度升高,血止后 2~3 天才恢复正常。但在肝硬化患者,如同时有脾功能亢进,则白细胞计数可不增高。

4. **发热**　上消化道大量出血后,多数患者在 24 小时内出现低热,持续 3~5 天后降至正常。引起发热的原因尚不清楚,可能与周围循环衰竭,导致体温调节中枢的功能障碍等因素有关。

5. **氮质血症**　在上消化道大量出血后,由于大量血液蛋白质的消化产物在肠道被吸收,血中尿素氮浓度可暂时增高,称为肠源性氮质血症。一般于一次出血后数小时血尿素氮开始上升，24~48 小时可达高峰，大多不超出 14.3mmol/L（40mg/dl），3~4 日后降至正常。

## 三、诊断依据

1. **上消化道出血诊断的确立**　根据呕血、黑粪和失血性周围循环衰竭的临床表现，呕吐物或黑粪隐血试验呈强阳性，血红蛋白浓度、红细胞计数及血细胞比容下降的实验室证据，可作出上消化道出血的诊断；但必须注意排除消化道以外的出血因素，如呼吸道的出血，口、鼻、咽喉部出血，以及排除进食引起的黑粪：如动物血、炭粉、铁剂或铋剂等药物。

2. **出血严重程度的估计和周围循环状态的判断**　成人每日消化道出血＞5~10ml 粪便隐血试验出现阳性，每日出血量 50~100ml 可出现黑粪；胃内储积血量在 250~300ml 可引起呕血；一次出血量不超过 400ml 时，因轻度血容量减少可由组织液及脾脏贮血所补充，一般不引起全身症状；出血量超过 400~500ml，可出现全身症状，如头昏、心慌、乏力等；短时间内出血量超过 1000ml，可出现周围循环衰竭表现。

急性大出血严重程度的估计最有价值的指标是血容量减少所导致周围循环衰竭的表现，而周围循环衰竭又是急性大出血导致死亡的直接原因；因此，对急性消化道大出血患者，应将对周围循环状态的有关检查放在首位，并据此作出相应的紧急处理。血压和心率是关键指标，需进行动态观察，综合其他相关指标加以判断。

3. **出血是否停止的判断**　上消化道大出血经过恰当治疗，可于短时间内停止出血。由于肠道内积血需经数日（一般约 3 日）才能排尽，故不能以黑粪作为继续出血的指标。临床上出现下列情况应考虑继续出血或再出血：①反复呕血，或黑粪次数增多、粪质稀薄,伴有肠鸣音亢进;②周围循环衰竭的表现经充分补液输血而未见明显改善,或虽暂时好转而又恶化;③血红蛋白浓度、红细胞计数与血细胞比容继续下降,网织红细胞计数持续增高;④补液与尿量足够的情况下,血尿素氮持续或再次增高。

**4. 出血的病因**　过去病史、症状与体征可为出血的病因诊断提供重要线索,但确诊出血的原因与部位需靠辅助检查,包括肝功能试验、胃镜检查等。

## 四、治疗原则

上消化道大量出血病情急、变化快,严重者可危及生命,应采取积极措施进行抢救。抗休克、迅速补充血容量治疗应放在一切医疗措施的首位。

**1. 一般急救措施**　患者应卧位休息,保持呼吸道通畅,避免呕血时血液吸入引起窒息,必要时吸氧;活动性出血期间禁食。

**2. 积极补充血容量**　立即查血型和配血,尽快建立有效的静脉输液通道,尽快补充血容量。在配血过程中,可先输平衡液或葡萄糖盐水及胶体补充剂;改善急性失血性周围循环衰竭的关键是要输血,一般输浓缩红细胞。

**3. 止血措施**　①食管、胃底静脉曲张破裂出血:本病往往出血量大、再出血率高、死亡率高,在止血措施上有其特殊性。药物止血包括血管加压素及其类似物、三甘氨酰赖氨酸血管加压素(特利加压素)、生长抑素及其类似物;非药物止血包括气囊压迫止血、内镜治疗、经颈静脉肝内门体静脉分流术或外科手术等。②非静脉曲张性上消化道出血:除食管胃底静脉曲张破裂出血之外的其他病因引起的上消化道出血,习惯上又称为非静脉曲张性上消化道大出血,其中以消化性溃疡所致出血最为常见。止血措施主要有:$H_2$受体拮抗剂($H_2RAs$)或质子泵抑制剂（PPIs）等抑制胃酸分泌的药物、内镜下止血、手术治疗、介入治疗等。

（张建娜　鲁春燕）

## 参 考 文 献

1. 中华医学会消化病学分会. 2014 年中国胃食管反流病专家共识意见. 中华消化杂志, 2014, 10（34）: 649-661.

2. 牛中喜, 陈龙奇. NCCN2013 食管癌临床实践指南解读. 中国胸心血管外科临床杂志, 2014, 21（1）: 5-6.

3. 中华医学会消化病学分会. 中国慢性胃炎共识意见（2012 年, 上海）. 胃肠病学, 2013, 18（1）: 24-36.

4. Kentaro Sugano, Jan Tack, Ernst J Kuipers, et al. Kyoto global consensus report on Helicobacter pylori gastritis. Gut, 2015, 64（9）: 1353-1367.

5. 中华消化杂志编辑委员会. 消化性溃疡病诊断与治疗规范（2013 年, 深圳）. 中华消化杂志, 2014, 34（2）: 73-76.

6. 徐泽宽. 2015 年 V1 版《NCCN 胃癌临床实践指南》更新解读. 中国实用外科杂志, 2015, 35（5）: 512-514. 7. 中华人民共和国卫生部医政司. 胃癌诊疗规范. 中国医学前沿杂志, 2012, 4（5）: 62-71.

7. 缪晓辉, 冉陆, 张文宏, 等. 成人急性感染性腹泻诊疗专家共识. 中华消化杂志, 2013, 33（12）: 793-802.

8. 中华医学会消化病学分会炎症性肠病协作组. 中国炎症性肠病诊断与治疗的共识意见（2018, 北京）. 中华消化杂志, 2018, 38（5）: 292-311.

9. 葛均波, 徐永健. 内科学. 北京: 人民卫生出版社, 2013.

10. Ott JJ, Stevens GA, Groeger J, et al. Global epidemiology of hepatitis B virus infection: new estimates of age-specific HBsAg seroprevalence and endemicity. Vaccine, 2012, 30（12）: 2212-2219.

11. Sonneveld MJ, Hansen BE, Piratvisuth T, et al. Response-guided peginterferon therapy in hepatitis Be antigen-positive chronic hepatitis B using serum hepatitis B surface antigen levels. Hepatology, 2013, 58（3）: 872-880.

12. Seto WK, Hui AJ, Wong VW, et al. Treatment cessation of entecavir in

Asian patients with hepatitis B e antigen negative chronic hepatitis B: a multicentre prospective study. Gut, 2015, 64(4): 667-672.

13. Zanetti AR, Mariano A, Romano L, et al. Long-term immunogenicity of hepatitis B vaccination and policy for booster: an Italian multicentre study. Lancet, 2005, 366(9494): 1379-1384.

14. Hanafiah KM, Groeger J, Flaxman AD, et al. Global epidemiology of hepatitis C virus infection: new estimates of age-specific antibody to HCV seroprevalence. Hepatology, 2013, 57(4): 1333-1342.

15. 尚佳, 徐小元, 陈新月, 等. 聚乙二醇干扰素 α-2a 联合利巴韦林治疗慢性丙型肝炎无应答患者的疗效及影响因素. 中华临床感染病杂志, 2015, 8(3): 232-237.

16. Dasarathy S, McCullough AJ. Alcoholic liver disease. Hepatology, 2010, 51(1): 307-328.

17. 中华医学会肝病学分会脂肪肝和酒精性肝病学组. 酒精性肝病诊疗指南. 临床肝胆病杂志, 2010, 26(3): 229-232.

18. Murray KF, Carithers RL Jr. AASLD practice guidelines: evaluation of the patient for liver transplantation. Hepatology, 2005, 41(6): 1407-1432.

19. Williams CD, Stengel J, Asike MI, et al. Prevalence of nonalcoholic fatty liver disease and nonalcoholic steatohepatitis among a largely middle-aged population utilizing ultrasound and liver biopsy: a prospective study. Gastroenterology, 2011, 140(1): 124-131.

20. 巫协宁. 非酒精性脂肪性肝炎的发病机制新说: 多重打击论及其治疗展望. 中华消化杂志, 2014, 34(3): 206-209.

21. Vuppalanchi R, Chalasani N. Nonalcoholic fatty liver disease and nonalcoholic steatohepatitis: selected practical issues in their evaluation and management. Hepatology, 2009, 49(1): 306-317.

22. 卢芳汀, 廉哲雄. 原发性胆汁性肝硬化发病机制研究的应用前景. 临床肝胆病杂志, 2015, 31(2): 153-156.

23. 中华人民共和国卫生部. 原发性肝癌诊疗规范(2011年版). 临床肝胆病杂志, 2011, 27(11): 1141-1159.

24. 吴孟超. 我国肝切除技术发展的现在和展望. 中华外科杂志, 2010, 48(3): 161-162.

25. 黄志寅, 唐承薇. 重症急性胰腺炎内科规范治疗建议. 临床内科杂志, 2014, 31（2）: 138-140.

26. 李兆申. 内镜治疗慢性胰腺炎的优势与局限性. 中华消化外科杂志, 2014, 13（4）: 247-250.

27. 钱家鸣, 杨红. 胰腺癌早期诊断及筛查中的问题及进展. 实用医院临床杂志, 2011, 8（1）: 2-4.

# 第二章　治疗消化性溃疡病药物

## 第一节　抗　酸　药

### 一、药物治疗概论

抗酸药多为碱性药物,其药理作用是利用其碱性中和胃酸,并削弱胃蛋白酶的活性,迅速缓解胃灼热和疼痛等症状,可用于相关消化道疾病的急性期以迅速控制症状。虽然此类药物不能直接抑制胃酸分泌,中和胃酸的作用时间短、服药次数多、副作用大,还可反馈性增加胃泌素的分泌,加之受到新型消化性溃疡治疗药物的冲击,此类药物的早期品种如碳酸氢钠、碳酸钙、氢氧化镁、三硅酸镁等,临床趋于淘汰或仅作为复方制剂的组成成分使用,但经典的抗酸药在临床治疗上仍有一定地位。近年研究发现,某些抗酸药如氢氧化铝和三硅酸镁对胃黏膜屏障有保护作用,可减少胃酸和胃蛋白酶对溃疡面的腐蚀和消化作用,其作用再次受到重视,尤其新型抗酸药铝碳酸镁起效快、作用温和、持续时间长、不良反应小,应用越来越多。

抗酸药可分为:①吸收性抗酸药,如碳酸氢钠。此类药物除具有中和胃酸的作用外,还易被肠道吸收而引起血液碱性增高,因此还可用于治疗酸血症和碱化尿液;②非吸收性抗酸药,如氢氧化铝、碳酸钙等。此类药物含有难吸收的阳离子,口服后能直接中和胃酸但不能被胃肠道吸收。临床常用抗酸药作用特点见表2-1-1。

表 2-1-1 常见抗酸药的作用特点

| 作用特点 | 氢氧化铝 | 三硅酸镁 | 铝碳酸镁 |
|---|---|---|---|
| 抗酸强度 | 中等 | 较弱 | 中等 |
| 显效时间 | 较慢 | 较慢 | 迅速 |
| 维持时间 | 较长 | 较长 | 较长 |
| 胃黏膜保护作用 | 有 | 有 | 有 |
| 收敛止血作用 | 有 | 无 | 有 |
| 碱血症 | 无 | 无 | 无 |
| 产 $CO_2$ | 无 | 无 | 有 |
| 排便影响 | 便秘 | 轻泻 | 影响轻微 |

## 二、药物使用精解

### 氢氧化铝 Aluminium Hydroxide

【其他名称】

无。

【药物特征】

可中和或缓冲胃酸,从而缓解胃酸过多的症状,但对胃酸分泌无直接影响,其抗酸作用持久而缓慢。另外,与胃酸作用时,产生的氧化铝有收敛作用,可局部止血,但也可能引起便秘,严重时甚至可引起肠梗阻;还可与胃液混合形成凝胶,覆盖在溃疡表面,形成一层保护膜,起机械保护作用,有利于溃疡的愈合;$Al^{3+}$ 在肠内与磷酸盐可结合成不溶的磷酸铝由粪便排出,具有减少肠道磷酸盐的吸收和缓解酸血症的作用。

本药起效缓慢,在胃内作用时间的长短和胃排空的快慢有关,空腹服药作用可持续 20~30 分钟,餐后 1~2 小时服药作用可延长至 3 小时。口服后大部分以磷酸铝、碳酸铝及脂肪酸盐形式自粪便排出，少量在胃内转化为可溶性 $AlCl_3$ 自肠内吸收而经肾脏排泄。

【适应证】

1. 缓解胃酸过多、胃及十二指肠溃疡、反流性食管炎及上消化道出血等症状。

2. 尿毒症患者服用大剂量氢氧化铝以减轻酸血症和高磷血症。

【剂型与特征】

有片剂和凝胶剂。片剂剂量准确、含量均匀、化学稳定性好、便于携带、服用方便等。凝胶剂服用后可形成胶状物质，覆盖在溃疡的表面，形成保护膜，防止和隔离胃酸对溃疡进一步攻击，从而具有保护胃黏膜和溃疡面的作用。

氢氧化铝凝胶剂效果好于片剂，可用于胃出血患者；而片剂用于胃出血患者时可与血液凝成块，有造成肠梗阻的危险，应禁用。

【用法用量】

1. 氢氧化铝凝胶：每次 4~8ml，每日 3 次，饭前 1 小时口服。

2. 复方氢氧化铝片（胃舒平片：氢氧化铝、三硅酸镁与解痉药颠茄组成）：每次 2~4 片，每日 3 次，饭前半小时或胃痛发作时嚼服。

【不良反应】

1. 消化系统：长期大剂量服用可导致严重便秘，甚至形成粪结块引起肠梗阻；含铝制剂长期大剂量使用也可导致血清胆酸浓度增加，同时伴随胆汁流量的降低，可诱发肝胆功能异常。

2. 内分泌系统：因阻碍磷酸盐的吸收，长期大剂量使用可导致低磷血症及骨质疏松和骨软化病。

3. 血液和神经系统：口服后少量可转化为 $AlCl_3$ 自肠道吸收，肾功能不全患者可导致血铝水平升高，引起痴呆、神经质或烦躁不安、极度疲乏等中枢神经系统病变或小细胞低色素性贫血。

【禁忌证】

1. 对氢氧化铝过敏患者禁用。

2. 低磷血症、骨折患者禁用。

3. 婴幼儿极易吸收铝，有铝中毒的危险，故早产儿和婴幼儿不宜服用。

4. 胆汁、胰液等强碱性消化液分泌不足或排泄障碍患者不宜服用。

5. 阑尾炎或急腹症时，服用本药可使病情加重，增加阑尾穿孔的危险。

【药物相互作用】

1. 氢氧化铝服用后 1~2 小时内应避免摄入其他药物，因可能与氢氧化铝结合而降低吸收率，影响疗效。

2. 与 $H_2$ 受体阻断药合用时，可使后者吸收减少，不提倡二者在 1 小时内同服。

3. 所含的 $Al^{3+}$ 可与四环素类药物形成络合物而影响其吸收，故二者不宜合用。

4. 可通过多种机制干扰地高辛、华法林、双香豆素、奎宁、奎尼丁、氯丙嗪、普萘洛尔、吲哚美辛、异烟肼、铁盐、脂溶性维生素及巴比妥类药物的吸收或消除，应尽量避免合用。

5. 含铝制剂与枸橼酸盐联用可能导致血清铝含量急剧升高。

【注意事项】

1. 孕妇和哺乳期妇女、老年人、儿童、肾功能不全及长期便秘患者慎用。

2. 服药期间，对铝比较敏感的患者注射白喉、破伤风类毒素和百日咳菌苗时，注射部位可能出现瘙痒、湿疹样病变和色素沉着。

【FDA妊娠/哺乳分级】

药物对妊娠的影响：C。

药物对哺乳的影响：尚不明确。

【用药实践】

1. 注意铝中毒和低磷血症相关症状

（1）肾功能不全，特别对血液透析的患者长期服用可能有铝中毒的危险，表现为肌肉疼痛抽搐、神经质或烦躁不安、味觉异常、呼吸变慢、极度疲劳无力等症状。老年人若长期使用，可影响肠道吸收磷酸盐导致骨质疏松，且铝盐吸收后沉积于脑，可引起老年性痴呆。

（2）能妨碍磷的吸收，通过与磷酸盐离子结合，在肠内形成不溶性磷酸铝，后者不被胃肠道吸收，导致血清磷酸盐浓度下降，故不宜长期大剂量服用。

2. 联合用药注意事项

（1）服药1~2小时内应避免口服其他药物，防止与本品结合而降低药物的吸收，影响疗效。

（2）与肠溶衣片药同服时，可改变胃肠道pH，使肠溶衣溶解加快，暴露对胃及十二指肠的刺激作用。

## 铝碳酸镁 Hydrotalcite

【其他名称】

碱式碳酸铝镁、达喜、威地美、泰德

【药物特征】

主要成分为碱式碳酸铝镁的水合物，含三氧化铝为15.3%~18.7%，含氧化镁为36%~44%。其药理作用包括：①中和胃酸：可维持胃液pH在3~5之间，中和99%的胃酸，使80%的胃蛋白酶失活，且抗酸作用迅速、温和、持久。②保护胃黏膜：可增加前列腺E$_2$的合成，增强"胃黏膜屏障"作用，还可促使胃黏膜内表皮生长因子释放，增加黏液下层疏水层内磷脂的含量，防

止 $H^+$ 反渗所引起的胃黏膜损害。③可吸附和结合胃蛋白酶，直接抑制其活性，有利于溃疡面的修复；还可结合胆汁酸和吸附溶血磷脂酰胆碱，防止这些物质损伤和破坏胃黏膜。

动物实验表明，该药可抑制组胺、胆汁酸和盐酸诱导的胃溃疡，还因该药所含的铝、镁两种金属离子，抵消便秘和腹泻的不良反应。口服后不被胃肠道吸收，经粪便排出体外。临床研究表明，服用该药后，体内无各种成分的蓄积，在服药 28 日（每日 6g）后，血清中的铝、镁、钙和其他矿物质仍处于正常水平。

【适应证】

1. 用于急慢性胃炎、十二指肠球炎、胃溃疡、十二指肠溃疡可缓解胃酸过多引起的胃灼痛、反酸、恶心、呕吐、腹胀等症状。

2. 用于反流性食管炎及胆汁反流。

3. 用于预防非甾体类药物的胃黏膜损伤。

【剂型与特征】

有片剂、混悬液、咀嚼片、颗粒剂等剂型。片剂剂量准确、含量均匀、化学稳定性好、便于携带、服用方便等。咀嚼片不需水、可随时服用、口感好，易为患者接受。颗粒剂具有服用方便、起效迅速、生物利用度高、临床疗效好等优点，特别适用于儿童、老年人以及吞服药困难的患者。混悬液服用方便、起效迅速、生物利用度高，临床疗效好，特别适用于儿童或吞咽困难的患者。

【用法用量】

成人每次 0.5~1g，每日 3~4 次，饭后 1~2 小时、睡前或胃部不适时嚼服。用于胃和十二指肠溃疡治疗时，每次 1g，每日 4 次，待症状缓解后至少维持服用 4 周。

【不良反应】

轻微，仅个别患者大剂量服药后可导致软糊状便、大便次数增多、便秘、口干和食欲不振，长期服药患者可见血磷水平下降。

**【禁忌证】**

对铝碳酸镁过敏、低磷血症、胃酸缺乏、回肠及结肠造口术、原因不明的胃肠出血、阑尾炎、溃疡性结肠炎和憩室炎、慢性腹泻及肠梗阻患者禁用。

**【药物相互作用】**

1. 服用本药后由于铝在胃肠道与其他药物结合可能影响后者的吸收及摄取,故不能同时服用四环素、铁制剂、地高辛、脱氧胆酸、法莫替丁、雷尼替丁、西咪替丁和香豆素衍化物等,因此这些药物应提前或推后 1~2 小时服用。

2. 可吸附胆盐而减少脂溶性维生素的吸收,特别是维生素 A。

3. 与苯二氮䓬类合用时后者的吸收率降低。

4. 与异烟肼类合用时后者吸收可能延迟与减少,与左旋多巴合用时后者的吸收可能增加。

**【注意事项】**

1. 胃肠道蠕动功能不全、高血镁、高血钙和严重心肾功能障碍患者慎用。

2. 急腹症患者应首先就医,在诊断明确后再决定是否服用本药。

3. 孕妇和哺乳期妇女可短期内使用。

4. 老年患者本药用法用量同成人,儿童用量减半。

**【FDA 妊娠 / 哺乳分级】**

B 级。

药物对妊娠的影响:建议孕妇慎用。

药物对哺乳的影响:尚不明确。

**【用药实践】**

1. 用药期间需关注的事项

(1)服药期间避免同服酸性饮料,如果汁、葡萄酒等。

（2）若患者血铝浓度过高,应停服该药。

（3）药物过量可致糊状便,应适当减少剂量,必要时停药并对症处理。

2. 治疗高酸状态所致的胃黏膜炎性损害和反流性食管炎有优势

（1）对于高酸状态所致的胃黏膜炎性损害,宜首选有制酸及抑制胃蛋白酶作用的铝碳酸镁。

（2）该药对反流性食管炎,尤其是伴有胆汁酸反流的患者效果好,因该药可中和胆汁酸,防止这些物质损伤和破坏胃黏膜。

3. 与其他抗酸药相比的优势:与氢氧化铝、碳酸氢钠等传统的抗酸药相比,该药具有很强的中和活性及高的中和速度,且还有较高的缓冲能力,服用后能快速持续中和胃酸而不会引起碱中毒及继发性酸分泌增加的现象。长时间或过量服用不会引起碱血症,无腹泻、便秘或其他副作用,是钠含量低的药品。

本药每 0.5g 仅含有相当于 0.0086 碳水化合物（CE）及极低量的钠,因此尤其适用于糖尿病和高血压患者。

## 三、抗酸药的合理应用

由于抗酸药仅仅是直接中和已经分泌的胃酸,而不能调节胃酸的分泌,有些甚至可能造成反跳性的胃酸分泌增加,所以抗酸药物并不是治疗消化性溃疡的首选药物或是单独使用的药物,所以抗酸药在应用时应注意以下几点:

1. **抗酸药品种的选择**　长期服用含三硅酸镁的抗酸药可发生二氧化硅的尿石。各种含铝化合物可以吸附有机和无机物质,如四环素类抗菌药,应用氢氧化铝可使血中四环素族抗菌药物水平显著降低,它还可以吸附某些抗胆碱能药,如阿托品。氢氧化铝在肠腔内和无机磷酸盐结合,致使粪便中磷酸盐排泄增多和血清磷酸盐浓度降低,可利用氢氧化铝的这一特性来治疗尿毒症患者的消化性溃疡。但在尿毒症病人应禁用含镁抗酸药，以免发生高镁血症。由于氢氧化铝在肠内与磷酸盐结合，长期服用可以导致骨代谢异常和骨质软化。氢氧化铝凝胶尚含一定量的钠，在水肿病人应用抗酸药时，应慎重考虑。因氢氧化铝应用时易产生便秘，而含镁的抗酸药有轻泻的作用，所以临床在使用时大多制成复方制剂，以增强治疗效果，减少不良反应：如复方氢氧化铝片。

2. **抗酸药剂型的选择**　液态或粉剂抗酸药较片剂有效，这可能是分散更快的结果。试管内的实验表明同一抗酸药的片剂较液态制剂的中和效能低，若用片剂，应在咽下前嚼碎。

3. **抗酸药给药频次和给药时间的选择**　抗酸治疗的主要限制因素是胃的排空速率，因此抗酸药的投药频度便成为合理治疗的最重要一环。影响抗酸药在体内作用的持续时间有三个因素：①抗酸药的中和能力；②胃酸分泌的速率；③胃排空的速率，其中以第 3 个因素最重要。也就是说，抗酸药在尚未发挥其全部效能以前已被排入肠道，从而不能再发生效力。因此，为了达到持续中和胃酸的目的，决不是增加药物的剂量，而是增加投药的频度。临床上，在进行抗酸治疗时，常常辅以抗胆碱能药，使胃的运动减弱，从而延长胃的排空时间和增加抗酸药的作用时间。此外，饭后 1 小时服药，由于胃排空减慢，药效可维持 3 小时之久。一般情况下，抗酸药的用药时间是每次饭后 1 小时和 3 小时以及睡前各 1 次，一日共用药7 次。

4. **抗酸药给药疗程的选择**　抗酸治疗的目的在于使溃疡完全愈合，愈合的时间一般需要 8 周。在溃疡完全愈合以前，症状往往早已消失。因此，绝对不应以症状消失作为停止抗酸治疗的标准。否则，症状会迅速重现，这实际上是原有溃疡的恶化而不是疾病的复发。抗酸治疗的时间不应少于 3 个月。

（姚鸿萍　罗秦英）

# 第二节 抑 酸 药

## 一、药物治疗概论

人胃壁细胞膜上存在三种生成并分泌 $H^+$ 的受体,即组胺-2(histamine-2,$H_2$)受体、Ⅰ型毒蕈碱样乙酰胆碱受体(muscarine receptor,M 受体)和促胃泌素受体。通常情况下,这些受体接受相应的刺激后可促进细胞内 cAMP 水平增加,通过激活蛋白激酶而活化碳酸肝酶,从而使细胞内碳酸分解为 $H^+$ 和 $HCO_3^-$,$H^+$ 经壁细胞内 $H^+$-$K^+$-ATP 酶(质子泵)被排泄到胃腔内。抑酸药能通过干扰上述环节而抑制 $H^+$ 的产生和分泌,可分为:① $H_2$ 受体拮抗药:可选择性抑制 $H_2$ 受体而减少 $H^+$ 分泌,如西咪替丁等。②选择性 M 受体拮抗药:对胃壁细胞的 $M_1$ 受体有高度亲和性,可选择性抑制迷走神经引起的胃酸分泌,如哌仑西平等。③胃泌素受体拮抗药:此类药物与胃泌素组成相似,可竞争性拮抗胃泌素的促胃酸分泌作用,如丙谷胺等。④质子泵抑制药:此类药物特异性作用于胃壁细胞,降低质子泵活性,而抑制胃酸分泌的最终环节,如奥美拉唑、泮托拉唑等。有研究显示夜间胃酸的分泌以组胺刺激为主,而白天的胃酸分泌主要与乙酰胆碱和胃泌素相关,$H_2$ 受体拮抗药主要抑制夜间的胃酸分泌,质子泵抑制药由于抑制胃酸分泌的共同环节,作用最强且可每日给药 1 次,药物使用方便,对白天及夜间的胃酸分泌均有较强的抑制作用,二者在临床中应用最广。而 M 受体拮抗药抑酸作用不强,不良反应较多,剂量稍大即可引起散瞳、心悸、面红等不良反应;胃泌素受体阻断药抑酸作用最弱,效果不明显,二者在临床中已基本不作为抑酸药使用。

## 二、药物使用精解

### (一)H₂受体阻断药

20世纪60年代中期在胃壁细胞中发现促胃酸分泌的 $H_2$ 受体开始研究此类药物,90年代西咪替丁研发成功而上市,开创了治疗溃疡药物的新领域,此后雷尼替丁和法莫替丁相继上市,抑酸作用不断加强,血浆半衰期延长,目前广泛用于消化性溃疡、卓 - 艾综合征及胃液反流等,成为中国市场 $H_2$ 受体阻断药领域的主流产品。本类药物虽对非甾体抗炎药引起的溃疡效果很差,对进食、胃泌素、迷走兴奋以及低血糖等诱导的胃酸分泌抑制作用较弱,但强烈抑制夜间基础胃酸的分泌,且起效快,价格便宜,患者容易接受,在治疗消化性溃疡上常作为维持治疗的用药选择或"降档"的药物选择,但尤其应注意长期使用本类药物可使得获得性肺炎的危险性增加。因餐后胃排空延迟,本类药物于餐后服用比餐前服用有更多的抗酸和缓冲作用时间,故餐后服用效果更好,晚上睡前服用可利用其对基础胃酸分泌的抑制作用,治疗消化性溃疡急性期或病理性高分泌状态。临床常用 $H_2$ 受体拮抗药作用特点见表2-2-1。

表2-2-1　常见 $H_2$ 受体拮抗药的作用特点

| 作用特点 | 西咪替丁 | 雷尼替丁 | 法莫替丁 |
|---|---|---|---|
| 抑酸强度 | 较弱 | 中等 | 较强 |
| 维持时间 | 较短 | 中等 | 较长 |
| 不良反应 | 较大 | 较小 | 较小 |
| 肝药酶抑制剂 | 是 | 否 | 否 |

# 西咪替丁 Cimetidine

【其他名称】

甲氰咪胍、泰胃美。

【药物特征】

西咪替丁选择性作用于胃壁细胞 $H_2$ 受体,抑制基础胃酸的分泌,也可抑制由食物、组胺、胃泌素、咖啡因和胰岛素等刺激的胃酸分泌,对因胆盐、乙醇等刺激引起的腐蚀性胃炎有预防和保护作用,对应激引起的胃黏膜损伤、溃疡和消化道出血也有明显疗效。

口服西咪替丁 300mg 后 45~90 分钟达血药浓度峰值(约为 1.44μg/ml),生物利用度约为 70%,单次口服后可抑制 50% 基础胃酸分泌长达 4~5 小时,肌肉或静脉注射本药 300mg 可抑制 80% 基础胃酸分泌长达 5 小时。血浆蛋白结合率约为 15%~20%,表观分布容积约为 2.1L/kg,广泛分布于全身各组织,并可透过血脑屏障和胎盘屏障。血浆半衰期约为 2 小时,主要经肾排出,少量经肠道排出,肾功能不全可影响本药的消除。

【适应证】

用于治疗胃溃疡、十二指肠溃疡、反流性食管炎、应激性溃疡、卓-艾综合征及上消化道出血等,并可用于预防消化性溃疡的复发及药物性溃疡和应激性溃疡。

【剂型与特征】

1. 片剂,避光、密闭保存于阴凉处,可掰开服用。

2. 胶囊剂,避光、密闭保存于阴凉处,不可掰开服用。

3. 注射剂,避光、密闭保存于阴凉处,缓慢注射。

【用法用量】

1. 口服片剂或胶囊剂:治疗溃疡或胃酸病理性高分泌状态,疗程一般为 4~8 周,每次 0.2~0.4g,每日 2~4 次,禁用咖啡或含咖啡饮料服用,餐后及晚上睡前服用,或晚上睡前一次性服用 0.8g;预防溃疡复发,晚上睡前服用 0.4g。肾功能不全患者用量酌减。

2. 注射剂:用葡萄糖注射液、氯化钠注射液或葡萄糖氯化钠注射液稀释后静脉滴注,或 20ml 溶媒稀释后静脉注射,或直接肌内注射,每次 0.2~0.6g,每 4~6 小时一次,每日剂量不得超过 2g。对于肾功能不全患者应调节注射剂量如(表 2-2-2):

**表 2-2-2　肾功能不全患者西咪替丁注射剂用法用量**

| 肌酐清除率( ml/min ) | 剂量 |
| --- | --- |
| 0~15 | 0.2g, bid |
| 15~30 | 0.2g, tid |
| 30~50 | 0.2g, qid |
| >50 | 正常剂量 |

【不良反应】

由于在体内作用广泛,药理作用复杂,故不良反应较多。

1. 消化系统:常见腹泻、腹胀等,偶见肝炎和肝变性坏死,突然停药可引起胃酸反跳,导致慢性消化性溃疡穿孔,因此完成治疗后尚需继续服药 3 个月。

2. 内分泌系统:由于有抗雄激素作用,用药较大(每日 1.6g以上)时可引起男性乳房发育、性欲减退、阳痿、女性泌乳,停药后可消失。

3. 中枢神经系统:可透过血脑屏障,引起头晕、头痛、嗜睡等,少数患者出现幻觉、烦躁不安、言语不清,停药后症状可消失。

4. 心血管系统:罕见有心动过缓、面部潮红、心脏阻滞、心动过速和过敏性血管炎,停药后可消失。

5. 泌尿系统:可引起急性间质性肾炎,导致肾衰竭,一般停药后可消失。

6. 造血系统反应：对骨骼有一定抑制作用；少数病人发生可逆性中等程度的白细胞或粒细胞减少。

7. 可抑制皮脂腺分泌，诱发剥脱性皮炎、皮肤干燥、脱发和口腔溃疡等。

【禁忌证】

1. 对西咪替丁过敏患者禁用。

2. 使用时有导致急性胰腺炎的报道，故不宜用于急性胰腺炎患者。

【药物相互作用】

1. 与抗酸药、甲氧氯普胺合用时，本药的吸收减少，因此与抗酸药合用时应间隔至少 1 小时，与甲氧氯普胺合用时应增加本药剂量。

2. 由于硫糖铝需经胃酸水解才可发挥胃黏膜保护作用，因此与本药同时使用时硫糖铝疗效降低，二者应间隔服用。

3. 西咪替丁咪唑环上的 N 可与 CYP450 酶亚铁血红素部分的配体非选择性结合，引起酶活性下降，并降低肝血流量而影响药物的首过效应，可增强苯二氮䓬类药物、香豆素类抗凝药、苯妥英钠等乙内酰脲类药物、茶碱等黄嘌呤类药物、维拉帕米、奎尼丁、普萘洛尔、美托洛尔、甲硝唑、三环类抗抑郁药等药物、卡莫司汀、氟尿嘧啶、表柔比星或放射疗法的效应，可能导致治疗效应增加及毒副作用的增强。

4. 可升高胃液 pH，可使四环素类药物溶解速度下降，吸收减少；与阿司匹林合用时可增强后者的效应。

5. 与氨基糖苷类药物有相同的神经阻断作用，二者应避免合用。

6. 与阿片类药物合用时可使慢性肾衰患者出现呼吸抑制、神经错乱等精神障碍，故此类病人应减少阿片类制剂的用量。

7. 中枢抗胆碱药可加重本药的神经毒性,应避免合用。

此外,与血液毒性药物合用可导致血小板减少和再生障碍性贫血;与酮康唑合用可干扰后者的吸收;与卡托普利合用可引起精神症状。

【注意事项】

1. 对于癌性溃疡患者,用前应先明确诊断,以免延误治疗。

2. 肝肾功能不全患者、严重心脏病、呼吸系统疾病、系统性红斑狼疮、器质性脑病患者慎用;小儿不推荐使用。

3. 可引起胃黏膜血管充血扩张而加重出血的危险,故应慎用于上消化道出血。

【FDA 妊娠 / 哺乳分级】

B 级 /L1 级。

【用药实践】

1. 用药过量的处理　如发生药物过量,可采用对症治疗和支持治疗:通过诱吐或洗胃降低药物吸收;如有癫痫发作,可静脉给予地西泮;出现心动过缓,可用阿托品治疗;出现室性心律失常,可用利多卡因治疗。由于本药可经血液透析和腹膜透析清除,必要时进行血液透析清除过量药物。

2. 使用的剂量和疗程　治疗十二指肠溃疡疗程至少为4 周,用于胃溃疡疗程至少为 8 周,用于反流性食管炎治疗时应适当增加剂量并延长疗程,用于卓 - 艾综合征、多发性内分泌腺瘤等治疗时,应大剂量长期用药,治疗的效果不如雷尼替丁、法莫替丁及质子泵抑制药。

本药停药后可能导致慢性消化性溃疡穿孔,复发率很高,6 个月复发率为 24%,1 年复发率高达 85%,采用低剂量长期服药或反复足量短程疗法可显著降低复发率,因此应按时服药、坚持疗程,对于急性症状开始治疗时可先用注射剂,症状控制后可改为口服制剂。

# 雷尼替丁 Ranitidine

【其他名称】

呋喃硝胺、甲硝呋胍、胃安太定、善胃得。

【药物特征】

雷尼替丁分子结构中以呋喃环取代西咪替丁的咪唑环，为强效选择性 $H_2$ 受体阻断药，作用比西咪替丁强 5~8 倍，但较法莫替丁弱，能有效抑制组胺、胃泌素及食物刺激引起的胃酸分泌，降低胃酸和胃蛋白酶的活性，对胃及十二指肠溃疡的疗效高，具有速效和长效的特点。不良反应小，不影响胃黏液和胰蛋白酶分泌，对胃泌素和性激素的分泌无影响，不影响肾功能，对 CYP450 酶的影响较小。

口服后经胃肠道迅速吸收，生物利用度约为 50%，单次口服本药 150mg 后 1~2 小时达血药浓度峰值（平均约为 400ng/ml），有效血药浓度为 100ng/ml 下其作用可维持 8~12 小时；血浆蛋白结合率约为 15%，表观分布容积为 1.9L/kg，广泛分布于全身各组织，并可透过血脑屏障和胎盘屏障。血浆半衰期约为 2~3 小时，主要经肾以原形排出，肾脏清除率为 7.2ml/（kg·min），少量经肝脏代谢为氧化产物或去甲基产物后排出，肾功能不全可影响本药的消除。

【适应证】

用于治疗消化道溃疡、手术后溃疡、卓 - 艾综合征、胃液反流及其他高胃酸分泌疾病，也可用于预防应激性溃疡。静脉注射可用于上消化道出血。

【剂型与特征】

1. 片剂，避光、密闭保存于阴凉处，可掰开服用。

2. 胶囊剂，避光、密闭保存于阴凉处，不可掰开服用。

3. 注射剂，避光、密闭保存于阴凉处，缓慢注射。

4. 枸橼酸铋雷尼替丁（金得乐片、瑞倍胶囊）：本药为枸橼酸铋和雷尼替丁经化学合成得到的一种新型抗溃疡药,既具有 $H_2$ 受体阻断作用,又具有抗幽门螺杆菌和胃黏膜保护作用,其生物学特征明显优于枸橼酸铋和雷尼替丁的混合物,适用于消化性溃疡的治疗或预防,或联合抗生素协同根除幽门螺杆菌。

【用法用量】

1. 溃疡病及预防应激性溃疡 每次 150mg,每日 2 次,早晚餐时口服,或每晚睡前顿服 300mg。4 周溃疡愈合率为 46%,6 周为 66%,8 周为 97%,维持剂量为 150mg,每晚睡前顿服,维持治疗的疗程应达 1 年以上。

2. 反流性食管炎 每次 150mg,每日 2 次,早晚饭时口服,或每晚睡前顿服 300mg,疗程为 8~12 周,维持剂量为 150mg,每晚睡前顿服。

3. 卓 - 艾综合征 宜用大剂量,每日口服 600~1200mg。

4. 上消化道出血 用葡萄糖注射液或氯化钠注射液稀释后静脉滴注,或 20ml 溶媒稀释后静脉注射,或直接肌内注射,每次 25~50mg,每 4~8 小时一次,一旦患者可恢复进食,可每次 150mg,每日 2 次,代替注射给药。

另外,全身麻醉及衰弱昏迷患者术前 1.5 小时或大手术患者术后注射 100~300mg 可防止胃酸反流合并吸入性肺炎。肾功能不全患者本药的半衰期延长,血药浓度升高,当患者肌酐清除率<50ml/min 时用药剂量应减少一半。

【不良反应】

常见头痛、头晕、皮疹、恶心、腹泻等,本药注射后部分病人出现面热、出汗及注射部位瘙痒和发红,短时间内可消失。

【禁忌证】

1. 对雷尼替丁过敏患者禁用。

2. 有急性卟啉病史患者禁用。

【药物相互作用】

1. 与抗酸药合用可使本药的血药浓度峰值下降,吸收率降低。

2．可降低维生素 $B_{12}$ 的吸收，长期使用可导致维生素 $B_{12}$ 缺乏。

3．与普鲁卡因胺合用，可使后者的清除率降低。

4．可减少肝脏血流量，因而与普萘洛尔、利多卡因等代谢受肝血流量影响大的药物合用时，可升高这些药物的血药浓度。

5．可减少胃酸分泌，导致三唑仑的生物利用度升高。

【注意事项】

1．对于癌性溃疡患者，用前应先明确诊断，以免延误治疗。

2．老年人、肝肾功能不全、心脏疾病患者慎用；小儿不推荐使用。

【FDA 妊娠 / 哺乳分级】

B 级 /L2 级。

【用药实践】

1．用药过量的处理　当使用本药发生过量时心动过缓甚至惊厥，应首先进行洗胃以清除肠道内尚未吸收的药物，并积极进行人工呼吸等对症治疗，由于本药可经血液透析和腹膜透析清除，必要时进行血液透析清除过量药物。

2．使用的疗程和剂量　停药后复发率很高，如停药后 1 年溃疡复发率约 30%，采用低剂量长期服用或反复足量短程疗法可显著降低复发率，因此应按时服药、坚持疗程。对于急性症状开始治疗时可先用注射剂，症状控制后可改为口服制剂。

用于反流性食管炎治疗时应适当增加剂量并延长疗程，用于卓 - 艾综合征、多发性内分泌腺瘤等治疗时，应大剂量长期用药。

## 法莫替丁 Famotidine

【其他名称】

信法丁、高舒达、立复丁。

【药物特征】

法莫替丁为强效选择性 $H_2$ 受体阻断药，对基础分泌及各种刺激引起的胃酸和胃蛋白酶的分泌有抑制作用，具有速效和长效的特点，不良反应小，不影响胃排空速率，不干扰胰腺功能，对心血管系统和肾脏功能也无不良影响，无抗雄性激素的作用，对 CYP450 酶的影响较小。

口服后经胃肠道吸收迅速，生物利用度约为 50%，口服后约 2 小时达血药浓度峰值。血浆蛋白结合率约为 15%，广泛分布于全身各组织，但不能透过血脑屏障和胎盘屏障。血浆半衰期约为 3 小时，主要经肾以原形排出，少量经肝脏代谢为 S- 氧化产物后排出，肾功能不全可影响本药的消除。

【适应证】

用于治疗消化道溃疡、手术后溃疡、吻合口溃疡、卓 - 艾综合征、胃液反流及其他高胃酸分泌疾病，也可用于预防应激性溃疡。静脉注射可用于上消化道出血。

【剂型与特征】

1. 片剂，避光、密闭保存于阴凉处，可掰开服用。

2. 胶囊剂，避光、密闭保存于阴凉处，不可掰开服用。

3. 注射剂，避光、密闭保存于阴凉处，缓慢注射。

【用法用量】

1. 口服片剂或胶囊剂　每次 20mg，每日 2 次，于早餐后、晚餐后或睡前服用，4~6 周为一疗程，维持剂量为 20mg，每晚睡前服用。

2. 注射剂　以氯化钠注射液或葡萄糖注射液溶解后静脉滴注，或 20ml 溶媒稀释后静脉注射，或直接肌内注射，每次 20mg，每日 2 次，疗程一般为 5 天，一旦病情许可，应迅速将注射给药改为口服用药。对于卓 - 艾综合征、多发性内分泌腺瘤等时，可每次 20mg，每日 4 次。

另外，全身麻醉及衰弱昏迷患者术前 1.5h 或大手术患者术后注射 20mg 可防止胃酸反流合并吸入性肺炎。肾功能不全患者本药的半衰期延长，血药浓度升高，肾功能不全患者用量酌减。

【不良反应】

不良反应较少，常见的有头痛、头晕、便秘和腹泻，偶见皮疹、荨麻疹、白细胞减少、转氨酶升高等，罕见腹部胀满、食欲不振、心率增加、血压升高、颜面潮红、月经不调等。

【禁忌证】

1. 对法莫替丁过敏患者禁用。

2. 严重肾功能不全患者禁用。

【药物相互作用】

1. 丙磺舒可抑制法莫替丁自肾小管的排泄，升高其血药浓度。

2. 抑制胃酸分泌，可使酮康唑、伊曲康唑等药物的吸收减少，疗效降低。

3. 抗酸剂可降低本药的生物利用度，降低其吸收和血药浓度，因此不宜与抗酸药合用。

【注意事项】

1. 对于癌性溃疡患者，用前应先明确诊断，以免延误治疗。

2. 儿童、老年人、肝肾功能不全、心脏疾病患者慎用。

【FDA 妊娠 / 哺乳分级】

B 级 /L1 级

【用药实践】

1. 用药过量的处理　不可经血液透析和腹膜透析清除，当使用本药发生过量时常见呼吸短促及心动过缓，应首先进行洗胃以清除肠道内尚未吸收的药物，并积极进行人工呼吸等对症治疗。

2. 使用的疗程和剂量　用于反流性食管炎治疗时应适当增加剂量并延长疗程，用于卓 - 艾综合征、多发性内分泌腺瘤等治疗时,应大剂量长期用药。

3. 哪些消化性溃疡的治疗可选择法莫替丁 对于根除幽门螺杆菌后仍反复发生溃疡的患者、幽门螺杆菌难以根除的溃疡患者,及部分需长期服用非甾体类抗炎药的患者,为了减少溃疡复发,需要维持性治疗,首选法莫替丁。对于经济条件有限、无法承受质子泵抑制剂的治疗费用、本身溃疡也不严重的患者,也可选择法莫替丁治疗。另外,用于根除幽门螺杆菌的治疗方案中,也可用法莫替丁替代质子泵抑制剂,以降低费用,但疗效也会降低。

### (二)质子泵抑制药

胃壁细胞的质子泵进行 $H^+$-$K^+$ 交换,将胞外的 $K^+$ 转入胞内,同时将胃壁细胞内生成的 $H^+$ 从细胞内释放出来,此过程是胃酸分泌的关键和最终环节。质子泵抑制药结构上属于苯并咪唑类衍生物,能迅速穿过胃壁细胞膜进入分泌小管的酸性环境中,之后与 $H^+$ 结合并使胃壁细胞膜失去通透性,造成局部药物高浓集状态,质子泵抑制药在这种酸性环境下可转化为亚磺酸或亚磺酰胺形式,亚磺酰胺以二硫键与质子泵 $\alpha$ 亚单位的半胱氨酸残基结合,从而不可逆抑制质子泵活性,故作用时间长。由于质子泵的活动是各种刺激下胃酸分泌的最终共同环节,因此本类药物抑酸作用最强,特异性最高,能抑制基础胃酸的分泌及组胺、乙酰胆碱、胃泌素和食物刺激引起的胃酸分泌,且起效快,通常可每日 1 次给药,患者顺应性高,临床上广泛用于消化性溃疡、反流性食管炎、上消化道出血、卓-艾综合征等。另外,也能抑制幽门螺杆菌 ATP 酶活性,并可通过降低胃液酸度,而为抗菌药物发挥抗幽门螺杆菌的作用提供较好的 pH 环境,协同抗菌药物以发挥最大的杀菌效应,共同清除幽门螺杆菌。近年来发现,本类药物分子里的苯并咪唑环上的硫氧残基或硫醚残基可与活性氧起反应,清除过氧化物和羟基自由基,发挥独特的抗炎作用。图2-2-1为质子泵抑制药的作用示意图。

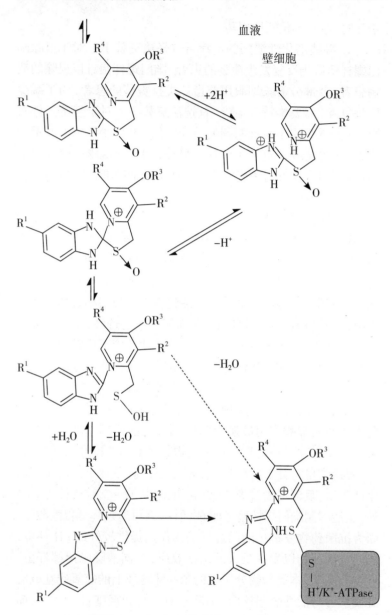

血液

壁细胞

图 2-2-1　质子泵抑制药的作用示意图

目前上市的质子泵抑制药中奥美拉唑、兰索拉唑、泮托拉唑属第一代药物,雷贝拉唑和艾司奥美拉唑属第二代质子泵抑制药,第二代药物较第一代起效更快,抑酸作用更强更彻底,持续时间更长,没有明显的夜间酸突破现象。由于 *Hp* 根除治疗中耐药性越来越高,为提高 *Hp* 根除疗效,常选择属于第二代质子泵抑制药的雷贝拉唑或艾司奥美拉唑与铋剂及两种抗菌药物组成四联用药疗法,疗效较第一代质子泵抑制药好;胃食管反流病中也常首选属于第二代质子泵抑制药的雷贝拉唑和艾司奥美拉唑。质子泵抑制药的使用开辟了消化性溃疡治疗的新途径,很快得到了广泛的应用,还常被用于预防应激性溃疡的发生。但长期使用质子泵抑制药可降低胃液酸度,对某些物质的吸收产生影响,在儿童中使用的安全性未知,不推荐使用。此外研究发现长时间使用本类药物可导致低镁性甲状旁腺功能降低、维生素 $B_{12}$ 缺乏、艰难梭状芽孢杆菌相关性腹泻、社区获得性肺炎及髋关节骨折等。因此,迫切需要规范质子泵抑制药的给药途径和用法用量,杜绝无适应证用药,除应用于卓 - 艾综合征外避免大剂量长程用药,更不可常规同时使用其他抗酸药或抑酸药,并警惕此类药物与其他药物的相互作用。

## 奥美拉唑 Omeprazole

【其他名称】

洛赛克、奥克、奥西康。

【药物特征】

奥美拉唑是第一个上市的质子泵抑制药,为外消旋体,与质子泵有两个结合部位,不可逆性抑制胃壁细胞质子泵活性,对基础胃酸和各种刺激引起的胃酸分泌都有很强的抑制作用,对消化性溃疡的治愈率较高,且复发率较低。

本药 40mg 口服后在小肠迅速吸收,1 小时内起效,反复用药后的生物利用度约为 60%。体内分布广泛,不易通过血脑屏障,但可通过胎盘屏障,血浆蛋白结合率约为 95%,表观分布容积约为 0.3L/kg。血浆半衰期为 0.5~1 小时,主要在肝脏中经过 CYP450 酶系同工酶 CYP2C19 发生羟化代谢,代谢产物主要经尿液排出。

【适应证】

用于治疗消化道溃疡、手术后溃疡、吻合口溃疡、卓 - 艾综合征、胃液反流及其他高胃酸分泌疾病和上消化道出血,也可用于预防应激性上消化道出血和非甾体抗炎药等引起的消化性溃疡,口服制剂常用于根除幽门螺杆菌。

【剂型与特征】

有肠溶片,肠溶胶囊剂,缓、控释制剂和注射剂等剂型。

肠溶片和肠溶胶囊的特点是药片外包有耐胃酸的肠溶衣膜,以保证药片能顺利通过胃,进入肠道后再迅速崩解并释放内容物,发挥药效。肠溶衣膜可避免药物被胃酸破坏,减少对胃黏膜产生的强烈刺激,减少恶心、呕吐等不良反应。

速释制剂在服用后可以速崩、速溶,起效快,吸收充分,可以迅速缓解胃食管反流病的症状,在治疗中可以实现按需给药,还可避免肠溶衣片导致药物延迟吸收和药物的起效时间,如奥美拉唑 / 碳酸氢钠口服速释制剂,该药成分中加入碳酸氢钠,目的是为了中和胃酸,加速药物在胃内的吸收,有效提高生物利用度。缓、控释制剂能延缓药物的释放速率,降低药物进入机体的吸收速率。如奥美拉唑控释剂,晚餐时服用,可在胃内持续释放 4~6 小时,使药物浓度在凌晨 2~3 点达峰值,可有效抑制夜间的胃酸分泌高峰。

静脉注射制剂分为两类,一类为滴注用,一类为静脉推注用。前者为避免被大量氯化钠注射液稀释而发生酸碱变化,加入了大量氢氧化钠和稳定剂(EDTA);而后者因被稀释剂量少,推注时间短,没有加入 EDTA,但往往被加入了专用溶剂(含助溶剂聚乙二醇 400 和 pH 调节剂 )，使用时只能用专用溶液溶解，且必须在 2 小时内使用。另外口服奥美拉唑用于治疗胃、十二指肠溃疡、应激性溃疡；反流性食管炎、胃泌素瘤等。注射剂除了治疗上述疾病外，还可用于消化道出血，预防重症疾病（如脑出血、严重创伤等）和胃手术后引起的上消化道出血，应激性状态时并发或由非甾体类抗炎药引起的急性胃黏膜损伤或不能口服者。

【用法用量】

1. 口服片剂或胶囊剂　早饭前 1 小时空腹服用，如每日两次用药，第 2 次应于晚饭前空腹服用（表 2-2-3 ）。

表 2-2-3　奥美拉唑口服用法用量

| 疾病类型 | 推荐剂量 | 疗程 |
|---|---|---|
| 胃溃疡 | 20mg, qd；其他药物治疗无效的患者 40mg, qd 或 20mg, bid | 4~8 周 |
| 十二指肠溃疡 | 20mg, qd；其他药物治疗无效的患者 40mg, qd 或 20mg, bid | 2~4 周 |
| 胃食管反流病 | 20mg, qd；其他药物治疗无效的患者 40mg, qd，最大可到 60mg, qd | 8 周 |
| 根除幽门螺杆菌 | 奥美拉唑 20mg+ 阿莫西林 1g+ 克拉霉素 0.5g, bid 或奥美拉唑 20mg+ 甲硝唑 400mg+ 克拉霉素 0.5g, bid | 1~2 周 |
| 卓 - 艾综合征 | 初始 60mg，随后根据病情调整 20~120mg，若每日总剂量超过 60mg，应分两次服用 | |
| 预防非甾体抗炎药相关的溃疡和幽门螺杆菌的复发 | 初始 20mg，随后进行个体化调整 10~40mg, qd | |

2. 静脉给药

（1）用于衰弱昏迷患者或手术后患者，可防止胃酸反流合并吸入性肺炎：每次 40mg，每日 1~2 次。

（2）用于上消化道出血患者：首次 80mg 静脉滴注，之后 8mg/h 维持至止血；或静脉注射 40mg，每 12 小时一次，连用 3 天。

（3）口服疗法不适宜的消化性溃疡、反流性食管炎：每次 40mg，每日 1 次。

（4）卓 - 艾综合征：初始每日 60mg，之后进行个体化调整，若每日总剂量超过 60mg，应分两次给药。

症状控制后应及时改为口服途径用药，不可无限制静脉给药。

【不良反应】

1. 消化系统 可有口干、恶心、呕吐、腹胀、便秘、腹泻、腹痛等；可见转氨酶和胆红素水平升高，一般是短暂和轻微的；长期用药者可见萎缩性胃炎。

2. 神经系统 可有感觉异常、头痛、头晕、嗜睡、失眠和外周神经炎等。

3. 内分泌系统 长期用药可致维生素 $B_{12}$ 缺乏。

另外，还可能导致过敏反应、男性乳房发育、溶血性贫血、横纹肌溶解、间质性肾炎及视觉和味觉障碍等。

【禁忌证】

对奥美拉唑过敏患者禁用。

【药物相互作用】

1. 奥美拉唑降低胃液 pH，可降低酮康唑、伊曲康唑、氨苄西林等药物的吸收。

2. 能抑制肝脏 CYP2C19 和 CYP3A4 酶的活性，因此连续用药时可延长自身半衰期，与经 CYP2C19 代谢的药物如地西泮、苯妥英、华法林、他克莫司、伏立康唑等合用时，可使后者的半衰期延长；氯吡格雷作为前体药物通过 CYP2C19 酶代谢激活，合用奥美拉唑时可延缓或减少其活化，减少抗血小板活性；与硝苯地平等经 CYP3A4 代谢药物合用时，也可使后者的半衰期延长。

3. CYP2C19 和 CYP3A4 酶抑制药如 HIV 蛋白酶抑制剂、酮康唑、伊曲康唑、红霉素、克拉霉素等可使本药的代谢减缓。

4. 包括奥美拉唑在内的质子泵抑制药与阿扎那韦合用时可极大降低后者的生物利用度，应尽量避免合用。

5. 可影响环孢素的血药浓度，当二者开始合用或终止合用时应监测环孢素的血药浓度。

【注意事项】

1. 当怀疑有消化性溃疡时，治疗前应排除恶性肿瘤，应尽早通过 X 线、内镜检查确诊，以免治疗不当。

2. 对胃肠道的运动紊乱无效。

3. 由于质子泵抑制剂对幽门螺杆菌有直接或间接的抑制作用，故临床中应在停用本类药物至少 4 周后才可进行 $^{13}$C- 尿素呼气试验。

4. 由于人群中 CYP2C19 酶基因有明显多态性，本药的疗效有明显的个体差异。

【FDA 妊娠 / 哺乳分级】

C 级 /L2 级。

【用药实践】

1. FDA 对质子泵抑制药的用药警示　质子泵抑制药能降低胃酸 pH，可能破坏肠溶片、缓释片或控释片，从而使药物溶出加快；并能增加胃肠道感染的机会，可能出现艰难梭状芽孢杆菌相关性腹泻，并增加肺炎的发生率。

质子泵抑制药长期使用可导致胃泌素分泌增多，而胃泌素可促进胃底和胃体部肠嗜铬细胞增生，由于质子泵抑制药的强力作用能掩盖胃癌的特点而延误诊断，长期用药应警惕胃部类癌的发生。

FDA 警示长期和较高剂量使用质子泵抑制药降低胃酸的同时,可减少维生素 C、维生素 $B_{12}$、铁盐和钙盐等的吸收,可使髋骨、腕骨、脊骨骨折风险升高,尤其对于老年人等敏感患者。

FDA 警示质子泵抑制药长期使用可导致低镁血症,产生疲劳、手足搐搦、谵妄、惊厥、头晕及室性心律失常等症状,尤其对于同时合用地高辛、利尿剂等其他可能导致低血镁的药物的患者,因此对于长期用药患者应定期检测血镁,如血镁水平偏低应及时增加镁摄入。

2. 奥美拉唑正确的服用方法 奥美拉唑等质子泵抑制药呈碱性,在胃酸中不稳定,口服后需经肠道吸收后在胃壁浓集后才能起效,故口服制剂常以肠溶片或肠溶胶囊的形式给药。由于饭前胃液 pH 较低,饭后胃液 pH 升高且胃内食物延长药物到达肠道的时间,同时质子泵抑制药半衰期较短,因此宜饭前 1 小时空腹服用,可使其药物浓度在壁细胞分泌小管中达到最高峰,实现最佳疗效,而早上服用质子泵抑制剂的生物利用度更高,可以有 24 小时的抑酸效果,故应早饭前 1 小时服用;如用于根除幽门螺杆菌等需要每日用药两次时,第二次服用的时间应是晚饭前 1 小时。

3. 奥美拉唑用药过量的处理 不易透析除去,如发生意外过量时应立即对症和支持治疗。

4. 特殊患者的用药 肾功能不全患者中 $H_2$ 受体阻断药的代谢明显下降,常需调节剂量;质子泵抑制药在肾功能不全和轻中度肝功不全患者中常不需调节剂量,在重度肝功不全患者中常需减量使用。

## 兰索拉唑 Lansoprazole

【其他名称】

达克普隆、普托平、奥维加。

【药物特征】

兰索拉唑是第二个上市的质子泵抑制药,因在吡啶环 4 位侧链导入三氟乙氧基取代基,与质子泵有三个作用位点,亲脂性较强,生物利用度较奥美拉唑提高约 30%,可迅速透过壁细胞膜转化为次磺酸和次磺酰衍生物而产生作用,起效更快且抑酸作用增强。

健康成年人空腹状态下口服本药 30mg,吸收迅速,约 1.7 小时达血药浓度峰值( 1038μg/L ),相对生物利用度在 80% 以上。血浆蛋白结合率约为 97%,大部分在肝脏通过 CYP2C19 和 CYP3A4 酶代谢,代谢产物主要通过胆汁分泌排泄,半衰期约为 1.5 小时,连续用药下也无药物蓄积作用。由于可选择性进入胃壁细并在此长时间滞留,故抑酸的维持时间至少在 24 小时以上。

【适应证】

用于治疗消化道溃疡、手术后溃疡、吻合口溃疡、卓 - 艾综合征、胃液反流及其他高胃酸分泌疾病和上消化道出血,口服制剂常用于根除幽门螺杆菌。

【剂型与特征】

1. 片剂,避光、密闭保存于阴凉处,不可掰开服用。

2. 胶囊剂,避光、密闭保存于阴凉处,不可掰开服用。

3. 注射剂,避光、密闭保存于阴凉处,缓慢静脉滴注。

【用法用量】

1. 口服片剂或胶囊剂　早饭前 1 小时空腹服用,如每日 2 次用药,第 2 次应于晚饭前空腹服用( 表 2-2-4)。

表2-2-4 兰索拉唑口服用法用量

| | 推荐剂量 | 疗程 |
|---|---|---|
| 胃溃疡 | 30mg, qd | 8周 |
| 十二指肠溃疡 | 30mg, qd | 4周 |
| 胃食管反流病 | 30mg, qd | 8周 |
| 根除幽门螺杆菌 | 兰索拉唑 30mg+ 阿莫西林 1g+ 克拉霉素 0.5g, bid 或兰索拉唑 30mg+ 甲硝唑 400mg+ 克拉霉素 0.5g, bid | 1~2周 |
| 卓 - 艾综合征 | 初始 60mg, 随后根据病情调整至症状消失 | |

用于高龄患者、肝肾功能障碍患者或作维持治疗时, 推荐剂量为15mg, qd。

2. 静脉滴注 用于症状较重伴有上消化道出血的患者, 每次静脉滴注 30mg, 以 100ml 生理盐水稀释, 每日 2 次, 疗程不超过 7 日, 症状控制后应及时改为口服途径用药, 不可无限制静脉给药。

【不良反应】

兰索拉唑耐受性良好, 安全性较高。

1. 过敏反应 偶有皮疹、瘙痒等症状, 如出现上述症状时应停用。

2. 消化系统 偶有便秘、腹泻、口渴、腹胀等, 转氨酶、乳酸脱氢酶、碱性磷酸酶和 γ- 谷氨酰转肽酶升高, 如有异常必须立即停药。

3. 血液系统 可出现贫血、白细胞减少、嗜酸性粒细胞增多、血小板减少等。

4. 神经系统 可出现头痛、嗜睡、失眠、头晕等症状。

另外偶可致发热、胆固醇升高和尿酸升高等。

【禁忌证】

对兰索拉唑过敏患者禁用。

【药物相互作用】

1. 降低胃液 pH, 可降低酮康唑、伊曲康唑和吉非替尼等药物的吸收, 削弱这些药物的作用; 可能抑制地高辛水解, 增加后者的血药浓度。

2. 包括本药在内的质子泵抑制药与阿扎那韦合用时可极大降低后者的生物利用度, 应尽量避免合用。

3. 作为 CYP3A4 和 CYP2C19 的底物, 并能抑制 CYP3A4 和 CYP2C19 的活性, 作用不及奥美拉唑和艾司奥美拉唑强, 但与苯妥英及地西泮合用时仍可减少后者的消除, 增强这些药物的作用。

4. 能诱导 CYP1A2 活性, 可导致茶碱类药物的代谢增强。

【注意事项】

1. 当怀疑有消化性溃疡时, 治疗前应排除恶性肿瘤, 应尽早通过 X 线、内镜检查确诊, 以免治疗不当。

2. 长期应用的经验不足, 故用于维持治疗时应调节使用最低剂量。

3. 由于质子泵抑制剂对幽门螺杆菌有直接或间接的抑制作用, 故临床中应在停用本药物至少 4 周后才可进行 $^{13}$C- 尿素呼气试验。

4. 由于人群中 CYP2C19 酶基因有明显多态性, 本药的疗效有明显的个体差异。

【FDA 妊娠 / 哺乳分级】

B 级 /L3 级。

【用药实践】

同奥美拉唑【用药实践】项。

# 泮托拉唑 Pantoprazole

【其他名称】

潘妥洛克、泮立苏、韦迪。

【药物特征】

泮托拉唑是第三个上市的质子泵抑制药，只与质子泵通道上的813和822位半胱氨酸结合，而奥美拉唑和兰索拉唑还与抑酸作用无关的823和892位半胱氨酸结合，因此本药与质子泵结合的选择性更高，对壁细胞的选择性更专一，结合更稳定，对溃疡的治愈率更高，且副作用更少。与奥美拉唑及兰索拉唑相比，不影响肝脏CYP2C19活性，不易发生药物间相互作用。

口服后吸收迅速而完全，口服40mg约2~4小时后可达血药峰浓度（1.1~3.1mg/L），生物利用度达77%；其表观分布容积为0.15L/kg，血浆蛋白结合率为98%；清除率约为0.1L/（kg·h），清除半衰期约为1小时，主要代谢产物为泮托拉唑去甲基硫酸酯，约80%由肾脏排出，其余由胆汁分泌从粪便排出。

【适应证】

用于治疗消化道溃疡、手术后溃疡、吻合口溃疡、胃液反流及其他高胃酸分泌疾病和上消化道出血，口服制剂常用于根除幽门螺杆菌。

【剂型与特征】

1.肠溶片剂，避光、密闭保存于阴凉处，不可掰开服用。

2.肠溶胶囊剂，避光、密闭保存于阴凉处，不可掰开服用。

3.注射剂，避光、密闭保存于阴凉处，缓慢静脉注射。

【用法用量】

1.口服片剂或胶囊剂　早饭前1小时空腹服用，如每日两次用药，第2次应于晚饭前空腹服用（表2-2-5）。

表2-2-5 泮托拉唑口服用法用量

| 疾病类型 | 推荐剂量 | 疗程 |
|---|---|---|
| 胃溃疡 | 40mg, qd; 其他药物治疗无效的患者 80mg, qd | 4~8 周 |
| 十二指肠溃疡 | 40mg, qd; 其他药物治疗无效的患者 80mg, qd | 2~4 周 |
| 胃食管反流病 | 40mg, qd; 其他药物治疗无效的患者 80mg, qd | 8 周 |
| 根除幽门螺杆菌 | 泮托拉唑 40mg+ 阿莫西林 1g+ 克拉霉素 0.5g, bid 或泮托拉唑 40mg+ 甲硝唑 0.4g+ 克拉霉素 0.5g, bid, 或泮托拉唑 40mg+ 甲硝唑 0.4g+ 阿莫西林 1g, bid | 1~2 周 |

2. 静脉注射 每次 40~80mg, 每日 1~2 次, 以 10ml 生理盐水溶解冻干粉后直接静脉注射或将溶解后的药液以 100ml 生理盐水、5% 或 10% 葡萄糖注射液稀释后静脉滴注, 症状控制后应及时改为口服途径用药, 不可无限制静脉给药。

【不良反应】

耐受性良好, 安全性较高。偶可引起头痛和腹泻, 极少引起恶心、上腹痛、腹胀、皮疹、瘙痒及头晕等, 这些不良反应一般为轻度或中度, 很少需要停止用药, 个别患者出现水肿、发热和一过性视力障碍。

【禁忌证】

对泮托拉唑过敏患者禁用。

【药物相互作用】

1. 降低胃液 pH, 可降低酮康唑、伊曲康唑等药物的吸收, 削弱这些药物的作用。

2. 在肝脏中经细胞色素 P450 酶进行Ⅰ相和Ⅱ相代谢, 当与通过 P450 酶代谢的其他药物合用时, 其代谢途径可立即转移至Ⅱ相代谢, 因此不易发生药物间的相互作用。

3. 与同时使用的碱性抗酸药间无明显相互作用。

【注意事项】

1. 神经性消化不良等轻微胃肠疾病不建议使用本药；当怀疑有消化性溃疡时，治疗前应排除恶性肿瘤，应尽早通过 X 线、内镜检查确诊，以免治疗不当。

2. 由于质子泵抑制剂对幽门螺杆菌有直接或间接的抑制作用，故临床中应在停用本类药物至少 4 周后才可进行 $^{13}$C- 尿素呼气试验。

3. 由于人群中 CYP2C19 酶基因有明显多态性，因此泮托拉唑的疗效也具有一定的个体差异性。

【FDA 妊娠 / 哺乳分级】

B 级 /L1 级。

【用药实践】

同奥美拉唑【用药实践】项。

## 雷贝拉唑 Rabeprazole

【其他名称】

波利特、安斯菲、信卫安、瑞波特。

【药物特征】

雷贝拉唑通过对吡啶环和苯并咪唑环取代基进行改造，可以较易从质子泵结合形式上脱离，因此抑酸作用为部分可逆，其与质子泵的结合位点可通过内源性谷胱甘肽而分离。由于与质子泵的作用靶点多，实验显示在体内快速活化，起效迅速；还能和幽门螺杆菌的尿素酶等数个分子结合，具有更强的抗幽门螺杆菌活性。

口服后吸收迅速而完全，每日口服本药 20mg 连续 7 日，约 3.8 小时可达血药峰浓度（0.418mg/L），血浆蛋白结合率约为 97%，清除半衰期约为 1.49 小时；主要在肝脏代谢，约 30% 的药物以硫醚羧酸和葡萄糖醛酸衍生物的形式从尿排泄。

【适应证】

用于治疗消化道溃疡、手术后溃疡、吻合口溃疡、卓 - 艾综合征等胃液反流及其他高胃酸分泌疾病和上消化道出血,也常用于根除幽门螺杆菌。

【剂型与特征】

1. 肠溶片剂,避光、密闭保存于阴凉处,不可掰开服用。

2. 肠溶胶囊剂,避光、密闭保存于阴凉处,不可掰开服用。

【用法用量】

早饭前 1 小时空腹服用,如每日两次用药,第 2 次应于晚饭前空腹服用(表 2-2-6)。

表 2-2-6　雷贝拉唑口服用法用量

| 疾病类型 | 推荐剂量 | 疗程 |
| --- | --- | --- |
| 胃溃疡 | 20mg, qd | 4~6 周 |
| 十二指肠溃疡 | 10~20mg, qd | 2~4 周 |
| 胃食管反流病 | 20mg, qd | 8 周 |
| 胃食管反流病的长期治疗 | 10~20mg, qd | 12 个月 |
| 根除幽门螺杆菌 | 泮托拉唑 20mg+ 阿莫西林 1g+ 克拉霉素 0.5g, bid 或泮托拉唑 20mg+ 替硝唑 0.5g+ 克拉霉素 0.5g, bid | 1~2 周 |

【不良反应】

1. 血液系统　可引起红细胞、淋巴细胞减少,白细胞减少或增多,嗜酸性粒细胞及中性粒细胞增多。

2. 消化系统　可见腹泻、恶心、腹痛、乏力、气胀、口干等不良反应,停药后可消失,也可有转氨酶升高等肝脏异常表现。

3. 神经系统　可见头痛、眩晕、困倦、四肢乏力、感觉迟钝、口齿不清、步态蹒跚等。

另外,可偶见皮疹、瘙痒、水肿、总胆固醇和尿素氮升高、蛋白尿等,如出现上述异常,应立即停药并采取相应措施。

【禁忌证】

对雷贝拉唑过敏患者禁用。

【药物相互作用】

1. 降低胃液 pH,可降低酮康唑、伊曲康唑等药物的吸收,促进地高辛的吸收,影响这些药物的作用。

2. 主要在肝脏经非酶途径代谢为雷贝拉唑硫醚,经 CYP2C19 和 CYP3A4 酶代谢的量很少,故与其他经 CYP450 代谢的药物如华法林、茶碱、苯妥英和地西泮等无明显相互作用。

3. 与同时使用的碱性抗酸药间无明显相互作用。

【注意事项】

1. 神经性消化不良等轻微胃肠疾病不建议使用本药;当怀疑有消化性溃疡时,治疗前应排除恶性肿瘤,应尽早通过 X 线、内镜检查确诊,以免治疗不当。

2. 由于质子泵抑制剂对幽门螺杆菌有直接或间接的抑制作用,故临床中应在停用本类药物至少 4 周后才可进行 $^{13}$C- 尿素呼气试验。

【FDA 妊娠 / 哺乳分级】

B 级 /L3 级

【用药实践】

同奥美拉唑【用药实践】项。

# 艾司奥美拉唑 Esomeprazole

【其他名称】

左旋奥美拉唑、耐信、艾司奥美拉唑。

【药物特征】

艾司奥美拉唑是奥美拉唑的左旋异构体,光学性质稳定,口服后首过效应减少,血浆清除减少,半衰期延长,生物利用度和血药浓度较奥美拉唑升高,且不良反应减少,个体差异减小,临床试验证明其抑酸能力明显高于奥美拉唑、兰索拉唑和泮托拉唑,抗 *Hp* 的 ATP 酶活性的效果也很好,与抗生素联合应用对 *Hp* 的根除率达 97%,是治疗胃食管反流及根治幽门螺杆菌的最佳质子泵抑制药。

口服 40mg 吸收迅速,约 1 小时起效,1~2 小时达血药浓度峰值,反复用药后的生物利用度约为 89%。血浆蛋白结合率为 97%,表观分布容积为 0.22L/kg。完全经 CYP450 酶系统进行代谢,大部分由 CYP2C19 代谢为羟化物和去甲基产物,其次经 CYP3A4 代谢为艾司奥美拉唑砜(为血浆中的主要代谢产物,对胃酸分泌无影响),代谢物主要经尿排泄,其余经粪便排泄。艾司奥美拉唑的快代谢者(CYP2C19 功能正常)单次用药的总血浆清除率约为 17L/h,多次用药后约为 9L/h,血浆消除半衰期在每日 1 次重复用药后约为 1.3 小时,重复用药后可能因为本药及艾司奥美拉唑砜抑制 CYP2C19,使首过代谢和机体总清除率降低,从而导致生物利用度增大,每日 1 次用药时,艾司奥美拉唑可在两次用药间期从血浆中完全清除,无累计趋势;慢代谢者(CYP2C19 酶缺乏活性)主要依靠 CYP3A4 代谢,每日 1 次重复用药后慢代谢者的吸收度比快代谢者大近 100%,平均血药峰浓度约提高 60%。

【适应证】

用于胃食管反流性疾病:糜烂性反流性食管炎;已经治愈的食管炎患者长期维持治疗以防止复发;胃食管反流性疾病的症状控制。片剂联合适当的抗菌疗法,可根除幽门螺杆菌,使幽门螺杆菌感染相关的消化性溃疡愈合,并防止其复发。

【剂型与特征】

1. 肠溶片剂,避光、密闭保存于阴凉处,可掰开服用,但不得咀嚼或压碎后服用。

2. 注射剂,避光、密闭保存于阴凉处,缓慢静脉注射。

【用法用量】

1. 口服 早饭前 1 小时服用,如每日两次用药,第 2 次应于晚饭前空腹服用。

(1)糜烂性反流性食管炎的治疗:每次 40mg,每日 1 次,疗程为 4 周,如症状持续存在,可继续治疗 4 周。

(2)已治愈的食管炎患者防止复发的长期维持治疗:每次 20mg,每日 1 次。

(3)胃食管反流病的症状控制:无食管炎的患者每次 20mg,每日 1 次,如用药 4 周后症状未得到控制,应对患者作进一步检查,症状消除后,可采用即时疗法(需要时口服 20mg,每日 1 次)。

(4)联合抗菌药物根除幽门螺杆菌:艾司奥美拉唑 20mg,阿莫西林 1g,克拉霉素 0.5g,每日 2 次,共用 14 日。

2. 静脉注射 用于症状严重或不宜口服的胃食管反流病患者,以 5ml 生理盐水溶解冻干粉后直接静脉注射或将溶解后的药液以 100ml 生理盐水稀释后静脉滴注,症状控制后应及时改为口服途径用药,不可无限制静脉给药。

(1)反流性食管炎患者每次 40mg,每日 1 次;反流疾病的症状治疗应每次 20mg,每日 1 次。

(2)不宜口服用药的急性胃和十二指肠溃疡出血患者,每次 40mg,每 12 小时一次,连用 5 天。

【不良反应】

常见的不良反应有头痛、腹痛、腹泻、腹胀、恶心、呕吐、便秘等,无剂量相关性;少见的不良反应有皮炎、瘙痒、荨麻疹、头晕、口干等,无剂量相关性;罕见的不良反应有血管性水肿、转氨酶升高等。另外在奥美拉唑的使用中观察到的不良反应,在本药的使用中也有可能发生。

【禁忌证】

对艾司奥美拉唑过敏患者禁用。

【药物相互作用】

1. 降低胃液 pH，可降低酮康唑、伊曲康唑等药物的吸收。

2. 能抑制肝脏 CYP2C19 酶的活性，因此连续用药时可延长自身半衰期，如与通过该酶代谢的药物如地西泮、苯妥英、华法林、西酞普兰、丙米嗪、氯米帕明等合用时，也可使后者的半衰期延长。

3. CYP2C19 和 CYP3A4 酶抑制药如 HIV 蛋白酶抑制剂、酮康唑、伊曲康唑、红霉素、克拉霉素等可使代谢减缓，但剂量常无需调整。

4. 与西沙比利等共同经 CYP2C19 酶代谢的药物合用时，可产生竞争性代谢，使西沙必利的药物作用时间延长；氯吡格雷作为前体药物通过 CYP2C19 酶代谢激活，合用艾司奥美拉唑时可延缓或减少其活化，减少抗血小板活性。

5. 与阿扎那韦、奈非那韦合用时可极大降低后两者的生物利用度，应尽量避免合用。

【注意事项】

同奥美拉唑【用药实践】项。

【FDA 妊娠 / 哺乳分级】

C 级 /L2 级。

【用药实践】

1. 鼻饲途径给药 艾司奥美拉唑是用肠溶微丸压制而成的片剂，微丸决不应被嚼碎或压破。对于存在吞咽困难的患者，可将艾司奥美拉唑镁肠溶片溶于不含碳酸盐的水中（不应使用其他液体，因肠溶包衣可能被溶解），并即刻或在 30 分钟内通过胃管给药。

2. 配伍禁忌 艾司奥美拉唑与盐酸氨溴索、钠钾镁钙葡萄糖注射液、果糖二磷酸钠、生长抑素、长春西汀、银杏叶提取物

（舒血宁）、氨甲苯酸、磷酸川芎嗪存在配伍禁忌。

3. 其他 同奥美拉唑【用药实践】项。

## 三、不同质子泵抑制剂的比较

【构效关系】

各种质子泵抑制剂均为苯并咪唑类化合物，但由于其侧链基团不同、与 $H^+-K^+-ATP$ 酶结合部位的不同，从而导致药物的水溶性及其他性质发生改变，见表 2-2-7 和图 2-2-2。兰索拉唑亲脂性强，生物利用度较奥美拉唑提高 30%。泮托拉唑对壁细胞的选择性更专一，其生物利用度比奥美拉唑提高 7 倍。雷贝拉唑作用靶点多，与其他的 PPI 比较作用更快，且具可逆性，故对胃酸分泌抑制恢复较快。

表 2-2-7 不同 PPI 与 $H^+-K^+-ATP$ 酶结合部位

| 项目 | 奥美拉唑 | 兰索拉唑 | 泮托拉唑 | 雷贝拉唑 |
|---|---|---|---|---|
| 与质子泵的结合方式 | 4~6 跨膜区 Cys813（或 822）；7~8 跨膜区的 Cys892 | 第 3 跨膜区 Cys321；第 4~6 跨膜区 Cys 813 或 822；第 7~8 跨膜区的 892 | 与跨膜区 Cys813 和 822 结合 | 与跨膜区 Cys813；822；Cys 892；Cys 321 结合 |
| 与质子泵的结合位点（个） | 2 | 3 | 2 | 多个 |
| 与质子泵抑制作用的可逆性 | 不可逆 | 不可逆 | 不可逆 | 部分可逆 |

注：Cys 813、Cys822 是抑制质子泵的必需位点

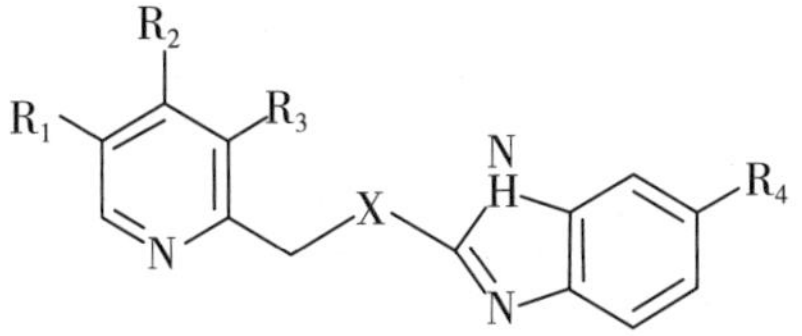

| 药品名称 | $R_1$ | $R_2$ | $R_3$ | $R_4$ |
|---|---|---|---|---|
| 奥美拉唑 | $CH_3$ | $OCH_3$ | $CH_3$ | $OCH_3$ |
| 兰索拉唑 | H | $OCH_3CF_3$ | $CH_3$ | H |
| 泮托拉唑 | H | $OCH_3$ | $OCH_3$ | $OCHF_2$ |
| 雷贝拉唑 | H | $OCH_2CH_2CH_2OCH_3$ | $CH_3$ | H |
| 艾司奥美拉唑 | $CH_3$ | $OCH_3$ | $CH_3$ | $OCH_3$ |

图 2-2-2 不同质子泵抑制剂构效关系

【不同 PPI 药动学比较】

在体内 PPI 经过肝脏代谢, 大多数的 PPI 经过肾清除, 不同的 PPI 其药动学比较见表 2-2-8。

PPI 在肾衰竭患者中, 药动学无明显变化, 在肝功能不全患者中, 消除半衰期和 *AUC* 有不同程度的增加, 这可能是由于肝药酶活性低、肝脏血流量和体积减少或肝功能下降, 使得主要经过肝代谢的 PPI 代谢减慢所致, 所以对于肾功能不全和轻、中度肝功能不全患者无需调整剂量, 但对于重度肝功能不全患者则需调整剂量。因所有的 PPI 均可通过乳汁排泄, 所以对于哺乳期妇女应慎重选用 PPI 制剂。不同 PPI 在特殊人群中的药动学特点和剂量调整见表 2-2-9。

表2-2-8 不同PPI的药动学比较

| 参数 | 奥美拉唑 | 兰索拉唑 | 泮托拉唑 | 雷贝拉唑 | 艾司奥美拉唑 |
|------|---------|---------|---------|---------|---------|
| 血浆半衰期/小时 | 0.5~1.0 | 1.5 | 1.0~1.9 | 1~2 | 1.2 |
| 达峰时间/小时 | 0.5~3.5 | 1.7 | 1.1~3.1 | 2~5 | 1.6 |
| 生物利用度（$AUC$）/% | 单次49连续70 | 85 | 77 | 52 | 单次64连续90 |
| $C_{max}$/mg·L$^{-1}$ | / | 0.75~1.15 | 1.1~3.1 | / | / |
| 食物与生物利用度 | 无影响 | 减少 | 无影响 | 无影响 | 减小 |
| 蛋白结合率/% | 95 | 97 | 98 | 96.3 | 97 |
| 肾清除/% | 77 | 14~23 | 71~80 | 90 | 80 |
| 乳汁排泄 | 有 | 有 | 有 | 有 | 有 |
| 妊娠期用药 | C | B | B | B | B |

表2-2-9 不同PPI在特殊人群中的药动学特点和剂量调整

| 特殊人群 | 奥美拉唑 | 兰索拉唑 | 泮托拉唑 | 雷贝拉唑 | 艾司奥美拉唑 |
|------|---------|---------|---------|---------|---------|
| 肾衰竭无需调整剂量 | 与健康人相似，生物利用度轻微升高 | 剂量60 mg蛋白结合率下降1~1.5%，$t_{1/2}$缩短，$C_{max}$、$t_{max}$与健康人相似 | $AUC$、$t_{1/2}$与健康人相似 | 剂量20mg无临床显著差异 | 与健康人相似 |

续表

| 特殊人群 | 奥美拉唑 | 兰索拉唑 | 泮托拉唑 | 雷贝拉唑 | 艾司奥美拉唑 |
|---|---|---|---|---|---|
| 轻、中度肝功能不全无需调整剂量 | $AUC$升高约100%，$t_{1/2}$约3小时 | $t_{1/2}$=3.2~7.2小时，$AUC$升高500% | $t_{1/2}$=7~9小时，$AUC$升高5~7倍，$C_{max}$升高1.5倍 | 轻、中度患者$AUC$升高2倍，$t_{1/2}$延长2~3倍，尚无严重者信息 | $AUC$升高2~3倍 |
| | 严重者每日用量<20 mg | 严重者需调整剂量 | 严重者需调整剂量 | 严重者慎用 | 严重者每日用量<20 mg |
| 老年无需调整剂量 | $AUC$升高，消除速率减慢 | 消除速率减慢，$t_{1/2}$延长50%~100%，为1.9~2.9小时 | $AUC$、$t_{1/2}$与健康年轻者相似 | $AUC$增加约2倍，$C_{max}$升高60% | $AUC$增加约25%，$C_{max}$升高18% |
| 儿童 | 2~5岁儿童$AUC$低于6~16岁及成年人 | 药动学与健康成年人相似 | / | / | / |
| | <20 kg：10 mg；>20 kg：20 mg | <30 kg：15 mg；>30 kg：30 mg | / | / | / |
| 性别无需调整剂量 | / | 性别对药动学无影响 | $AUC$、$C_{max}$女性轻度高于男性 | 性别对药动学无影响 | $AUC$、$C_{max}$女性轻度高于男性 |

续表

| 特殊人群 | 奥美拉唑 | 兰索拉唑 | 泮托拉唑 | 雷贝拉唑 | 艾司奥美拉唑 |
|---|---|---|---|---|---|
| 哺乳期妇女慎用 | 可分泌入乳汁 | 可分泌入乳汁 | 可分泌入乳汁 | 可分泌入乳汁 | 可分泌入乳汁 |

【药物相互作用】

PPI 主要通过细胞色素 P450 系统(主要为 CYP2C19 和 CYP3A4)在肝内代谢。奥美拉唑主要经过 CYP2C19 代谢,所以易对经过此酶代谢的药物产生影响,如奥美拉唑可抑制氯吡格雷的代谢,从而影响氯吡格雷抗血小板的作用;雷贝拉唑 85% 是通过非酶代谢,与其他药物的相互作用小;泮托拉唑与 P450 酶的结合力较奥美拉唑、兰索拉唑弱,而且还可通过硫酸基转移酶的Ⅱ相代谢旁路代谢,故不易发生药物相互作用;艾司奥美拉唑在肝内虽全部由 CYP2C19 和 CYP3A4 代谢,但在肝内通过 CYP2C19 代谢的比率较奥美拉唑及其 R- 异构体小。有报道艾司奥美拉唑 40% 由 CYP2C19 代谢,而奥美拉唑 R- 异构体通过 CYP2C19 代谢的比率为 87%,不同 PPI 代谢途径和代谢差异见表 2-2-10 和图 2-2-3。

表 2-2-10　不同 PPI 的代谢途径

| 药物名称 | CYP1A2 | CYP2C9 | CYP2C19 | CYP3A4 |
|---|---|---|---|---|
| 奥美拉唑 | 诱导剂 | 抑制剂 | 抑制剂,底物 | 底物 |
| 兰索拉唑 | 诱导剂 | | 抑制剂,底物 | 底物 |
| 泮托拉唑 | | | 底物 | |
| 雷贝拉唑 | | | 底物 | 底物 |
| 艾司奥美拉唑 | | | 抑制剂,底物 | 底物 |

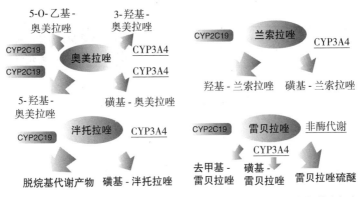

图 2-2-3 4种PPI的代谢差异图（粗箭头表示药物主要的代谢途径）

由于PPI对细胞色素P450酶有高的亲和力，并可通过提高胃内pH而使其他药物的吸收或清除发生改变，如奥美拉唑可使地高辛的吸收增加10%，使硝苯地平清除率下降25%~50%，苯妥英的清除率下降15%~20%。PPI对部分药物药动学的影响见表2-2-11。

表 2-2-11　PPI对部分药物吸收和代谢的影响

| 被测药物 | P450代谢途径 | 奥美拉唑 | 兰索拉唑 | 泮托拉唑 | 雷贝拉唑 | 艾司奥美拉唑 |
|---|---|---|---|---|---|---|
| 地西泮 | CYP2C19 | 清除率↓ | 无 | 无 | 无 | 无 |
| 地高辛 | CYP2C19 | 吸收↑ | / | 吸收↑ | 吸收↑ | / |
| 酮康唑 | / | 吸收↓ | 吸收↓ | / | 吸收↓ | 吸收↓ |
| 甲氨蝶呤 | / | 肾排泄↓ | / | / | / | / |
| 硝苯地平 | CYP3A4 | 吸收↑<br>清除率↓ | / | 吸收↑ | / | 无 |
| 苯妥英 | CYP2C19 | 清除率↓<br>半衰期↑ | 无 | 无 | 无 | 无 |
| 茶碱 | CYP1A2 | 无 | 清除率↑ | 无 | 无 | 无 |

续表

| 被测药物 | P450代谢途径 | 奥美拉唑 | 兰索拉唑 | 泮托拉唑 | 雷贝拉唑 | 艾司奥美拉唑 |
|---|---|---|---|---|---|---|
| 华法林 | CYP2C19 | 清除率↓ | 无 | 无 | 无 | 无 |
| 卡马西平 | CYP2C8 CYP3A4 | 清除率↓ | / | 无 | / | / |
| 环孢素 | CYP3A4 | 无 | 代谢↓ | / | 代谢↓ | 无 |
| 克拉霉素 | CYP3A4 | 代谢↓ | 无 | 无 | /（无） | 无 |
| 普萘洛尔 | CYP2D6 | 无 | 无 | / | / | 无 |
| 美托洛尔 | CYP2D6 | 无 | / | 无 | / | 无 |

因大多数的 PPI 主要经过 CYP2C19 代谢，而 CYP2C19 具有基因多态性，因此，与快代谢人群比较，在慢代谢人群中，药物的清除率下降、半衰期延长、$C_{max}$ 和 $AUC$ 增加。不同 PPI 在快代谢（EM）和慢代谢（PM）中药动学比值见表 2-2-12。

表 2-2-12 不同 PPI 在快代谢与慢代谢中药动学参数的比值

| 参数 | 奥美拉唑 | 兰索拉唑 | 泮托拉唑 | 雷贝拉唑 | 艾司奥美拉唑 |
|---|---|---|---|---|---|
| $t_{1/2}$ | 1.0 : 3.5 | 1.0 : 2.5 | 1.0 : 4.9 | 1.0 : 1.8 | / |
| $CL$ | 15.3 : 1.0 | 6.1 : 1.0 | 6.2 : 1.0 | 2.2 : 1.0 | / |
| $AUC$ | 1.0 : 6.3 | 1.0 : 4.7 | 1.0 : 6.0 | 1.0 : 1.8 | 1.0 : 1.4 |
| $C_{max}$ | 1.0 : 3.1 | 1.0 : 2.4 | 1.0 : 1.7 | 1.0 : 0.97 | 1.0 : 1.2 |

【药理作用】

1. 抑酸作用 艾司奥美拉唑对胃酸分泌的抑制作用明显高于其他。雷贝拉唑的解离指数 $pK_a$ 为 5，而兰索拉唑、奥美拉唑、泮托拉唑的解离指数 $pK_a$ 分别为 3.9、4.0 和 3.8。$pK_a$ 高者离子型浓度高，$pK_a$ 高 1 者则提示在新生和衰老的壁细胞中，

PPI 的聚积浓度高出 10 倍,PPI 对细胞有更好的抑酸效果,起效也更快。

2. 起效时间 雷贝拉唑与酶的结合位点最多,故其作用快而持久,雷贝拉唑快速活化可在 5 分钟内达到最大抑酸效果,兰索拉唑要 45 分钟才能达到同一水平,而奥美拉唑与泮托拉唑在 45 分钟时,仅达到其 80% 和 50%。

3. 抑酸持续时间 胃液 pH 决定了药物对酸相关性疾病治疗效果。衡量药物抑酸能力的方法是监测服药后 24 小时内胃液 pH>4 的时间百分比。口服艾司奥美拉唑、奥美拉唑各 40mg 后,胃液 pH>4 的维持 12 小时以上的百分比分别为 50% 和 34%,第 5 天增至 88% 和 77%,表明艾司奥美拉唑比奥美拉唑抑酸作用强。通过对健康志愿者研究,表明口服艾司奥美拉唑(40mg)比兰索拉唑(30mg)、雷贝拉唑(20mg)具有更好的抑酸作用。

【临床疗效比较】

1. 治疗胃食管反流病(gastro-esophageal reflux disease, GERD)

(1)治愈:8 个实验和 1 个良好的系统化回顾分析中发现,在治疗 GERD 方面,在 4 周或 6 周的时候,这 5 种 PPI 之间没有差异;但 40mg 的艾司奥美拉唑比 20mg 的奥美拉唑有更高的治愈率。

另一项在美国进行的大规模、高质量、多中心研究对艾司奥美拉唑 40mg 和兰索拉唑 30mg 短期治糜烂性食管炎的疗效进行了评价,艾司奥美拉唑 40mg 在 4 周(79.4% 对 75.1%,$P<0.01$)和 8 周(92.6% 对 88.8%,$P=0.0001$)时的治愈率明显高于兰索拉唑 30mg。

系统评价中未发现奥美拉唑、兰索拉唑、雷贝拉唑和泮托拉唑在 4~8 周治愈率上存在差异。

(2)缓解症状:奥美拉唑、兰索拉唑、泮托拉唑、雷贝拉唑在改善症状方面,没有差异;但艾司奥美拉唑40mg在缓解症状方面优于20mg奥美拉唑。

在一项研究中,比较了奥美拉唑多单位微囊系统(MUPS)20mg,兰索拉唑30mg,或泮托拉唑40mg。奥美拉唑和泮托拉唑4(84%和84%)~8周(87%和89%)的症状缓解相当,兰索拉唑缓解率较低(4周时78%,8周时81%)。3种PPI中,病人4~8周的满意率是一致的。

(3)预防复发:2项研究表明兰索拉唑和奥美拉唑在治疗48周后内镜表现和症状缓解上都没有差异,雷贝拉唑和奥美拉唑治疗13周、26周、1年、5年后也是如此。

另一项研究表明,在48周的预防复发治疗中,兰索拉唑和奥美拉唑在内镜检查和改善症状方面没有明显差异;在6个月预防复发的治疗中,艾司奥美拉唑20mg比兰索拉唑15mg有更高的治愈率(治愈率分别为83%和74%)。在4周治疗复发的实验当中,奥美拉唑为10%、兰索拉唑80%,泮托拉唑70%。与兰索拉唑15mg、每日早饭前口服一次比较,艾司奥美拉唑20mg、每日早饭前口服一次预防反流性食管炎复发治疗,6个月后缓解率分别为74%和83%,表明艾司奥美拉唑的疗效明显优于兰索拉唑。

有研究表明:艾司奥美拉唑日40mg治疗中、重度的糜烂性食管炎在促进食管炎症病灶的愈合和缓解胃灼热症状方面,均优于兰索拉唑每日30mg和泮托拉唑每日40mg。

总之,艾司奥美拉唑对胃食管反流病的急性期或维持预防复发治疗,疗效均优于其他质子泵抑制剂。

2. 治疗NSAID引起的溃疡 一项研究报道:90名接受NSAID引起溃疡的成年患者分别服用艾司奥美拉唑40mg、兰索拉唑30mg和泮托拉唑40mg治疗5天。第5天监测胃内24小时pH>4的百分率艾司奥美拉唑为74.2%,明显长于兰索拉唑(66.5%,$P<0.001$)和泮托拉唑(60.8%,$P<0.001$),表明艾司奥

美拉唑对接受 NSAID 引起溃疡的患者的抑酸效果优于兰索拉唑和泮托拉唑。有临床数据证明：对于需要长期接受 NSAID 药物治疗的老年患者，艾司奥美拉唑能够有效地预防 NSAID 引起的消化性溃疡，其疗效优于其他 PPI。

3. 根除幽门螺杆菌　在根除幽门螺杆菌治疗方案中，基于艾司奥美拉唑的三联治疗方案比奥美拉唑三联治疗方案更为有效，并有良好的耐受性。

4. 治疗上消化道出血　提高胃内 pH 是治疗消化系出血的关键。当胃内 pH 大于 4 以上，止血药物才能有效地发挥作用，pH＞6.0 时血小板才能发挥聚集作用，抑制胃蛋白酶诱导的凝血块溶解，有利于上消化道出血的治疗。PPI 维持胃内 24 小时 pH＞4 的百分率明显高于 $H_2$ 受体阻滞剂，所以对于上消化道出血的治疗效果比 $H_2$ 受体阻滞剂好。

【临床实践】

1. 长期 PPI 与低镁血症　长期使用 PPI 可能影响瞬时受体电位 M6 通道的功能，导致小肠中镁的吸收障碍，使机体总的镁储备进行性减少，最终耗竭。尤其多见于长期服用 PPI 的患者，尤其是服用 PPI 3 个月以上的患者。因此建议在开始 PPI 治疗前进行血镁浓度测定，并在治疗期间严密监护发生低镁血症的潜在风险。尤其在与地高辛或利尿剂合用时，要检测或定期复查血镁水平。利尿剂常用于高血压患者的降压治疗，PPI 与袢利尿剂（如呋塞米、布美他尼、托拉塞米、依他尼酸）或噻嗪类利尿剂（氯噻嗪、氢氯噻嗪、吲达帕胺）联用时更易发生低镁血症。当与利尿剂在使用过程中出现以下临床表现时须及时处理，如疲劳、谵妄、头晕、震颤、惊厥、手足抽搐、心房颤动、室上性心动过速、QT 间期异常。若服用镁补充剂未改善低血镁水平的患者，须停用 PPI。

2. PPI 与骨折危险　因 PPI 抑制胃酸分泌，使胃内 pH 升高，从而影响钙的吸收，增加了骨折发生风险。尤其是老年患者或绝经后妇女在长期或大量应用 PPI 的基础上,更易发生骨折。PPI 可导致髋骨、腕骨、脊骨骨折。所以风险大的患者如需抑酸,可以选择 $H_2$ 受体拮抗剂替代 PPI,因为骨折风险的增加与 $H_2$ 受体拮抗剂无相关性。用药前对患者骨质疏松和骨折风险进行评估是非常必要的,权衡患者用药后的获益和风险后再推荐 PPI 或 $H_2$ 受体拮抗剂,并且应给予患者足够的维生素 D 和补充钙剂。老年患者使用 PPI 时,监测同型半胱氨酸或可成为预测骨折风险的有效手段。有学者认为,老年患者长期应用 PPI 导致维生素 $B_{12}$ 缺乏,而维生素 $B_{12}$ 缺乏与老年患者髋骨骨折的危险因子同型半胱氨酸水平有关,高同型半胱氨酸老年患者髋骨骨折发生的危险性增加 4 倍。

3. PPI 与腹泻和艰难梭菌感染  PPI 导致腹泻的机制可能是由于其过度使用导致患者胃酸浓度降低,机体感染防御机制第一道防线 - 胃内酸环境的被破坏,使肠道感染危险加倍,尤其是艰难梭菌相关性疾病发病危险。老年人、有慢性和(或)合并基础疾病或正在使用广谱抗菌药物,更是发生 CDAD 的易感因素。在长期使用 PPI 时,应该对 CDAD 严密关注。一旦发现接受 PPI 治疗的患者出现水样便、腹痛和发热,应该考虑 CDAD 的诊断,根据患者的病情,按最小剂量和最短疗程使用 PPI 类药物治疗。另外这种难辨艰难梭菌感染极易引起医院内传播,要加强防范和隔离消毒。一旦诊断为 PPI 相关的 CDAD,应立即停止 PPI 治疗,同时给予 CDAD 的对症治疗。可给予甲硝唑口服 250~500mg,每天 4 次,7~14 天。如果甲硝唑治疗失败或患者不能耐受甲硝唑治疗,可以改用万古霉素 125mg,口服、灌肠或鼻饲给药,每天 4 次,7~14 天。

4. PPI 与骨骼肌和心肌不良反应  PPI 类药物治疗冠心病常与他汀类药物合用。一方面,由于奥美拉唑等通过抑制 CYP2C19,导致他汀类药物代谢障碍,使他汀类相关的肌病或横纹肌溶解症发病率增加;另一方面,PPI 本身也有导致肌病的风险。所以在使用时注意监测患者是否出现肌痛，小便颜色是否发红，尿常规中红细胞、磷酸激酶、肌酸激酶同工酶等指标。他汀类中氟伐他汀不经过 CYP3A4 代谢，与 PPI 联用肌病风险可降低。

5. PPI 与心血管事件　氯吡格雷是一种抗凝血药，主要用于有心脏病史（心脏病发作或中风）的患者预防新的心脏病事件的发生。由于胃灼热和胃溃疡是氯吡格雷可能引发的副作用，因此使用氯吡格雷的患者可能同时使用 PPI 以防止或减轻相关症状。因氯吡格雷为前体药物，需要在肝脏 CYP2C19 酶的作用转化成其活性药物，而与奥美拉唑也通过 CYP2C19 代谢，是 CYP2C19 酶的抑制剂，两药联合使用，会发生竞争性相互作用，从而降低了氯吡格雷的抗血小板活性，从而使得患者的血栓不良事件增加，但各类 PPI 的抑制作用并不相同，奥美拉唑对氯吡格雷的抑制作用最明显，其他几种产品的影响较弱或不明显。因此医生和临床药师还是应该仔细权衡利弊，一方面严格遵循抗血小板治疗的适应证，按需选择 PPI，另一方面提示患者应避免合并使用对氯吡格雷的有效性具有较强或中等抑制作用的 PPIs，如奥美拉唑，应尽量选用与氯吡格雷相互作用小的 PPI 或不会产生强烈相互作用的药物，如泮托拉唑。另外普拉格雷因其活化代谢对 CYP2C19 的依赖性较小，或可在临床上替代氯吡格雷。

6. PPI 与肺炎　PPI 等抑酸药物的广泛使用，导致肺炎的发生率明显升高，肺炎的风险升高和 PPI 的剂量之间存在正相关。研究发现，PPI 用量不超过 1.5 倍限定日剂量时，风险并不增加，而当超过这个限度时风险就会增加，而且还发现，60 岁以下年龄使用 PPI 发生社区获得性肺炎的风险要显著高于 60 岁以上年龄的患者。PPI 的应用增加肺炎发生风险的可能原因有两方面：①胃酸分泌受到抑制，导致细菌过度生长，移植到上消化道，接着通过呼吸运动进到肺部，引起感染。尤其是使用呼吸机辅助通气的患者,误吸的发生率增高,细菌逆行的概率也增加。②呼吸道也存在 $H^+$-$K^+$-ATP 酶,PPI 能够抑制该酶改变血清黏液的 pH,使得呼吸道细菌易于生长,增加了肺炎的风险。

7. 基因多态性　因大多数的 PPI 主要经过 CYP2C19 代谢,而 CYP2C19 具有基因多态性,因此,与快代谢人群比较,在慢代谢(PM)人群中,药物的清除率下降、$t_{1/2}$ 延长、$C_{max}$ 和 $AUC$ 增加,所以在临床上使用时,应监测患者的临床疗效和不良反应。

8. PPI 遇酸不稳定,口服制剂一般做成肠溶片或肠溶胶囊　如奥美拉唑肠溶胶囊将奥美拉唑做成肠溶微丸后再装入胶囊壳中制成。因此,服用 PPI 口服制剂时,一般需要保证片剂或胶囊的完整性,口服应整粒或整片吞服,不能碾碎或咀嚼,避免破坏肠溶衣膜,导致药物在胃内释放并降解。对于不能整粒或整片吞服的患者,如儿童、老年患者或鼻饲的患者,可将 PPI 肠溶微丸制剂分散在不含碳酸盐的水或果汁(非碱性)中,溶解后应在半小时内服用。所以,普通的肠溶衣片(胶囊)不能掰开服用,以免破坏肠溶衣膜。但如果是用许多个肠溶微丸压制而成的片剂或填充的胶囊,就可以掰开服用了。但无论哪种肠溶片,都不能咀嚼,因为咀嚼会破坏各种肠溶衣膜,导致药物在胃内释放并被破坏。因临床用 PPI 注射制剂有供静脉滴注和静脉注射给药两种,若使用供滴注用制剂进行推注时,由于稀释量小,配制后 pH 过高,容易造成局部刺激症状;而当使用供推注用制剂进行滴注时,由于配制的 pH 偏低,且制剂中不含有稳定剂 EDTA,容易造成输液变色和产生沉淀等变质现象。所以在临床使用时应严格区分,不能混用。

9. 研究证实,人体空腹或未进食时,质子泵处于储备状态,泵酸活性弱,进食可促使储备状态的质子泵即"静息质子泵"进入内分泌膜而激活成为"活性质子泵"发挥作用,PPI 通过抑制暴露于分泌腔中的"活性质子泵"发挥作用。而对壁细胞胞质中"静息质子泵"无作用,食物对 PPI 均有延缓吸收的作用,由于 PPI 半衰期较短,一般多为 1~2 小时,如餐前服用时间过早,大部分 PPI 已经消除,服用过晚,不能有效抑制已经激活的质子泵,均导致疗效不佳。因此,服用 PPI 的最佳给药时机为餐前 15~30 分钟。但在夜间睡眠期,缺少进食刺激,质子泵被激活的少,处于静息状态,PPI 对未激活的无抑制作用,进而导致抑酸效果减弱,因此为防止夜间酸突破效应,可于临睡前再服用一次剂量的 $H_2$ 受体阻断剂。

10. PPI 抗幽门螺杆菌通过两方面起作用　首先是 PPI 抑制幽门螺杆菌的 ATP 酶活性,直接抗幽门螺杆菌;其次是可与抗菌药物发挥协同作用。由于多种抗菌药物在体外有很强的抗幽门螺杆菌能力,但不耐酸,易被胃酸降解,不能充分发挥作用,可在使用 PPI 后,提高胃内 pH,使得抗菌药物发挥最大的杀菌效应。根据 PPI 联合用药抗幽门螺杆菌作用机制和 PPI、抗菌药物的药动学特点,推荐餐前服用 PPI,餐后再服用抗菌药物。

11. 对于 PPI 用于预防应用应激性溃疡时,依据《应激性溃疡防治专家意见(2015 年版)》指出,应在下列情况下使用:

(1)具有以下一项高危情况者应使用预防药物:①机械通气超过 48 小时;②凝血机制障碍(国际标准化比值 INR>1.5,血小板<$50 \times 10^9$/L,或部分凝血酶原时间>正常值 2 倍);③原有消化道溃疡或出血史;④严重颅脑、颈脊髓外伤;⑤严重烧伤(烧伤面积>30%);⑥严重创伤、多发伤;⑦各种困难、复杂手术;⑧急性肾衰竭或急性肝功能衰竭;⑨急性呼吸窘迫综合征;⑩休克或持续低血压;⑪脓毒症;⑫心脑血管意外;⑬严重心理应激,如精神创伤、过度紧张。

(2)具有以下任意两项危险因素时也应考虑使用预防应用 PPI:① ICU 住院时间>1 周;②粪便隐血持续时间>3 天;③大剂量使用糖皮质激素(剂量>氢化可的松 250mg/d));④合并使用非甾体类抗炎药。

12. PPI（40mg，每天 1 次）与阿扎那韦 300mg/ 利托那韦 100mg 合用会降低健康人群阿扎那韦的暴露量（$AUC$、$C_{max}$ 和 $C_{min}$ 约降低 75%）。阿扎那韦剂量增加至 400mg 不能补偿本品对于阿扎那韦暴露量的影响。所以所有质子泵抑制剂不应与阿扎那韦合用。

13. 群体药动学回顾性分析表明，PPI 与甲氨蝶呤（尤其是高剂量甲氨蝶呤）合用时，会增加或延长甲氨蝶呤和（或）其他代谢产物羟基甲氨蝶呤的血药浓度。但甲氨蝶呤与 PPI 药物相互作用并未进行正式研究。

14. PPI 与慢性肾功能不全　一项新的研究发现，PPI 与长期肾脏受损有关联。PPI 可以减少胃酸分泌，用来治疗胃酸反流等症状，像奥美拉唑、艾司奥美拉唑以及兰索拉唑都属于这类药物。而研究显示，服用 PPI 的患者出现慢性肾病的风险要比未用药者增加 20%~50%。在这项新研究中，研究人员不仅分析了 1 万多名 PPI 用药者的信息，同时还统计了近 25 万人的相关数据。研究发现，PPI 用药者刚开始时较容易有肥胖、高血压、心脏病等问题；而当患者用药超过 10 年，慢性肾脏病风险就会上升。进一步分析还发现，一天用药 2 次的患者比一天用药 1 次的患者更容易出现慢性肾脏病，其风险增加 46%，而每天用药 1 次的患者患慢性肾脏病风险只上升了 15%。发表在最近出版的《美国医学会 - 内科医学期刊》上的这项研究称，尽管该研究没有完全证实两者的因果关系，但却发现，当患者服用 PPI 剂量增加后，其慢性肾脏病风险也随之上升。过去已经有研究显示，这些用于治疗胃酸反流的药物与急性肾脏损伤、急性间质性肾炎有关，而最新研究表明，这些药物也可能与慢性肾脏病有关联。数据表明，在美国，处方药 PPIs 的使用者中，有超过 70% 的人是不当用药者，约有 25% 用药者的胃灼热、呃逆等胃酸反流的症状已经消失，却仍在继续用药。

（姚鸿萍　闫晓林）

## 第三节 胃黏膜保护药

### 一、药物治疗概论

正常情况下,胃黏膜有一系列防御和修复机制,包括黏液 -$HCO_3$~ 屏障、黏膜屏障、黏膜下血流量、细胞更新、前列腺素和细胞生长因子等,可抵御机体内源性(如高浓度胃酸、胃蛋白酶、幽门螺杆菌、十二指肠液等)和外源性(如非甾体抗炎药、乙醇、药物等)损伤因子的作用。胃黏膜发生损伤,就是损伤因子的作用大于防御和修复作用。

胃黏膜保护药能预防和治疗胃黏膜损伤,促进胃黏膜修复和溃疡愈合,其主要作用机制为:增加胃黏膜血流;增加胃黏膜细胞黏液和 $HCO_3^-$ 分泌;增加胃黏膜细胞前列腺素的合成;增加胃黏膜和黏液中糖蛋白的含量;增加胃黏膜和黏液中磷脂的含量,从而增加黏液层的疏水性;促进胃黏膜上皮细胞 RNA 和 DNA 及蛋白质的合成,加快细胞更新;形成物理性保护膜。胃黏膜保护药种类多,大部分副作用小,虽抗酸作用不及质子泵抑制药和 $H_2$ 受体阻断药,抗反流作用不及促动力药,但在应激、抗幽门螺杆菌、抗溃疡和胃炎、抗胆汁反流和功能性消化不良中应用广泛。铋剂、前列腺素衍生物、替普瑞酮等还兼有一定的抗酸和杀灭幽门螺杆菌的作用,且胃黏膜保护药与 $H_2$ 受体阻断药或质子泵抑制药的配伍使用可改善溃疡愈合质量,减少复发。一般而言,下列情形加用胃黏膜保护剂可取得较好疗效:经常复发或发生消化性溃疡的并发症、消化道症状持续半年以上仍未痊愈者、胃部有糜烂性病变者、十二指肠溃疡并发有胃溃疡者、老年患者、嗜刺激性食物或嗜烟者、常服用非甾体抗炎药等损伤胃器官的药物者。根据药物的结构特点结合其作用机制可将胃黏膜保护药分为胃肠激素类、铋剂、柱状细胞稳定剂和其他类。

## 二、药物使用精解

### （一）胃肠激素类

胃肠激素是胃肠道中内分泌细胞产生的特殊化学物质，可调节胃肠道消化腺的分泌、消化道的运动、激素的分泌，并对消化道组织有营养和保护作用，胃肠激素的分泌异常往往与消化道出血、急性胰腺炎、消化道溃疡等相关，因此补充或调整胃肠激素可用于某些胃肠消化道疾病的治疗。胃肠激素类胃黏膜保护药包括前列腺素及其衍生物和生长因子类，前者包括米索前列醇、恩前列素和利奥前列素等，后者包括表皮生长因子、成纤维生长因子和血管内皮生长因子等，均通过补充或模拟胃肠激素的作用而起胃黏膜保护作用。米索前列醇是现阶段应用最为广泛的人工合成的前列腺素，其他前列腺素及其衍生物应用较少，而生长因子类药物尚处于研究开发阶段，未有合适的药物制剂上市。

## 米索前列醇 Misoprostol

【其他名称】

喜克馈、华音

【药物特征】

米索前列醇是人工合成的前列腺素 $E_1$ 的类似物，抑制基础胃酸和由组胺、胃泌素及食物引起的胃酸分泌，也可减少胃蛋白酶的活性，但对血清促胃泌素水平影响较小或无影响，并能刺激胃黏膜细胞黏液和 $HCO_3^-$ 分泌而起细胞保护作用；另尚可增加胃肠道黏膜的血流量，增强受损细胞的再生修复。

口服后吸收迅速而完全，单次口服 0.2mg，平均药物峰浓度为 0.309μg/L。体内经脂肪酸氧化系统为活性产物米索前列醇酸而起效，口服后 30 分钟米索前列醇酸的血药浓度达峰值；血浆蛋白结合率为 80%~90%，血浆清除半衰期为 20~40 分钟，口服后约 75% 从尿中排出，约 15% 自粪便排出。

【适应证】

用于治疗胃和十二指肠溃疡，还可用于预防和治疗酒精、非甾体抗炎药引起的消化性溃疡。

【剂型与特征】

仅有片剂，避光、密闭保存于阴凉处，可掰开服用。

【用法用量】

1. 治疗胃溃疡、十二指肠溃疡和使用非甾体抗炎药引起的消化性溃疡：每次 0.2mg，每日 4 次，于三餐时和睡前服用；或每次 0.4mg，每日两次，于早晚空腹服用，疗程 4~8 周。

2. 预防非甾体抗炎药引起的消化性溃疡：每次 0.2mg，根据患者的临床症状每日 2~4 次。

【不良反应】

1. 对血管、消化道和呼吸道平滑肌有松弛作用，对中枢神经系统有抑制作用，可引起倦怠、震颤、惊厥、呼吸困难、腹痛、腹泻、心悸、低血压等症状，驾驶车辆、操纵机器或从事危险性工作的患者应注意。

2. 有子宫收缩作用，可致痛经、阴道出血等。

3. 其他不良反应有皮肤瘙痒等过敏症状。

【禁忌证】

1. 对米索前列醇过敏患者禁用。

2. 可软化宫颈，增加子宫的收缩张力，禁用于孕妇、无法排除妊娠的妇女或计划妊娠的妇女；妊娠中米索前列醇的使用与胎儿出生缺陷相关。

【药物相互作用】

1. 与含镁抗酸药合用会加重腹泻、腹痛等不良反应。

2. 主要经脂肪酸氧化系统代谢，对肝脏 P450 酶系统无不良影响，很少与其他药物发生相互影响，但多次服用后可使普萘洛尔吸收率和血药浓度升高。

【注意事项】

1. 当怀疑有消化性溃疡时,治疗前应排除恶性肿瘤,应尽早通过 X 线、内镜检查确诊,以免治疗不当。

2. 有效促进消化性溃疡愈合的剂量不会引起低血压,但当患者处于低血压可能引起严重并发症的情况如脑血管疾病、冠脉疾病或严重外周血管疾病时,应慎用本药。

3. 老年人、肝肾功能不全患者通常无需调整剂量。

【FDA 妊娠 / 哺乳分级】

X 级 /L3 级

【用药实践】

1. 正确的服用方法　进食可使米索前列醇吸收延迟,血药峰浓度减低,达峰时间延长,故要求餐前服用,但对于伴有腹泻危险因素如炎性肠炎患者,为降低腹泻风险,应与食物同服。

2. 用于终止妊娠　可与米非司酮序贯使用抗早孕,使用方法为:停经≤49 天的健康早孕妇女,空腹或进食 2 小时后每次口服 25mg 米非司酮,每日 2 次,连服 3 天,总量为 150mg,第 4 天清晨口服本药 0.6mg,卧床休息 1~2 小时,门诊观察 6 小时。

（二）铋剂

铋剂口服后在消化道酸性环境下络合蛋白质形成一层保护膜覆盖于溃疡面,从而防止胃蛋白酶、胃酸及食物等的刺激;还可与胃蛋白酶形成复合物,降低其消化活性;另外,常用于杀灭或根治幽门螺杆菌,抑制幽门螺杆菌所产生的蛋白酶、尿激酶和磷脂酶,临床上广泛用于治疗消化性溃疡和根除幽门螺杆菌。然而铋剂被人体吸收后,主要分布于肾、脑、肝、脾和骨骼,对这些器官具有一定毒性作用,在临床应用中的利弊争议不断,对于它的认识及应用也在不断变化中。

## 枸橼酸铋钾 Bismuth Potassium Citrate

【其他名称】

三钾二枸橼酸铋、丽珠得乐、必诺

【药物特征】

枸橼酸铋钾是一种组成不定的铋复合物，主要成分是三钾二枸橼酸铋，其作为胃黏膜保护药既不能中和胃酸，也不能抑制胃酸分泌，而是在胃液酸性环境下在溃疡表面或溃疡基底肉芽组织处与蛋白质结合形成一种坚固的氧化铋胶体沉淀，成为保护性薄膜，从而隔绝胃酸、胃蛋白酶和食物对溃疡黏膜的侵蚀作用。能降低胃蛋白酶活性，增加胃黏液分泌，促进黏膜释放前列腺素，从而保护胃黏膜。此外，还能改善胃黏膜血流，保护胃黏膜防止非甾体抗炎药和乙醇诱导的损伤；铋离子对幽门螺杆菌有杀灭作用，常与其他药物合用以杀灭幽门螺杆菌。

枸橼酸铋钾在胃中形成不溶性胶体沉淀，而后通过粪便排出体外，只有少量铋被吸收，连续用药后约 4 周体内血液铋浓度达稳态，主要分布在肝肾，通过肾脏从尿中排泄，清除率约为 50ml/min，半衰期为 5~11 天，连续用药后血浆铋浓度仍远低于 100ng/ml 这一铋发生毒性作用的最低水平。

【适应证】

用于慢性胃炎及缓解胃酸过多引起的胃痛、胃烧灼感和反酸等；用于治疗胃溃疡、十二指肠溃疡、多发性溃疡及吻合口溃疡等；与抗生素合用可根除幽门螺杆菌，用于幽门螺杆菌相关的溃疡、慢性胃炎、胃 MALT 淋巴瘤、胃食管反流病及功能性消化不良等；也可与质子泵抑制药组成四联疗法，作为根除幽门螺杆菌失败的补救治疗。

【剂型与特征】

有片剂、胶囊剂和颗粒剂。片剂和胶囊剂具有剂量准确、含量均匀、化学稳定性好、便于携带、服用方便等。颗粒剂携带方面,用水冲服具有吸收好、疗效发挥迅速,生物利用度高、使用方便,尤其适合于儿童。

【用法用量】

成人每次 0.3g,每日 4 次,于三餐前半小时及晚饭后 2 小时服用,或每次 0.6g,每日两次,于早晚饭前半小时服用。疗程为 4~8 周,然后停药 4~8 周,如有必要可继续服药 4~8 周。

【不良反应】

1. 服药期间口中可带有氨味,少数患者出现恶心、呕吐、便秘或腹泻等,停药后可消失。

2. 服药期间舌苔及大便呈灰黑色,停药后可消失。

【禁忌证】

严重肾功能不全及对枸橼酸铋钾过敏患者禁用。

【药物相互作用】

1. 抗酸药、抑酸药及碱性药物可干扰枸橼酸铋钾的作用,不宜同时服用。

2. 与四环素同服可影响后者的吸收。

3. 不得与牛奶同服。

【注意事项】

1. 当怀疑有消化性溃疡时,治疗前应排除恶性肿瘤,应尽早通过 X 线、内镜检查确诊,以免治疗不当。

2. 血铋浓度超过 100ng/ml 有发生神经毒性的危险,因此不可大剂量长期服用,服药期间不宜服用其他铋剂。

3. 肝肾功能不全患者用量酌减。

【FDA 妊娠 / 哺乳分级】

孕妇:禁用。

哺乳期妇女:在哺乳期内使用该药,应暂停哺乳。

【用药实践】

药物过量的处理:应急救、洗胃、重复服用活性炭悬浮液及轻泻药,同时检测血、尿中铋浓度及肾功能,对症治疗。如发生了铋性脑病,应立即停药,加服地塞米松和金属络合物,可加快脑病康复。当血铋浓度过高并伴有肾功能紊乱时,可用 2- 巯基琥珀酸或 2- 巯基丙磺酸络合疗法进行治疗,严重肾衰者需进行血液透析。

## 胶体果胶铋 Colloidal Bismuth Pectin

【其他名称】

碱式果胶酸铋钾、安特、华纳福

【药物特征】

胶体果胶铋是一种胶态铋制剂,为生物大分子果胶酸与金属铋离子及钾离子形成的盐。口服后在胃酸环境中具有较强的胶体特性,可在胃黏膜上形成一层牢固的保护膜,与受损黏膜的黏附呈高度选择性,且对消化道出血有止血作用,因此对消化性溃疡和慢性胃炎有较好的治疗作用。与其他铋剂相比,胶体特性好,特性黏数是枸橼酸铋钾的 7.4 倍,特异性聚集在受伤组织中的能力是枸橼酸铋钾的 1.4 倍;同时由于铋剂可杀灭幽门螺杆菌,有利于提高溃疡的愈合率和降低复发率。

口服后在胃肠道吸收甚微,血药浓度极低,大部分药物随粪便排出体外,痕量吸收的铋主要分布于肾脏,通过肾脏经尿液排出。

【适应证】

用于治疗慢性结肠炎、溃疡性结肠炎、肠易激综合征、消化性溃疡及慢性胃炎。

【剂型与特征】

主要有胶囊剂。胶囊剂剂量准确、含量均匀、化学稳定性好、便于携带、服用方便。

【用法用量】

成人每次 120~150mg(以含铋计),每日 4 次,于三餐前 1 小时及晚上临睡前服用,疗程一般为 4 周。治疗消化道出血时,将胶囊内药物取出,用水冲服,将日剂量一次服用。

**【不良反应】**

毒副作用低,偶可出现恶心、便秘等消化道症状。长期用药期间可出现黑褐色无光泽大便,但无其他不适,属正常现象,停药后可消失。

**【禁忌证】**

1. 对胶体酒石酸铋过敏者禁用。

2. 严重肾功能不全者。

**【药物相互作用】**

1. 不宜与制酸药同时服用,否则会降低药效。

2. 不得与牛奶同服。

3. 与 $H_2$ 受体阻滞药同时服用该药,会降低该药的药效。

**【注意事项】**

1. 如服用过量或出现严重不良反应,应立即就医。

2. 过敏体质者慎用。

3. 儿童必须在成人监护下使用。

**【FDA 妊娠 / 哺乳分级】**

孕妇:禁用

哺乳期妇女:在哺乳期内使用该药,应暂停哺乳。

**【用药实践】**

1. 警惕铋中毒 服用胶体酒石酸铋后,粪便可呈无光泽的黑褐色,但无其他不适,当属正常反应,停药后 1~2 天内粪便色泽转为正常。

服用胶体酒石酸铋期间不得服用其他铋制剂,且不宜长期大量服用;否则易出现铋中毒,表现为皮肤为黑褐色,须立即停药并作适当处理。

2. 良好的胃肠黏膜保护剂 与果胶铋和枸橼酸铋不同,该药既能在酸性胃液中形成稳定胶体也能在碱性肠液中形成稳定的胶体,能够在胃、肠黏膜上形成保护膜,有利于溃疡的愈合和炎症的消除,且能刺激黏膜上皮细胞分泌黏液,加强对黏膜的保护和杀灭幽门螺杆菌的作用,是治疗难治性溃疡性结肠炎、慢性结肠炎、肠易激综合征等肠道疾病的特效药物。

### (三)柱状细胞稳定剂

柱状细胞稳定剂是一类具有促进上皮细胞分裂、增殖和修复功能的药物,最终促进胃上皮柱状细胞更新和抵抗黏膜损害,用于胃溃疡和慢性萎缩性胃炎深层损害可促进愈合质量。

## 替普瑞酮 Teprenone

【其他名称】

施维舒

【药物特征】

替普瑞酮是一种萜烯类化合物,具有保护胃黏膜及促进溃疡愈合的作用。能激活葡萄糖胺合成酶,促进胃黏膜微粒体中糖脂中间体的生物合成,进而加速胃黏膜再生和胃黏液层中主要的黏膜修复因子即高分子糖蛋白的合成,提高黏液中的磷脂浓度,从而提高黏膜的防御功能。此外,尚可增加胃黏膜前列腺素的含量、增加胃黏膜血流、抑制胃黏膜中的脂质过氧化,但不影响胃液分泌和胃运动的正常功能,对盐酸、酒精和非甾体抗炎药所致溃疡有细胞保护作用。

健康成年人口服后迅速经胃肠道吸收,5 小时和 10 小时处血药浓度呈现双峰,溃疡患者餐前 30 分钟或餐后 30 分钟内服用本药 150mg,其血药浓度曲线下面积比空腹时大 30~45 倍,故常餐后 30 分钟内用药。替普瑞酮在消化道、肝、肾等组织中的分布浓度高于血药浓度,其中胃内溃疡部位的平均浓度较周围组织约高 10 倍;在肝脏中代谢极少,84.8% 以原形排出。服药 3 日内给药量的 27.7% 由呼吸道排出,4 日内给药量的 22.7% 经肾排泄,29.3% 随粪便排泄。

【适应证】

用于急性胃炎、慢性胃炎加重期、胃黏膜病变(如糜烂、出血、潮红、浮肿等)、胃溃疡的改善。

【剂型与特征】

仅有胶囊剂,避光、密闭保存于阴凉处。

【用法用量】

通常每次 50mg,每日 3 次,餐后 30 分钟内口服。

【不良反应】

1. 消化系统 可见便秘、腹胀、腹泻、口渴、恶心、腹痛等,也可出现转氨酶、谷氨酰转肽酶和碱性磷酸酶等升高及黄疸出现。

2. 神经系统 可出现头痛。

3. 皮肤 可出现皮疹和全身瘙痒等症状。

4. 其他可见血清总胆固醇升高、眼睑发红或热感、血小板减少等症状。

【禁忌证】

对替普瑞酮过敏患者禁用。

【药物相互作用】

尚不明确。

【注意事项】

1. 当怀疑有消化性溃疡时,治疗前应排除恶性肿瘤,应尽早通过 X 线、内镜检查确诊,以免治疗不当。

2. 儿童、孕妇和哺乳期妇女慎用,老年人应减量使用。

【FDA 妊娠 / 哺乳分级】

X 级

【用药实践】

1. 老年人用药 老年人的生理代谢功能有所降低,故需减量给药。

2. 替普瑞酮与胃炎 对各种胃黏膜炎性损伤(*Hp* 相关、NSAIDs 药物相关、门静脉高压性胃病及萎缩性胃炎等)都有较好的临床疗效。

## L- 谷氨酰胺 Glutamine

【其他名称】

新麦林、安凯舒

【药物特征】

L- 谷氨酰胺作为一种非必需氨基酸,对胃肠黏膜上皮成分己糖胺及葡萄糖胺的生化合成有促进作用,也能促进黏蛋白的合成分泌,因此对胃肠黏膜损伤有修复和保护作用,并能抑制由非甾体抗炎药引起的溃疡,同时不影响非甾体抗炎药的吸收。作为营养类药物,主要在胃肠溃疡组织局部发挥作用,因此极少发生不良反应。

【适应证】

用于胃炎、消化性溃疡,可明显缓解临床症状,并有较好的预防溃疡复发的作用。

【剂型与特征】

1. 胶囊剂,避光、密闭保存于阴凉处,不可掰开服用。

2. 颗粒剂,避光、密闭保存于阴凉处,以适量温开水冲服。

3. 复方谷氨酰胺(麦滋林等)颗粒剂及胶囊剂 含谷氨酰胺和呱仑酸钠(或称薁磺酸钠),呱仑酸钠可持久直接作用于消化道内的炎性黏膜,具有抗炎作用,并能抑制炎性细胞释放组胺;谷氨酰胺对胃肠溃疡组织有修复和保护作用,二者联用有利于溃疡的愈合和形成保护性因子。

【用法用量】

成人一般每日 1.5~2.5g,分 3~4 次餐前口服,剂量可随年龄与症状适当增减。

【不良反应】

不良反应少而轻微,有时可出现便秘、腹泻、腹胀、恶心、呕吐等,其他可见颜面潮红。严重不良反应有皮疹、荨麻疹及转氨酶、碱性磷酸酶、γ- 谷氨酰转肽酶、乳酸脱氢酶等肝功异常。

【禁忌证】

1. 对 L- 谷氨酰胺过敏患者禁用。

2. 严重肝硬化病人，血氨增加会诱发肝性脑病，因此 L- 谷氨酰胺不适用于伴有严重肝脏疾病的患者。

【药物相互作用】

不影响其他药物的代谢。

【注意事项】

1. 当怀疑有消化性溃疡时，治疗前应排除恶性肿瘤，应尽早通过 X 线、内镜检查确诊，以免治疗不当。

2. 老年人及肾功能不全患者应酌情减量使用；儿童和哺乳期妇女慎用。

3. 能增加肠道对钠和氯的吸收，进而增加肠道对水的吸收，便秘患者长期用药时尤其应警惕便秘症状可能加重。

【FDA 妊娠 / 哺乳分级】

C 级。

【用药实践】

L- 谷氨酰胺在高温及酸性环境下可发生分解，因此应阴凉处保存，服药时避免同时摄入加热及含酸量高的食物，颗粒剂易直接吞服，服药前后避免或减少水的摄入，有利于保证疗效。

## 伊索拉定 Irsogladine

【其他名称】

艾索拉丁、恒至、科玛诺、维舒龙。

【药物特征】

伊索拉定能提高胃黏膜细胞内 cAMP、前列腺素、还原型谷胱甘肽及黏液糖蛋白含量，因此可增强胃黏膜上皮细胞间的结合,抑制上皮细胞间隙的增大和细胞的脱落,增强胃黏膜细胞的稳定性,增加胃黏膜血流量,抑制有害物质透过黏膜而加强细胞防御作用。

口服 40mg,吸收迅速,约 3.5 小时达血药浓度峰值(约为 154ng/ml),连续用药未见蓄积性;半衰期长,约为 150 小时,代谢物几无药理活性,大部分随粪便排泄,小部分随尿排泄,80 小时内自尿中排泄量为用药量的 7%。

【适应证】

用于胃溃疡及改善急性胃炎及慢性胃炎急性发作期的胃黏膜糜烂、出血、充血、水肿等症状。

【剂型与特征】

仅有片剂,避光、密闭保存于阴凉处,可掰开服用。

【用法用量】

成人每日 4mg,分 1~2 次口服,随年龄和症状不同,剂量可适当增减。老年患者应从每日 2mg 剂量开始服用,并酌情调整剂量。

【不良反应】

不良反应可见恶心、呕吐、腹泻、便秘、头晕等,也可出现 ALT、AST、γ-GPT、ALP 和 LDH 轻度可逆性升高。偶有皮疹,应及时停药,极少数患者还可出现胸部压迫感和失眠。

【禁忌证】

对伊索拉定过敏患者禁用。

【药物相互作用】

不影响其他药物的代谢。

【注意事项】

1. 当怀疑有消化性溃疡时,治疗前应排除恶性肿瘤,应尽早通过 X 线、内镜检查确诊,以免治疗不当。

2. 老年人和肝功能不全患者应酌情减量使用;儿童、孕妇和哺乳期妇女慎用。

【FDA 妊娠/哺乳分级】

孕妇：尚不明确。

哺乳期妇女：尚不明确。

【用药实践】

伊索拉定不影响胃酸分泌，与其他药物相比，更适合慢性胃炎的治疗，尤其是萎缩性胃炎。

## （四）其他类

### 瑞巴派特 Rebamipide

【其他名称】

膜固思达、为快乐

【药物特征】

瑞巴派特属新型的胃黏膜保护剂，主要的药理作用为：抗氧化而降低脂质过氧化产生的自由基所致的胃黏膜损伤；阻止幽门螺杆菌黏附至胃上皮细胞及降低 $Hp$ 产生细胞因子的作用而减少 $Hp$ 的感染；抑制炎性细胞浸润。使用后可明显增加胃黏液量、胃黏膜血流及胃黏膜前列腺素的合成，促进胃黏膜的再生，对组胺、非甾体抗炎药、胆汁酸、酒精等刺激引起的胃黏膜损伤有保护作用，但对基础胃酸和刺激性胃酸的分泌无抑制作用。

口服吸收较好，但餐后吸收较缓慢，0.5~4 小时达血药浓度峰值，即使透析患者连续用药后亦无蓄积性。在胃及十二指肠分布良好，血浆蛋白结合率为 98% 以上，半衰期约为 2 小时，大部分以原形经尿排出。

【适应证】

用于胃溃疡，及改善急性胃炎及慢性胃炎急性发作期的胃黏膜糜烂、出血、充血、水肿等症状。

【剂型与特征】

1. 片剂，避光、密闭保存于阴凉处，可掰开服用。

2. 胶囊剂密封保存，整粒吞服。

【用法用量】

成人通常每次 0.1g，每日 3 次，早、晚及睡前口服。

【不良反应】

不良反应发生率低，可见：

1. 血液系统　严重者可出现白细胞和血小板减少。

2. 神经系统　可引起肢体麻木、眩晕和嗜睡等。

3. 消化系统　可引起腹胀、腹痛、腹泻、便秘、恶心、嗳气、味觉异常和口渴等，严重者可出现 ALT、AST、ALP 和 γ-GPT 上升等肝功异常。

另外还可出现皮疹、荨麻疹、乳房胀痛、乳汁分泌、月经异常、水肿等。

【禁忌证】

对瑞巴派特过敏患者禁用。

【药物相互作用】

未见相关报道

【注意事项】

1. 当怀疑有消化性溃疡时，治疗前应排除恶性肿瘤，应尽早通过 X 线、内镜检查确诊，以免治疗不当。

2. 老年人应酌情减量使用；儿童、孕妇和哺乳期妇女慎用。

3. 出现血细胞减少和肝功能异常等严重不良反应时应立即停药，并进行适当治疗。

【FDA 妊娠 / 哺乳分级】

孕妇：尚不明确。

哺乳期妇女：尚不明确。

【用药实践】

不推荐瑞巴派特单独用于 *Hp* 感染引起的胃炎。对有急性表现如中性粒细胞浸润的胃黏膜炎性损害患者，可选用具有抗氧化作用的瑞巴派特。

# 硫糖铝 Sucralfate

【其他名称】

胃溃宁、素得、卫迪、迪先。

【药物特征】

硫糖铝是蔗糖硫酸酯的碱式铝盐,在酸性条件下可解离成带负电荷的八硫酸蔗糖,并聚合成不溶性胶体,与溃疡病灶的结合有选择性,是正常黏膜亲和力的6~7倍;与溃疡或炎性部位黏膜处带正电荷的渗出蛋白质络合后形成保护膜,覆盖在溃疡面上而起保护作用,从而有利于黏膜的再生和溃疡的愈合;同时还能络合胃蛋白酶,使其活性下降约30%;刺激胃黏膜前列腺素 E 和 $HCO_3^-$ 合成,改善胃黏膜血流,加速胃黏膜修复作用;提高溃疡组织处表皮生长因子水平,促进溃疡愈合。以上作用共同发挥胃黏膜保护作用。

口服后可释放出铝离子和硫酸蔗糖复合离子,仅2%~5%的硫酸蔗糖被吸收,并由尿液排出;主要在胃黏膜处发挥局部保护作用,口服后作用持续时间约5小时,大部分由粪便排出。

【适应证】

用于胃炎及胃和十二指肠溃疡的治疗。

【剂型与特征】

有分散片、混悬液、颗粒剂、咀嚼片、混悬凝胶、胶囊。

1. 硫糖铝分散片和胶囊剂　剂量准确、含量均匀、化学稳定性好、便于携带、服用方便等。

2. 硫糖铝颗粒剂　携带方便,在使用时用水化服后,具有吸收快,生物利用度高、使用方便,尤其适合于儿童。

3. 硫糖铝混悬液　服用方便、起效迅速、生物利用度高、临床疗效好等优点,特别适用于儿童、老年人以及吞服药困难的患者。硫糖铝混悬凝胶除了具有混悬液的特点外,还可在服用后可形成如果冻状的凝胶,该凝胶可覆盖在溃疡的表面,有利于防止胃酸对溃疡进一步的攻击。

【用法用量】

1. 活动性胃及十二指肠溃疡　该药应空腹给药,每次 1g,每天 3~4 次,餐前 1 小时及睡前服用,用药 4~6 周。凝胶剂和混悬剂服用时需摇匀。片剂嚼碎或研成粉末后服下能发挥最大效应,连续应用不宜超过 8 周。

2. 预防十二指肠溃疡的复发　每次 1g,每天 2 次。

【不良反应】

常见不良反应为便秘,少见或偶见口干、皮疹、瘙痒、头晕及失眠等。长期及大量使用可引起低磷血症,出现骨软化病。

【禁忌证】

习惯性便秘患者及对硫糖铝过敏患者禁用。

【药物相互作用】

1. 抗酸药、抑酸药及碱性药物可干扰硫糖铝的药物效应,硫糖铝也可减少西咪替丁、苯妥英钠、华法林、各种维生素、氟喹诺酮或地高辛的吸收,合用时注意错开服药时间。

2. 可干扰脂溶性维生素 A、D、E、K 的吸收。

3. 可与多酶片中的胃蛋白酶络合,硫糖铝所含铝离子亦可与四环素形成螯合物,合用时应间隔开来。

【注意事项】

1. 当怀疑有消化性溃疡时,治疗前应排除恶性肿瘤,应尽早通过 X 线、内镜检查确诊,以免治疗不当。

2. 肾功能不全患者及儿童慎用。

3. 可引起血铝升高及低磷血症,长期应用不宜超过 8 周,且患有甲状腺功能亢进、佝偻病的病人应警惕低磷血症的发生。

【FDA 妊娠 / 哺乳分级】

B 级 /L2 级。

【用药实践】

1. 药理作用与胃液 pH 的关系　硫糖铝对胃黏膜的附着作用与局部的 pH 有明显关系,其黏附于溃疡面的最佳 pH 为 2~3,当 pH>4 时,这种黏附作用减弱。因此,在酸性环境中起保护胃、十二指肠黏膜作用,故不宜与碱性药合用。对于高酸状态所致胃溃疡,宜首选有制酸或抑制胃蛋白酶作用的硫糖铝。

2. 用药注意事项　对严重十二指肠溃疡效果较差,用药之前应检查胃溃疡的良恶性;短期治疗即可使溃疡完全愈合,但愈合后仍可能复发,故治疗收效后,应继续服药数日,以免复发。

3. 副作用的缓解　出现便秘时可加服少量镁剂等轻泻剂;胃痛剧烈的患者可用适量抗胆碱药,如溴丙胺太林等合用。

（赵源浩　刘凤喜）

## 参 考 文 献

1. 陈新谦,金有豫,汤光. 新编药物学. 第 17 版. 北京:人民卫生出版社, 2011.

2. 国家药典委员会. 中华人民共和国药典临床用药须知. 2010 年版. 北京:中国医药科技出版社,2011.

3. 张磊,许建明. 幽门螺杆菌感染处理共识解读及实施意见. 安徽医学, 2016,37(11):1319-1323.

4. 中华消化杂志编委会. 消化性溃疡诊断与治疗规范. 中华消化杂志, 2016,36(8):508-513.

5. 中华医学会消化病学分会. 2014 年中国胃食管反流病专家共识意见. 胃肠病学,2015,20(3):155-168.

6. 刘波,姚鸿萍. 临床常用质子泵抑制剂的研究进展. 西北药学杂志, 2014,29(3):328-332.

7. 朱珠,蔡乐. 质子泵抑制剂的安全性与合理应. 药物不良反应杂志, 2005,2:81-90.

# 第三章　胃肠解痉药和助消化药

## 第一节　胃肠解痉药

### 一、药物治疗概论

胃肠解痉药又称抑制胃肠动力药，主要为 M 受体拮抗药，包括颠茄生物碱类及其衍生物和大量人工合成代用品；钙拮抗剂是一类新型的胃肠解痉药，通过限制 $Ca^{2+}$ 跨平滑肌细胞膜进入细胞内或改变神经递质的释放而抑制胃肠道平滑肌的运动功能。

本类药物的主要作用机制是减弱胃肠道的蠕动功能，松弛食管和胃肠道括约肌，从而减慢胃的排空和小肠转运，减弱胆囊收缩和降低胆囊压力；减弱结肠的蠕动，减慢结肠内容物的转运。但胃肠道痉挛的原因比较复杂，常掩盖一些急性疾病，故使用时应提高警惕。

### 二、药物使用精解

#### 阿托品 Atropine

【其他名称】

迪善，颠茄碱。

【药物特征】

阿托品为 M 受体阻断剂，具有松弛内脏平滑肌的作用，从而解除平滑肌痉挛，缓解或消除胃肠平滑肌痉挛所致的绞痛，对膀胱逼尿肌、胆管、输尿管、支气管都有解痉作用,但对子宫平滑肌的影响较小,虽然可通过血脑屏障,但对胎儿无明显影响,也不抑制新生儿呼吸,这种作用与平滑肌的功能状态有关。治疗剂量时,对正常活动的平滑肌影响较小,但对过度活动或痉挛的内脏平滑肌有显著的解痉作用。大剂量可抑制胃酸分泌,但对胃酸浓度、胃蛋白酶和黏液的分泌影响很小。随着用药剂量的增加可依次出现如下反应:腺体分泌减少、瞳孔扩大和调节麻痹、心率加快、膀胱和胃肠道平滑肌的兴奋性降低、胃液分泌抑制;中毒剂量则出现中枢症状。该药对心脏、肠和支气管平滑肌的作用比其他颠茄生物碱更强更持久。麻醉前用药可减少麻醉过程中支气管黏液分泌,预防手术后引起肺炎,并可消除吗啡对呼吸的抑制。经眼给药时,可阻断眼部 M 胆碱受体,从而使瞳孔括约肌和睫状肌松弛,形成扩瞳。该药易通过生物膜,自胃肠道及其他黏膜吸收,也可经眼吸收,少量从皮肤吸收。口服单次剂量,1 小时后达血药峰浓度。注射给药作用出现较快,肌内注射 2mg,15~20 分钟后即达血药峰浓度。吸收后广泛分布于全身组织,血浆蛋白结合率为 50%。该药可通过血脑屏障,在 0.5~1 小时内中枢神经系统达到较高浓度。也能通过胎盘进入胎儿循环。该药除对眼的作用持续 72 小时外,其他所有器官的作用维持约 4 小时。部分在肝脏代谢,约 80%经尿排出,其中约 1/3 为原形,其余为水解后与葡萄糖醛酸结合的代谢物。消除半衰期为 2~4 小时。

【适应证】

1. 用于各种内脏绞痛　对胃肠道绞痛、膀胱刺激症状(如尿频、尿急等)疗效较好,但对胆绞痛或肾绞痛疗效较差。

2. 用于迷走神经过度兴奋所致的窦房结传导阻滞、房室传导阻滞等缓慢性心律失常,也可用于继发于窦房结功能低下而出现的室性异位节律。

3. 用于抗休克:

（1）改善微循环,治疗严重心动过缓、晕厥合并颈动脉窦发射亢奋以及Ⅰ度房室传导阻滞。

（2）治疗革兰阴性杆菌引起的感染中毒性休克（中毒性痢疾休克、肺炎休克等）。

4. 作为解毒剂,可用于锑剂中毒引起阿 - 斯综合征、有机磷中毒、氨基甲酸酯类农药中毒、急性毒蕈碱中毒、乌头中毒、钙通道阻滞药过量引起的心动过缓。

5. 用于麻醉前抑制腺体分泌,特别是呼吸道黏液分泌。

6. 可减轻帕金森病患者的强直及震颤症状,并能控制其流涎及出汗过多。

7. 眼用制剂可用于:

（1）葡萄膜炎（包括巩膜睫状体炎）。

（2）检查眼底前,儿童验光配镜屈光度检查前及白内障手术前后的散瞳。

（3）弱视和斜视的压抑疗法。

8. 用于肠易激综合征（镇静或食物疗法无效后）、胃肠道 X 线造影,并可作为治疗消化性溃疡的辅助用药。

【剂型与特征】

有片剂、注射液、滴眼剂、眼膏剂、眼用凝胶等。

剂型不同,其治疗的疾病类型不同。片剂主要用于镇痛、消化性溃疡的辅助治疗;注射剂主要用于紧急情况下的镇痛、抗休克、解毒治疗;滴眼剂、眼膏剂、眼用凝胶均用于葡萄膜炎、眼底检查、弱视和斜视的治疗,其中与滴眼剂相比,眼膏剂和眼用凝胶剂在病变部位保留时间长、疗效发挥时间长,给药次数少,患者顺应性好。

【用法用量】

1. 口服成人常用量　一次 0.3~0.6mg,一日 3 次。极量:一次 1mg,一日 3mg。小儿常用量:按体重 0.01mg/kg,每 4~6 小时一次。

2. 皮下、肌内或静脉注射　成人常用量一次 0.3~0.5mg，一日 0.5~3mg；极量：一次 2mg。

3. 抗心律失常　成人静脉注射 0.5~1mg，按需可 1~2 小时一次，最大用量为 2mg。小儿按体重静注 0.01~0.03mg/kg。

4. 解毒

（1）用于锑剂引起的阿 - 斯综合征，静脉注射 1~2mg，15~30 分钟后再注射 1mg，如患者无发作，按需每 3~4 小时皮下或肌内注射 1mg。

（2）用于有机磷中毒时，肌注或静注 1~2mg（严重有机磷中毒时可加大 5~10 倍），每 10~20 分钟重复，直到青紫消失，继续用药至病情稳定，然后用维持量，有时需 2~3 天。

5. 抗休克改善微循环　成人一般按体重 0.02~0.05mg/kg，用 50% 葡萄糖注射液稀释后于 5~10 分钟静注，每 10~20 分钟一次，直到患者四肢温暖，收缩压在 10kPa（75mmHg）以上时，逐渐减量至停药。小儿按体重静注 0.03~0.05mg/kg。

6. 麻醉前用药　成人术前 0.5~1 小时肌注 0.5mg，小儿皮下注射用量为：体重 3kg 以下者为 0.1mg，7~9kg 为 0.2mg，12~16kg 为 0.3mg，20~27kg 为 0.4mg，32kg 以上为 0.5mg。

（1）感染中毒性休克：成人静注一次 1~2mg，小儿 0.02~0.05mg/kg；15~30 分钟一次，2~3 次后未好转可增量，至病情好转即减量或停药。

（2）锑剂引起的阿 - 斯综合征：重症心律失常时，静注 1~2mg（以 5%~25% 葡萄糖液 10~20ml 稀释），同时肌注或皮下注射 1mg，15~30 分钟后再静注 1mg，如无发作，改为每 3~4 小时肌注或皮下注射 1mg，48 小时后再无发作，可逐渐减量，至停药。

（3）有机磷农药中毒：与解磷定等合用，每次皮下注射 0.5~1mg，隔 30~50 分钟一次；严重中毒，每次静注 1~2mg，隔 15~30 分钟一次，至病情稳定后，逐渐减量并改用皮下注射。单用阿托品时，轻度中度每次皮下注射 0.5~1mg，隔 30~120 分钟一次；

中度中毒每次皮下注射 1~2mg, 隔 15~30 分钟一次; 重度中毒, 即刻静注 2~5mg, 以后每次 1~2mg, 隔 15~30 分钟一次, 根据病情逐渐减量和延长间隔时间。

【不良反应】

1. 常见的有便秘、出汗减少、口鼻咽喉干燥、视力模糊、皮肤潮红、排尿困难(尤其是老年患者), 口干(特别是男性)。

2. 少见的有眼压升高、过敏性皮疹或疱疹。

3. 眼部用药后可出现皮肤黏膜干燥发热、面部潮红、心动过速、视物模糊、短暂的眼部灼烧感和刺痛、畏光、眼睑肿胀等; 少数患者眼睑出现瘙痒、红肿、结膜充血等过敏反应。

4. 用药过量可出现: 动作笨拙不稳、神志不清、抽搐、幻觉、谵妄(多见于老年患者)、呼吸短促与困难、言语不清、心跳异常加快、易激动、神经质、坐立不安(多见于儿童)等。

【禁忌证】

1. 对阿托品或其他抗胆碱药过敏者。

2. 青光眼患者。

3. 前列腺增生患者。

4. 高热患者。

5. 急性五氯酚钠中毒者。

6. 重症肌无力患者。

【药物相互作用】

1. 与异烟肼合用时, 其抗胆碱作用增强。

2. 与盐酸哌替啶合用, 有协同解痉和止痛作用。

3. 与奎尼丁合用, 可增强该药对迷走神经的抑制作用。

4. 与胆碱酯酶复活物(碘解磷定、氯解磷定)合用, 两药具有协同作用, 合用时需减少本药的用量和不良反应, 增强治疗有机磷中毒的疗效。

5. 抗组胺药可增强该药的外周和中枢效应, 也可加重口干后一过性声音嘶哑、尿潴留及眼压增高等不良反应。

6. 氯丙嗪可增强该药所致的口干、视物模糊、尿潴留及促发青光眼等不良反应。

7. 与金刚烷胺、吩噻嗪类药、扑米酮、普鲁卡因胺、三环类抗抑郁药合用，可增强该药的不良反应。

8. 与碱化尿液的药物(包括含镁或钙的制酸药、碳酸酐酶抑制药、碳酸氢钠、枸橼酸盐等)合用时，该药的排泄延迟，作用时间和毒性增加。

9. 与单胺氧化酶抑制药，如呋喃唑酮、丙卡巴肼等合用时，可发生兴奋、震颤或心悸等不良反应，必要合用时该药应减量。

10. 该药可增加地高辛、维生素 $B_2$、镁离子的吸收。该药中毒忌用硫酸镁导泻。

11. 该药可加重胺碘酮所致的心动过缓。

12. 普萘洛尔可拮抗该药所致的心动过速。

13. 地西泮、苯巴比妥钠可拮抗该药的中枢兴奋作用。

14. 含重金属离子的药物与该药合用易产生沉淀或变色反应，从而减弱该药的药效。

15. 可拮抗丹参、人参的降压作用，且可部分拮抗罗布麻的降压作用。

16. 可解除槟榔中毒所致的毒蕈碱反应。

17. 可拮抗巴豆所致的肠痉挛的作用。

18. 可抑制麻黄碱的升压和发汗作用。

19. 可缓解大黄所致的腹痛和腹泻的作用。

20. 可使左旋多巴吸收量减少。

21. 在使用该药的情况下，舌下含服硝酸甘油、戊四硝酸酯、硝酸异山梨酯的作用可减弱。因该药阻断 M 受体，减少唾液分泌，使舌下含服的硝酸甘油等崩解减慢，从而影响其疗效。

22. 甲氧氯普胺对食管下端括约肌的影响与该药相反，该药可逆转甲氧氯普胺引起的食管下端张力升高；反之，甲氧氯普胺可逆转该药引起的食管下端张力降低。

23．抗酸药能干扰该药的吸收，故两药合用应分开服用。

24．用药时饮酒可明显影响患者的注意力，因合用时两者的中枢抑制作用相加。

【注意事项】

1．对其他颠茄生物碱不耐受者，对本品也不耐受。

2．孕妇静脉注射阿托品可使胎儿心动过速。

3．可分泌入乳汁，并有抑制泌乳作用。

4．婴幼儿对该药的毒性反应极为敏感，特别是痉挛性麻痹与脑损伤的儿童，反应更强；环境温度较高时，因闭汗有体温急骤升高的危险，治疗时应严密观察。

5．老年人易发生抗 M 胆碱样不良反应，如排尿困难、便秘、口干（特别是男性），也易诱发青光眼，一旦发生应停药。阿托品对老年人尤其导致汗液分泌减少，影响散热，故夏季慎用。所以建议 60 岁以上的老年人慎用该药。

6．下列情况应慎用：

（1）20 岁以上患者存在潜在隐性青光眼时，使用该药有诱发的危险。

（2）心脏疾病患者，尤其是心律失常、充血性心力衰竭、冠心病、左心房瓣狭窄等患者慎用。

（3）患有反流性食管炎、胃幽门梗阻、食管与胃的运动减弱、下食管括约肌松弛（因该药可使胃排空延迟，从而导致胃潴留，并增加胃 - 食管反流）等疾患的患者慎用。

（4）溃疡型结肠炎患者（该药用量大时，肠蠕动减弱，可导致麻痹性肠梗阻，并可诱导或加重中毒性巨结肠症）慎用。

（5）脑损害者（尤其是儿童）慎用。

（6）腹泻患者慎用。

（7）胃溃疡患者慎用。

（8）发热患者慎用。

（9）角膜穿孔或有穿孔倾向的角膜溃疡患者慎用该药眼用制剂。

【FDA 妊娠 / 哺乳分级】

C 级。

孕妇：孕妇静脉注射该药可使胎儿心动过速，孕妇使用应权衡利弊。

哺乳期：可分泌入乳汁，并有抑制泌乳的作用。

【用药实践】

1. 用于眼部

（1）由于使用该药治疗儿童屈光不正时可出现毒性反应，故儿童用药宜选用眼膏，或浓度较低的滴眼液，如选用 0.5% 的溶液而不用 1% 的溶液，以减少全身性吸收；用药后立即将过多的药液或药膏拭去；滴眼时压迫泪囊部以防吸收中毒。

（2）该药用于验光时因其作用持续过长，扩瞳可维持 1~2 周，调节麻痹可维持 2~3 日，故现已被作用持续时间较短的合成代用品取代。只有儿童验光配镜时仍用，因儿童的睫状肌调节功能较强，须发挥充分的调节麻痹作用。

（3）用药后可出现视物模糊，尤其是看近物，这时应避免驾驶、操作机器和进行其他任何有危险的活动。

（4）使用眼用制剂后瞳孔散大畏光，可在阳光和强烈灯光下戴太阳镜。

（5）该药长期滴眼引起局部过敏反应时，应立即停药，改用后马托品或东莨菪碱。

2. 用药过量及解救

（1）一般情况下，该药口服极量为一次 1mg；皮下或静脉注射极量为一次 2mg。用于抢救感染性中毒休克，治疗锑中毒引起的阿 - 斯综合征和有机磷中毒时，治疗有机磷中毒时初量宜大，2~10mg 静脉给入，每隔 10~20 分钟 1 次。使之达到有效阿托品化，即出现瞳孔中度散大、面颊潮红、口干、心率加快、轻度不安等症状,此为正常治疗反应。治疗有机磷中毒所需阿托品剂量、维持量及总量与毒物种类、中毒程度、染毒途径、急救时机、合用的胆碱酯酶复活物、并发症、年龄及个体差异有关,用药期间需密切观察病情变化,及时调整剂量。出现阿托品化现象时(即上述轻度阿托品中毒表现)即减量维持,不可突然停药,以免症状反跳。

(2)用于缓慢性心律失常时,需谨慎调整该药剂量。剂量过大时则引起心率加快,增加心肌耗氧量,并有引起室颤的危险。

(3)中毒症状与口服剂量的关系:① 0.5mg:轻微心率减慢,略有口干及少汗。② 1mg:口干、心率加快、瞳孔轻度扩大。③ 2mg:心悸、显著口干、瞳孔扩大,有时出现视物模糊。④ 5mg:上述症状加重,并有语言不清、烦躁不安、皮肤干燥、发热、小便困难、肠蠕动减少。⑤ 11~100mg:幻听、谵妄。⑥大于100mg:呼吸麻痹。⑦最低致死量成人为80~130mg,儿童为10mg。

(4)用药过量的处理:除洗胃措施外,可给予尼可刹米或注射新斯的明、毒扁豆碱或毛果芸香碱等。新斯的明可皮下注射0.5~1mg,每15分钟一次,直至瞳孔缩小、症状缓解为止。

3. 特殊人群用药　用于幼儿、先天愚型患者、脑损害或痉挛状态患者时,应经常按需调整用量。

## 山莨菪碱 Anisodamine

【其他名称】

654-2。

【药物特征】

山莨菪碱为我国特产茄科植物山莨菪中提取的一种生物碱,通称"654",其天然品为"654-1",人工合成品为"654-2"。该药为 M 胆碱受体阻断药,有明显的外周抗胆碱作用,作用与阿托品相似或稍弱。654-1 与 654-2 的作用与用途基本相同,能使痉挛的平滑肌松弛,并能解除血管痉挛,尤其是微血管,改善微循环。同时具有镇痛作用,扩瞳和抑制腺体分泌,如抑制唾液腺分泌的作用较弱,且极少引起中枢兴奋症状。山莨菪碱能对抗乙酰胆碱引起的肠及膀胱平滑肌收缩和血压下降,并能使在体肠张力降低,作用强度与阿托品近似。其抑制唾液分泌的作用比阿托品强 20 倍,扩瞳作用较阿托品弱 10 倍。从对脑电活动、条件反射及震颤素引起的震颤等中枢作用指标明显,其中枢作用较阿托品弱 6~20 倍。能对抗或缓解不同有机磷毒剂在动物中引起的中毒症状,并提高有机磷化合物的 LD50。口服吸收较差,口服 30mg 后组织内药物浓度与肌内注射 10mg 相近;静脉注射该药后 1~2 分钟起效;半衰期约为 40 分钟。注射后很快从尿中排出,无蓄积作用,对肝肾无损害。

【适应证】

1. 用于缓解胃肠道、胆管、胰管、输尿管等痉挛引起的绞痛。

2. 感染中毒性休克(如爆发型流行性脑脊髓膜炎、中毒性痢疾等)。

3. 用于血管痉挛和栓塞引起的循环障碍(如脑血栓、脑栓塞、瘫痪、脑血管痉挛、血管神经性头痛、血栓闭塞性脉管炎等)。

4. 用于各种神经痛(如三叉神经痛、坐骨神经痛)。

5. 用于眩晕症。

6. 用于抢救有机磷中毒。

7. 用于眼底疾病(如中心性视网膜炎、视网膜色素变性、视网膜动脉血栓等)。

8. 用于突发性耳聋(配合新针疗法可治疗其他耳聋)。

9. 配制成滴眼液可用于因睫状肌痉挛所造成的假性近视。

10. 用于迷走神经兴奋性增高所致的缓慢性心律失常。

【剂型与特征】

有片剂、注射液、滴眼剂、眼膏剂等剂型。

剂型不同，其适应证也不相同：片剂主要用于镇痛、心律失常、眩晕症的治疗，且剂量准确、含量均匀、化学稳定性好、便于携带、服用方便等；注射剂主要用于紧急情况下的解毒、中毒性休克等，且注射剂起效迅速，能较快地发挥作用，并适用于不能口服者，如幼儿、昏迷患者等；滴眼剂和眼膏剂用于眼底疾病、因睫状肌痉挛所造成的假性近视等疾病的治疗，眼膏剂具有在病变部位保留时间长、疗效发挥时间长，给药次数少，患者顺应性好等优点。

【用法用量】

1. 成人

（1）口服给药

1）一般用法：一次 5~10mg，一日 3 次。

2）胃肠道痉挛绞痛：服用该药氢溴酸盐，一次 5mg，疼痛时服用，必要时 4 小时可重复 1 次。

（2）肌内注射

1）一般慢性疾病：一次 5~10mg，一日 1~2 次，可连续用 1 个月以上。

2）严重三叉神经痛：必要时可加大剂量至一次 5~20mg。

（3）静脉注射

1）抢救感染中毒性休克：根据病情决定剂量。一次 10~40mg，必要时每隔 10~30 分钟重复给药，随着病情好转逐渐延长给药间隔时间，直至停药。如病情无好转可加量。

2）血栓闭塞性脉管炎：一次 10~15mg，一日 1 次。

（4）静脉滴注：脑血栓：一日 30~40mg，加入 5% 葡萄糖注射液中滴注。

2. 儿童　静脉滴注：抢救感染中毒性休克：一次 0.3~2mg/kg，其他参照成人剂量。

【不良反应】

不良反应与阿托品相似,但毒性较低。

1. 口干、面红、轻度扩瞳、近视物模糊等。

2. 用量较大时,心率加快、排尿困难等,多在1~3小时内消失。

3. 用量过大时亦有阿托品样中毒症状,可用新斯的明或氢溴酸加兰他敏解除症状。但山莨菪碱排泄快(半衰期为40分钟),无蓄积作用,对肝肾无损害。

4. 极少病例在一次肌内注射5mg后,扩瞳作用特别敏感,视力极度模糊,持续时间接近10天。

【禁忌证】

1. 颅内压增高、脑出血急性期患者。

2. 青光眼患者。

3. 前列腺肥大者。

4. 新发眼底出血者。

5. 恶性肿瘤患者。

6. 孕妇、哺乳期妇女禁用。

【药物相互作用】

1. 盐酸哌替啶与该药合用可增强抗胆碱作用。

2. 可拮抗西沙比利对胃肠道的动力作用。

3. 因该药阻断M受体,减少唾液分泌,可使舌下含化的硝酸甘油、戊四硝酯、硝酸异山梨酯的崩解减慢,从而影响吸收,作用减弱。

4. 与甲氧氯普胺(胃复安)、多潘立酮(吗丁啉)等合用,各自的效用降低。

5. 可拮抗去甲肾上腺素所致的血管痉挛。

6. 可减少抗结核药的肝损害。

7. 可拮抗毛果芸香碱的促分泌作用,但抑制强度低于阿托品。

8. 山莨菪碱可抑制胃肠道蠕动, 使维生素 $B_2$ 在吸收部位的滞留时间延长, 吸收增加。

9. 山莨菪碱可提高中药洋金花麻醉效果, 从而减少洋金花用量和不良反应。

10. 生脉散与山莨菪碱合用可提高心率、强心、扩张冠状动脉、改善血循环和心脏功能, 但对传导阻滞患者慎用。

11. 山莨菪碱与其他抗胆碱药合用可能引起抗胆碱作用相加, 增加不良反应, 合用时可减少用量。

12. 山莨菪碱不宜与地西泮在同一注射器中应用, 为配伍禁忌; 山莨菪碱与多烯磷脂酰胆碱存在配伍禁忌。

【注意事项】

1. 急腹症诊断未明确时, 不宜轻易使用。

2. 夏季用药时, 因其闭汗作用, 可使体温升高。

3. 静滴过程中若出现排尿困难, 对于成人可肌注新斯的明 0.5~1.0mg 或氢溴酸加兰他敏 2.5~5mg, 对于小儿可肌注新斯的明 0.01~0.02mg/kg, 以解除症状。

4. 可延长胃排空时间, 故能增加很多药物的吸收率, 使发生不良反应的危险性增加。

【FDA 妊娠/哺乳分级】

禁用。

【用药实践】

1. 与维生素 K 配伍治疗黄疸　维生素 K 与该药合用治疗黄疸型肝炎, 在降低氨基转移酶、消退黄疸方面优于常规治疗。

2. 过量及解救　剂量过大时可出现阿托品样中毒症状, 如抽搐、昏迷等中枢神经兴奋症状。可用 1% 毛果芸香碱 0.25~0.5ml, 每 15~20 分钟皮下注射一次解救、可用新斯的明或氢溴酸加兰他敏解除症状。

3. 治疗输液外渗和新生儿硬肿症

(1) 有研究表明, 采用山莨菪碱注射液外涂并用硫酸镁治疗输液外渗可取得满意的效果。因山莨菪碱能解除血管痉挛，提高细胞对缺血缺氧的耐受力，从而减少静脉炎及周围组织坏死的发生，且与硫酸镁合用可进一步改善微循环，促进水肿重吸收及止痛。

（2）临床研究发现，在常规治疗基础上，将山莨菪碱注射液涂抹于硬肿处并按摩抚触，对新生儿硬肿症治疗有明显效果。新生儿硬肿症是由寒冷、感染及窒息等多种原因引起的皮肤、皮下脂肪变硬伴水肿的一种新生儿期危急重症，可并发多脏器功能衰竭。其作用机制主要在于山莨菪碱具有扩血管作用，可解除微血管痉挛，改善微循环，防止慢性血管内凝血（DIC）的发生，增加回心血量和搏出量，增加代谢，使体温升高。

## 丁溴东莨菪碱 Scopolamine Butylbromide

【其他名称】

解痉灵、甘美多兰。

【药物特征】

丁溴东莨菪碱为外周抗胆碱药，除对平滑肌有解痉作用外，尚有阻断神经节及神经肌肉接头的作用，但对中枢的作用较弱。对肠道平滑肌的解痉作用较阿托品、山莨菪碱强，能选择性地缓解胃肠道、胆道及泌尿道平滑肌痉挛和抑制其蠕动，而对心脏、瞳孔以及涎腺的影响较小，故很少出现类似阿托品引起的中枢神经兴奋、扩瞳、抑制唾液分泌等不良反应。

口服吸收差，肌注或静注后吸收迅速；静注后 2~4 分钟、皮下或肌内注射后 8~10 分钟、口服后 20~30 分钟起效，药效维持时间约 2~6 小时。有肠肝循环，不易透过血 - 脑脊液屏障。几乎全部在肝脏代谢，主要随粪便排泄，小部分以原形经肾脏排泄。

【适应证】

1. 用于治疗各种病因引起的胃肠道痉挛、胆绞痛、肾绞痛或胃肠道蠕动亢进等；也可用于子宫痉挛。

2. 用于胃、十二指肠、结肠的纤维内镜检查的术前准备，以减少肠道蠕动。

3. 用于内镜逆行胰胆管造影，以抑制术前或术中的肠道蠕动。

4. 用于胃、十二指肠、结肠的气钡低张造影或腹部 CT 扫描，以减少或抑制肠道蠕动。

【剂型与特征】

有片剂、胶囊、注射液、口服溶液等剂型。

片剂和胶囊剂剂量准确、含量均匀、化学稳定性好、便于携带、服用方便等。口服溶液剂具有吸收快，生物利用度高、使用方便，尤其适合于儿童。注射剂给药，起效迅速，能较快地发挥作用，适用于不能口服者，如昏迷患者等。

【用法用量】

1. 成人

（1）口服

1）片剂、胶囊：每次 10~20mg，每天 3~5 次，应整片或整粒吞服。

2）口服溶液剂：每次 10mg，每天 3~5 次。

（2）肌内注射：每次 20~40mg，或每次用 20mg，间隔 20~30 分钟后再用 20mg。急性绞痛发作时给予每次 20mg，每天数次。

（3）静脉滴注：将丁溴东莨菪碱溶于 5% 葡萄糖注射剂或 0.9% 氯化钠注射剂中静脉滴注，每次 20~40mg，或每次用 20mg 间隔 20~30 分钟后再用 20mg。急性绞痛发作时给予每次 20mg，每天数次。

2. 儿童

（1）口服给药

1）婴儿：一次 5mg，一日 3 次。

2）1 岁儿童：一次 5~10mg，一日 3 次。

3）6 岁以上儿童：用量同成人。

（2）肌内注射：婴幼儿严重绞痛时：一次 5mg，一日 3 次。

（3）静脉注射：同肌内注射。

（4）静脉滴注：同肌内注射。

（5）直肠给药：一次剂量 20mg，一日 1~5 次。

【不良反应】

丁溴东莨菪碱的不良反应大多与其抗胆碱特性有关：

1. 可出现口渴、视力调节障碍、嗜睡、心悸、面部潮红、恶心、呕吐、眩晕、头痛等反应。

2. 可降低食管下括约肌（LES）压力，故可加重胃 - 食管反流。

3. 有出现过敏反应者。

4. 大剂量时，易出现排尿困难，甚至有报道出现精神失常。

【禁忌证】

1. 严重心脏病。

2. 器质性幽门狭窄。

3. 麻痹性肠梗阻。

4. 青光眼。

5. 前列腺肥大（甚至尿潴留）。

6. 不宜用于因胃张力低下和胃运动障碍（胃轻瘫）及胃 - 食管反流所引起的上腹痛、胃灼热等症状。

7. 血压偏低患者使用该药注射时，容易引起直立性低血压，所以在应用该药时应注意监测。

【药物相互作用】

1. 注射给药时，三环类抗抑郁药、奎尼丁及金刚烷胺可增强丁溴东莨菪碱的抗胆碱作用。

2. 丁溴东莨菪碱不能与促动力药如多潘立酮、甲氧氯普胺、西沙必利等同用，因可相互拮抗。

3. 与吩噻嗪类药物合用时会增加毒性。

4．注射给药时，与金刚烷胺合用，可增强该药的抗胆碱作用。

5．与三环类抗抑郁药（如阿米替林等）合用时，两者均具有抗胆碱能效应，口干、便秘、视力模糊等不良反应加剧，可使老年患者发生尿潴留，诱发急性青光眼及麻痹性肠梗阻等，故应禁止这两种药物合用。

6．与某些抗心律失常药物，如奎尼丁、丙吡胺等合用时应谨慎。因此类药物具有阻滞迷走神经作用，故能增强本药的抗胆碱能效应，导致口干、视力模糊、排尿困难，老年人尤其容易发生。

7．与拟肾上腺能药物合用，如右旋苯丙胺 5mg 合用时，可增强止吐作用，减少本药的嗜睡作用，但口干更明显。

8．使用本药或其他抗胆碱能药物期间，舌下含化硝酸甘油预防或治疗心绞痛时，因唾液减少使后者崩解减慢，从而影响其吸收，其作用可能会推迟或减弱。

【注意事项】

1．婴幼儿、低血压患者慎用。

2．不宜与碱、碘及鞣酸溶液配伍使用。

3．静注时速度不宜过快。

4．用药中如出现过敏反应，应立即停药。

【FDA 妊娠／哺乳分级】

孕妇：尚不明确。

哺乳期妇女：尚不明确。

【用药实践】

1．使用注意事项　皮下或肌内注射时要避开神经与血管。如需反复注射，不要在同一部位，应左右交叉交替注射；静脉注射时速度不宜过快，注射时一次极量为 20mg。

2．不宜用于胃溃疡　丁溴东莨菪碱可导致胃排空减慢，胃内容物滞留，从而加重溃疡症状，也不宜用于因胃张力低下和

胃运动障碍（胃轻瘫）及胃-食管反流所引起的上腹痛、胃灼热等症状

3. 药物过量和解救措施　药物过量时可引起谵妄、激动不安甚至惊厥、呼吸衰竭乃至死亡，可用拟胆碱药和其他对症处理进行抢救。

## 曲美布汀 Trimebutine

【其他名称】

舒丽启能、诺为。

【药物特征】

曲美布汀为不同于抗胆碱能药物和抗多巴胺药物的胃肠道运动功能调节剂，具有对胃肠道平滑肌的双向调节作用。在胃肠道功能低下时，能作用于肾上腺素能神经末梢的阿片 μ 受体，抑制去甲肾上腺素的释放，从而增加运动节律；在胃肠道功能亢进时，能作用于神经 μ 受体和 κ 受体，从而改善运动亢进状态。本药价格便宜、使用率高、不良反应少，是目前临床使用较为经济、广泛的胃肠解痉药。

健康成年男子口服 0.1g，约半小时后，血药浓度达最大值（32.5~42.3ng/ml），半衰期约为 2 小时；在体内经水解，N 位脱甲基形成结合物后由尿排出，24 小时尿中原形药物排泄率在 0.01% 以下。

【适应证】

用于胃肠道运动功能紊乱引起的食欲不振、恶心、呕吐、嗳气、腹胀、腹鸣、腹痛、腹泻、便秘等症状的改善；也用于肠道易激综合征的治疗。

【剂型与特征】

1. 片剂　口服给药，携带、运输方便，可掰开服用。

2. 胶囊剂　口服给药，携带、运输方便，不可掰开服用。

3. 干混悬剂　方便携带，稳定性好，适合于吞咽困难的患

者,如老人和儿童。凉开水冲服。

【用法用量】

成人每次 0.1~0.2g,每日 3 次,饭前 30 分钟服用,剂量可根据年龄、症状作适当增减。

【不良反应】

一般的不良反应有口渴、口角麻木、腹泻、腹鸣、便秘、心动过速、困倦、眩晕、头痛、皮疹等。严重的不良反应有肝功受损甚至黄疸,发现异常及时停药并做适当处理。

【禁忌证】

对曲美布汀过敏患者禁用。

【药物相互作用】

1. 与普鲁卡因合用时,可对窦房结传导产生相加性抗迷走神经作用,故两药合用时应监测心率和心电图。

2. 与西沙比利合用时,可减弱后者的胃肠蠕动作用。

【注意事项】

老年人生理功能较弱,用药时应减量服用;儿童、妊娠期和哺乳期妇女的用药安全性尚不明确,需慎用。

【FDA 妊娠 / 哺乳分级】

哺乳:L3 级。

【用药实践】

对胃肠道平滑肌有双向调节作用,临床上也常作为一种全胃肠动力调节剂使用,且无胃肠动力药中枢性不良反应和 5-HT$_4$ 受体激动剂导致的心脏不良反应。

## 匹维溴铵 Pinaverium Bromide

【其他名称】

得舒特。

【药物特征】

匹维溴铵为一种对胃肠道平滑肌有高度选择性解痉作用

的钙拮抗药,通过阻断 $Ca^{2+}$ 进入肠壁平滑肌细胞而达到解痉作用,并增加肠道蠕动能力和胆道口括约肌松弛性,但不影响下食管括约肌的压力,也不引起十二指肠反流。与心血管平滑肌细胞的亲和力很低,不会引起血压变化。匹维溴铵是一种高度极化的季铵类化合物,口服吸收率不到 10%,并几乎全部与血浆蛋白结合;口服 0.1g 后 0.5~3 小时达血药浓度峰值,半衰期约为 1.5 小时,几乎全部在肝脏代谢后随粪便排出。

【适应证】

1. 对症治疗与肠道功能紊乱有关的疼痛、排便异常和胃肠不适。

2. 对症治疗与胆道功能紊乱相关的疼痛。

3. 用于钡餐灌肠前准备。

【剂型与特征】

仅有片剂,避光、密闭保存于阴凉处,不可掰开服用。

【用法用量】

切勿咀嚼或嚼碎,应于进餐时整片吞服,不宜躺着或睡前服药。

1. 对症治疗胃肠道及胆道疼痛:每次 50mg,必要时可增加至 100mg,每日 3 次。

2. 钡餐灌肠前准备:检查前 3 天开始用药,每次 100mg,每日 2 次,并检查当天晨服 100mg。

【不良反应】

耐受性良好,少数病人有腹部不适、腹痛、腹泻或便秘,偶见皮疹和瘙痒。

【禁忌证】

1. 对本药及溴化物过敏患者禁用。

2. 小儿、孕妇和哺乳期妇女禁用。

【药物相互作用】

无。

【注意事项】

如非进餐时服药,可能出现胃灼热和吞咽困难,甚至出现食管溃疡,反流性食管炎、消化性溃疡患者慎用。

【FDA 妊娠 / 哺乳分级】

孕妇:尚不明确。

哺乳期妇女:尚不明确。

【用药实践】

无明显的抗胆碱能不良反应,故可用于合并前列腺增生、尿潴留和青光眼的肠易激综合征患者。

（赵源浩　石津意）

# 第二节　助 消 化 药

## 一、治疗药物概论

助消化药是促进胃肠道消化过程的药物,大多数助消化药本身就是消化液的主要成分,在消化液分泌功能不足时可起到替代作用;另外,尚有部分药物可促进消化液分泌,或抑制肠道过度发酵,也可作为消化不良的辅助治疗。

## 二、药物使用精解

### 复方消化酶 Compound Digestive Enzyme

【其他名称】

达吉、贝尔渭、千红怡美。

【药物特征】

复方消化酶是熊去氧胆酸及多种消化酶组成的复方制剂,可共同促进蛋白质、淀粉、脂肪、纤维素的消化与吸收,并能驱除肠内气体,消除腹部胀满。

【适应证】

用于食欲缺乏、消化不良，包括腹部不适、嗳气、早饱、餐后腹胀、恶心、排气过多、脂肪便，也可用于胆囊炎和胆结石及胆囊切除患者的消化不良。

【剂型与特征】

仅有胶囊剂，避光、密闭保存于阴凉处，可打开胶囊后服用，但不可嚼碎。

复方消化酶胶囊（达吉）采用分段崩解技术使三色药片在各段消化道崩解，如白色药片为胃蛋白酶，在胃上部崩解，能分解蛋白质；橙色药片含有木瓜酶、淀粉酶、熊去氧胆酸，药片于胃下部崩解，也分解蛋白质和糖类，促胆汁分泌；绿色药片含有纤维素酶、胰酶、胰脂酶，药片在十二指肠及小肠内崩解，能分解纤维素、糖类、蛋白质和脂肪，从而使酶的活性在各自适宜的pH下发挥最大作用，帮助消化。

【用法用量】

口服，通常每次 1 粒，可根据症状酌情增减，每日 3 次，餐后立刻吞服，对于吞咽困难者或儿童，可打开胶囊壳，将小丸用流质液体冲服，但不可嚼服。

【不良反应】

不良反应少见且轻微，偶有呕吐、泄泻及排软便，口内也可有不适感，可自行恢复。

【禁忌证】

1. 对复方消化酶任何成分过敏者禁用。

2. 急性肝炎、急性胰腺炎及胆道完全闭锁患者禁用。

【药物相互作用】

1. 吸附剂（如活性炭、钙剂、铁剂等）可能影响疗效。

2. 酸性或碱性药物及食物均可降低疗效。

3. 复方消化酶的胰酶成分与阿卡波糖或米格列醇合用时，后者疗效降低。

【注意事项】

1. 含有乳糖,具有半乳糖不耐受症、乳糖酵素缺乏症及葡萄糖、半乳糖吸收不良等遗传性问题的患者不能服用。

2. 服用时可将胶囊打开,但不可嚼碎服用。

3. 儿童必须在成人监护下使用。

【FDA 妊娠 / 哺乳分级】

孕妇:尚不明确。

哺乳期妇女:尚不明确。

【用药实践】

复方消化酶为多种酶的混合物。能在各自适宜的 pH 下发挥作用,在胃肠中能消化蛋白、淀粉和脂肪,也有促进食欲作用,为助消化常用药之一。

## 复方阿嗪米特 Compound Azintamide

【其他名称】

泌特。

【药物特征】

复方阿嗪米特是由阿嗪米特、胰酶、纤维素酶、二甲硅油四种药物组成的复方肠溶片剂。其中每片含阿嗪米特 75mg、胰酶 700mg、纤维素酶 4000 10mg、二甲硅油 50mg。主药之一阿嗪米特为一种强效促进胆汁分泌的药物。阿嗪米特可增加胆汁分泌量,也可增加体内胰酶的分泌量,提高胰酶的消化功能。胰酶内含淀粉酶、蛋白酶和脂肪酶,可以用于改善糖类、脂肪、蛋白质的消化与吸收,恢复机体的正常消化功能。纤维素酶 4000 具有解聚和溶解或切断细胞壁作用,使植物营养物质变为可利用的细胞能量,还具有改善胀气和肠道中菌丛混乱而引起的酶失调作用;二甲硅油有减少气体作用,可使胃肠道的气体减少到最低,从而消除因胃肠道中气胀引起的胃痛,也可以消除消化道中其他器官引起的气胀。

【适应证】

用于因胆汁分泌不足或消化酶缺乏而引起的症状。

【剂型与特征】

仅有肠溶片剂，避光、密闭保存于阴凉处。

【用法用量】

成人每次 1~2 粒，每日 3 次，餐后立马吞服。

【不良反应】

尚未见严重不良反应。

【禁忌证】

肝功能障碍患者、因胆石症引起胆绞痛的患者、胆管阻塞患者、急性肝炎患者及对复方阿嗪米特任何成分过敏患者禁用。

【药物相互作用】

尚未进行该项实验且无可靠参考文献。

【注意事项】

目前尚不明确。

【FDA 妊娠 / 哺乳分级】

尚未进行该项实验且无可靠参考文献。

【用药实践】

用于治疗因肝、胆、胰疾患引起的胆汁分泌不足或消化酶缺乏所导致的食欲缺乏、厌油、腹胀、腹泻、消化不良、嗳气等症状，多种消化不良症；特别适用于胆石症、胆囊炎、慢性胰腺炎、胆囊切除术后以及外科胆石症、胆囊切除术后 T 管引流患者和肝病恢复期的消化不良的治疗，亦可用于治疗高胆固醇血症。

（鲁春燕　赵源浩）

## 参 考 文 献

1. 陈新谦，金有豫，汤光. 新编药物学. 第 17 版. 北京：人民卫生出版社，2011.

2. 国家药典委员会. 中华人民共和国药典临床用药须知. 2010 年版. 北京: 中国医药科技出版社, 2011.

3. 中国医师协会急诊医师分会. 中国急性胃黏膜病变急诊专家共识. 中国急救医学, 2015, 35( 9 ): 769-775.

# 第四章 促胃肠动力药及
# 止吐药和催吐药

## 第一节 促胃肠动力药

### 一、药物治疗概论

促胃肠动力药是指具有调节胃肠道平滑肌动力的药物,大致可分为促进胃肠道运动药物和减弱胃肠道运动药物,后者又可称为"胃肠解痉药"。功能性胃肠病在消化道疾病谱中呈明显增多的趋势,胃肠动力障碍是这类疾病重要的发病机制之一。促胃肠动力药品种多,新药研制快,临床应用广泛,药物的正确选择十分重要。促胃肠动力药是能增加胃肠推进蠕动的一类药物,临床用于胃肠胀满、食管反流、胃轻瘫、功能性消化不良及放化疗病人恶心、呕吐的治疗,代表药有甲氧氯普胺、多潘立酮、苯甲酰胺类药(西沙必利、莫沙必利)等。其中对上腹部胃肠道具有促进作用的是甲氧氯普胺、多潘立酮;而对全胃肠道促动力药物主要是苯甲酰胺类药,如西沙必利、莫沙必利及伊托必利等。

### 二、药物使用精解

#### 甲氧氯普胺

【其他名称】

Metoclopramide、胃复安、灭吐灵。

【药物特征】

甲氧氯普胺为多巴胺受体阻断药,结构与普鲁卡因胺类似,但无麻醉和心脏作用,具有较强的中枢性镇吐和胃肠道兴奋作用。通过抑制中枢催吐化学感受区中的多巴胺受体而提高催吐化学感受区的阈值,从而呈现较强的中枢性镇吐作用;可抑制胃平滑肌松弛,使胃肠平滑肌对胆碱能的反应增加,胃排空加快,增加胃窦部时相活性,促使上段小肠松弛,因而使胃窦、胃体与上段小肠间的功能协调;食管反流减少则由于可使下食管括约肌静止压升高,食管蠕动收缩幅度增加,使食管内容物廓清能力增强所致;此外,还有刺激催乳素释放的能力。

口服后主要在小肠吸收,由于有促进胃排空的作用,故吸收和起效迅速,静脉注射后 1~3 分钟,肌内注射 10~15 分钟,口服后 30~60 分钟起效,作用维持时间一般为 1~2 小时。口服有首过效应,生物利用度为 70%,生物利用度及血药峰浓度有显著的个体差异。进入血液循环后,13%~22% 的药物迅速与血浆蛋白结合。经肝脏代谢,半衰期一般为 4~6 小时,根据用药剂量大小有所不同,肾衰竭或肝硬化患者的半衰期延长;经肾脏排泄,约口服量的 85% 以原形及葡萄糖醛酸结合物形式随尿排出体外,也可随乳汁排泄。可通过血 - 脑屏障和胎盘屏障。

【适应证】

1. 用于各种原因(如胃肠疾患、放化疗、手术、颅脑损伤、海空作业及药物等)引起的恶心、呕吐、嗳气、消化不良、胃部胀满、胃酸过多等症状的对症治疗。

2. 用于胃食管反流性疾病(如:反流性食管炎、胆汁反流性胃炎、功能性胃滞留、胃下垂等)。

3. 用于残胃排空延迟症、迷走神经切除后胃排空延缓。

4. 用于糖尿病性胃轻瘫、尿毒症以及硬皮病等胶原疾患所致的胃排空障碍。

5. 用于幽门梗阻及对常规治疗无效的十二指肠溃疡。

6. 用于胆道疾病和慢性胰腺炎的辅助治疗。

7. 用于十二指肠插管、胃肠钡剂 X 线检查。

8. 可用于乳量严重不足的产妇。

【剂型与特征】

片剂和针剂。片剂剂量准确、含量均匀、化学稳定性好、便于携带、服用方便等，主要用于能口服患者相关疾病的治疗；注射剂用于疾病较为严重或不能口服者，如幼儿、昏迷患者等。

【用法用量】

1. 口服给药

（1）成人：每次 5~10mg（1~2 片），每日 3 次。

用于糖尿病性胃排空功能障碍患者，于症状出现前 30 分钟口服 10mg（2 片）；或于餐前及睡前服 5~10mg（1~2 片），每日 4 次。总剂量不得超过 0.5mg/kg/ 日。

（2）小儿：5~14 岁每次用 2.5~5mg（1/2~1 片），每日 3 次，餐前 30 分钟服，宜短期服用。小儿总剂量不得超过 0.1mg/kg/ 日。

2. 肌内或静脉注射

（1）成人：一次 10~20mg，一日剂量不超过 0.5mg/kg；

（2）小儿：6 岁以下每次 0.1mg/kg，6~14 岁一次 2.5~5mg。

【不良反应】

1. 常见的不良反应为：昏睡、烦燥不安、疲怠无力。

2. 少见的不良反应有：乳腺肿痛、恶心、便秘、皮疹、腹泻、睡眠障碍、眩晕、严重口渴、头痛、容易激动。

3. 用药期间出现乳汁增多，是由于催乳素的刺激所致。

4. 大剂量长期应用可能因阻断多巴胺受体，使胆碱能受体相对亢进而导致锥体外系反应（特别是年轻人），可出现肌震颤、头向后倾、斜颈、阵发性双眼向上注视、发音困难、共济失调等。

【禁忌证】

1. 对普鲁卡因或普鲁卡因胺过敏者。

2. 癫痫患者( 因癫痫发作的频率与严重性均可因用药而增加 )。

3. 胃肠道出血、机械性肠梗阻或穿孔患者( 因该药可使胃肠道的动力增加, 病情加重 )。

4. 嗜铬细胞瘤患者( 可因用药出现高血压危象 )。

5. 不可用于因行化疗和放疗而呕吐的乳腺癌患者。

6. 有抗精神病药致迟发性运动功能障碍史者。

【药物相互作用】

1. 与对乙酰氨基酚、左旋多巴、锂化物、乙醇、地西泮, 四环素、氨苄西林类抗菌药和麦角胺等同时使用时, 胃内排空增快, 使上述药物在小肠内吸收增加。

2. 与乙醇同时使用, 因胃内排空加快, 乙醇在小肠内的吸收增加, 可增加乙醇的中枢抑制作用。

3. 与中枢抑制药合用, 两药的镇静作用均增强。

4. 与抗胆碱能药物( 如阿托品、丙胺太林等 )和麻醉止痛药物合用有拮抗作用, 能减弱该药对胃肠道的作用, 所以两药合用应注意。

5. 与抗毒蕈碱麻醉性镇静药并用, 甲氧氯普胺对胃肠道的促动力作用可被抵消。

6. 由于其可释放儿茶酚胺, 正在使用单胺氧化酶抑制剂的高血压患者, 使用时应注意监控。

7. 与阿扑吗啡合用, 后者的中枢性与外周性效应均可被抑制。

8. 与西咪替丁、慢溶型地高辛制剂同用, 后者的胃肠道吸收减少, 如间隔 2 小时服用可以减少这种影响; 该药还可增加地高辛的胆汁排出, 从而改变其血药浓度。

9. 与能导致锥体外系反应的药物, 如与吩噻嗪类药等合用, 锥体外系反应发生率与严重性均有所增加。

10. 与硫酸镁合用, 两者有协同利胆作用。

11. 与甲硝唑合用,可减轻甲硝唑的胃肠道不良反应。

12. 与奎尼丁合用,可使其血清浓度升高 20%。与醛固酮与血清催乳素合用,也可升高两者的血药浓度。

【注意事项】

1. 对晕动病所致呕吐无效。

2. 醛固酮与血清催乳素浓度可因甲氧氯普胺的使用而升高。

3. 严重肾功能不全患者剂量至少减少 60%,因这类患者容易出现锥体外系症状。

4. 静脉注射甲氧氯普胺须慢,1~2 分钟注射完毕,快速给药可出现躁动不安,随即进入昏睡状态。

5. 因本品可降低西咪替丁的口服生物利用度,若两药必须合用,间隔时间至少要 1 小时。

6. 遇光变成黄色或黄棕色后,毒性增高。

【FDA 妊娠/哺乳分级】

1. 有潜在的致畸危险,孕妇禁用。

2. 哺乳期少乳者可短期用于催乳。

【用药实践】

1. 肝肾功能不全患者用药

(1)肝功能衰竭时,因丧失了与蛋白结合的能力,所以游离药物浓度增加,从而导致药物不良反应增加,尤其是锥体外系反应增加,用量应减少。

(2)肾衰竭患者应慎用,因重症慢性肾衰竭使药物的锥体外系反应危险性增加,剂量需至少减少 60%。

2. 用于胃肠部检查 用于十二指肠插管、胃肠钡剂 X 线检查时,可减轻检查时的恶心、呕吐反应,促进钡剂通过,并有助于顺利插管,可增加食管括约肌压力,从而减轻全身麻醉时胃肠道反流所致吸入性肺炎的发生。

3. 十二指肠溃疡一般不推荐使用 甲氧氯普胺有中枢镇

静作用,并能促进胃排空,故对胃溃疡胃窦潴留者或十二指肠球部溃疡合并胃窦部炎症者有益;但对一般消化性溃疡的治疗效果不明显,不宜用于一般的十二指肠溃疡。推荐用于幽门梗阻及对常规治疗无效的十二指肠溃疡。

4. 警惕药物过量和其他不良反应

(1)药物过量表现:浅昏睡状态,神志不清、肌肉痉挛如颈部及背部肌肉痉挛,拖曳步态、头部及面部抽搐样动作,以及双手颤抖摆动等锥体外系症状。用药过量时,使用抗胆碱药(如盐酸苯海索)、治疗帕金森药物或抗组胺药(如苯海拉明),可有助于改善锥体外系反应。小儿和老人不宜长期使用,否则容易出现锥体外系反应。

(2)为了使神经系统和其他不良反应的风险最小化,应将甲氧氯普胺仅作为短期使用(不超过 5 天)的药物,不再将其用于慢性疾病,如胃轻瘫、消化不良和胃食管反流症,也不再作为手术和放射性操作的辅助治疗。

(3)尽管与甲氧氯普胺相关的严重心血管反应的报告非常罕见,尤其在经静脉用药时,但也应对可能风险增高的人群给予特别关注,包括老年人、伴有心脏传导障碍的患者、未经纠正的电解质紊乱或心动过缓患者以及正在使用其他已知可延长 QT 间期的药物的患者。

5. 儿童用药　禁用于 1 岁以下儿童。儿童的推荐剂量为每公斤体重 0.1~0.15mg,每日重复用药不超过 3 次。为了降低不良反应风险,静脉用药应缓慢,注射时间不少于 3 分钟。在儿童中,甲氧氯普胺应仅作为预防化疗诱导的迟发性恶心和呕吐以及治疗明确的 PONV 的二线选择。

6. 配伍禁忌　与注射用头孢哌酮/舒巴坦钠、注射用头孢匹胺、左氧氟沙星注射液、注射用夫西地酸、注射用美洛西林、注射用泮托拉唑、呋塞米注射液、痰热清注射液、丹参注射液等存在配伍禁忌,所以在临床使用过程中,应避免与上述药物配伍使用。若与上述药物序贯给药时应及时冲管，以防药物发生配伍反应，影响疗效。

## 多潘立酮 Domperidone

【其他名称】

吗丁啉、邦能、多派通、胃得林。

【药物特征】

多潘立酮为苯并咪唑类衍生物，为外周多巴胺受体阻滞剂，直接作用于胃肠壁的多巴胺受体，可增加食管下部括约肌张力，防止胃 - 食管反流，增强胃蠕动，促进胃排空，协调胃与十二指肠运动，抑制恶心、呕吐，并能有效地防止胆汁反流，不影响胃液分泌。不易透过血脑屏障，动物试验结果表明，多潘立酮在脑内的浓度很低，同时显示出对外周多巴胺受体有极强的作用，在使用者（尤其成人）中罕见发生锥体外系反应。但会促进脑垂体催乳素的释放，其抗催吐作用主要是由于其对外周多巴胺受体及血脑屏障外的化学感受器触发区多巴胺受体的双重阻滞作用。

空腹口服后吸收迅速，30~60 分钟可达峰值血药浓度，胃酸减少会影响多潘立酮的吸收；血浆蛋白结合率为 91%~93%，健康志愿者单剂量口服本品，血浆半衰期为 7~9 小时，严重肾功能不全的患者半衰期有所延长。几乎全部在肝内代谢，用诊断性抑制剂进行的体外代谢试验表明，CYP3A4 是细胞色素 P450 参与多潘立酮 N- 去烃化作用的主要形式，而参与多潘立酮芳香族羟基化作用的有 CYP3A4、CYP1A2 和 CYP2E1。该药通过尿液排泄总量为 31%，原形药占 1%；粪便排泄总量 66%，原形药占 10%。对于中度肝功能不全患者，与健康人相比多潘立酮的 $AUC$ 和 $C_{max}$ 分别为 2.9 倍和 1.5 倍。游离分数增加 25%，而终端消除半衰期从 15 小时延长至 23 小时。根据 $AUC$ 和 $C_{max}$，与健康受试者相比，轻度肝功能不全受试者全身暴露量稍降低,但蛋白结合率和终末半衰期不变;尚无对严重肝功能不全受试者的研究。严重肾功能损伤患者多潘立酮的消除半衰期由7.4小时增加到20.8小时,但其血药浓度低于健康志愿者;极少原形药物经肾脏排泄(约1%)。在有限的药动学数据中,早产儿的多潘立酮血浆浓度和成人一致。

【适应证】

1. 由胃排空延缓、胃食管反流、食管炎引起的消化不良症。

(1)上腹部胀闷感、腹胀、上腹疼痛。

(2)嗳气、肠胃胀气。

(3)恶心、呕吐。

(4)口中带有或不带有反流胃内容物的胃烧灼感。

2. 功能性、器质性、感染性、饮食性、放射性治疗或化疗所引起的恶心、呕吐。

(1)外科、妇科手术后的恶心、呕吐。

(2)抗帕金森综合征药物(如苯海索、莨菪碱等)引起的胃肠道症状及多巴胺受体激动药(如左旋多巴、溴隐亭等)所致的恶心和呕吐。

(3)细胞毒药物(如抗癌药)引起的呕吐,只对不太严重的呕吐有效。

(4)消化系统疾病(如胃炎、肝炎、胰腺炎等)引起的呕吐。

(5)其他疾病(如偏头痛、痛经、颅脑外伤、尿毒症等)、检查(如胃镜检查)和治疗措施(如血液透析、放射治疗)引起的恶心、呕吐。

(6)儿童因各种原因(如感染等)引起的急性和持续性呕吐。

【剂型与特征】

有片剂、分散片、混悬液、滴剂和栓剂等。多潘立酮片剂和分散片剂量准确、含量均匀、化学稳定性好、便于携带、服用方便等;混悬液具有吸收快,生物利用度高、使用方便,尤其适合于儿童;滴剂剂量准确,吸收快,生物利用度高,使用方便,特别适合于儿童;栓剂适合于不能口服给药的患者,尤其适用于儿童。

慢性消化不良者,以口服为佳;用于对抗急性或亚急性症状时,可用该药的栓剂。

【用法用量】

成人口服给药,一日3次,一次10mg,每日不得超过40mg,餐前15~30分钟给药。35kg以下儿童每日口服最多3次,每次0.25mg/kg体重;35kg以上儿童每日口服最多三次,每次10mg。

【不良反应】

1.中枢神经系统 偶见头痛、头晕、嗜睡、倦怠、神经过敏等,有罕见出现肌张力障碍的报道。

2.代谢/内分泌系统 临床上如使用大剂量可引起非哺乳期泌乳,并在一些更年期后的妇女及男性患者中出现乳房胀痛的现象,也有出现月经失调的报道。

3.消化系统 偶见口干、便秘、腹泻、短时间的腹部痉挛性疼痛等。

4.心血管系统 可能导致QT间期延长和扭转型室性心动过速。

5.皮肤 偶见一过性皮疹或瘙痒。

6.其他 有报道日剂量超过30mg和(或)伴有心脏病患者、接受化疗的肿瘤患者、电解质紊乱等严重器质性疾病的患者、年龄大于60岁的患者中,发生严重室性心律失常甚至心源性猝死的风险可能升高。

【禁忌证】

1.已知对多潘立酮过敏者。

2.增加胃动力有可能产生危险时,例如:胃肠道出血、机械性梗阻、穿孔。

3.分泌催乳素的垂体肿瘤(催乳素瘤)、嗜铬细胞瘤、乳癌患者禁用。

4. 禁止与酮康唑口服制剂、红霉素或其他可能会延长 QTc 间期的 CYP3A4 酶强效抑制剂（例如：氟康唑、伏立康唑、克拉霉素、胺碘酮、替利霉素）合用。

5. 中重度肝功能不全的患者禁用。

【药物相互作用】

1. 多潘立酮主要经过细胞色素 P450 酶中的 CYP3A4 代谢。体内实验资料表明，与显著抑制 CYP3A4 酶的药物，如唑类抗真菌药（氟康唑、伊曲康唑、酮康唑和伏立康唑）、大环内酯类抗菌药（红霉素和克拉霉素）、HIV 蛋白酶抑制剂（氨普那韦、阿扎那韦、福沙那韦、茚地那韦、那非那韦、利托那韦、沙奎那韦）、钙拮抗剂（地尔硫䓬、维拉帕米）、胺碘酮、替利霉素、阿瑞匹坦、奈法唑酮、选择性 5- 羟色胺再摄取抑制药合用，可导致多潘立酮的血药浓度升高及 QT 间期轻度延长。

2. 与甘露醇合用，有协同作用，治疗便秘性肠易激综合征或胃食管反流时可提高疗效。

3. 可增加对乙酰氨基酚、氨苄西林、左旋多巴、四环素等药物的吸收速度，对服用对乙酰氨基酚的患者，该药不影响其血药浓度。

4. 与多种引起 QT 间期延长的药物合用，可增加发生扭转型室性心动过速的风险。

5. 胃肠解痉药（如苯羟甲胺、溴丙胺太林、颠茄、山莨菪碱、阿托品等抗胆碱药）与本药合用时，可发生药理拮抗作用，减弱该药的作用，所以上述药物不宜与多潘立酮联用。

6. 抗酸药会降低该药的口服生物利用度，所以不宜合用。

7. 由于多潘立酮具有胃动力药作用，因此理论上会影响合并使用的口服药品（尤其是缓释或肠衣制剂）的吸收。

8. 含铝盐、铋盐的药物（如硫糖铝、胶体枸橼酸铋钾、复方碳酸铋、鼠李铋镁片等），口服后能与胃黏膜蛋白结合形成络合物,保护胃壁,而该药可增强胃蠕动,促进胃排空,缩短上述药物在胃内的作用时间,降低这些药物的疗效。

9. 与氨茶碱合用时,氨茶碱血药浓度第一峰出现提前约2小时,第二峰出现却延迟2小时;氨茶碱的血药浓度峰值下降,维持有效血药浓度的时间却延长,类似缓释作用。两药联用时需调整氨茶碱的剂量和服药间隔时间。

10. 助消化药,如胃酶合剂、多酶片等消化酶类制剂,在胃内酸性环境作用较强,由于该药加速胃排空,使助消化药迅速达肠腔的碱性环境中而降低疗效,故两药不宜联用。

11. 可使普鲁卡因、链霉素的疗效降低;该药可减少地高辛的吸收。

12. 可减少多巴胺能激动剂,如溴隐亭、左旋多巴的外周不良反应,如消化道症状、恶心、呕吐,但不影响其中枢作用。

13. 锂剂和地西泮类药与多潘立酮合用时,可引起锥体外系症状,如运动障碍等。

14. 多潘立酮的止吐作用是甲氧氯普胺的23倍,与盐酸地芬尼、甲氧氯普胺等多巴胺受体拮抗药一样,均具有刺激催乳素分泌的作用,临床上需注意避免联合应用,防止重复用药加重不良反应。

15. 维生素 $B_6$ 可抑制催乳素分泌,减轻该药的泌乳反应。

【注意事项】

1. 含有乳糖,可能不适用于乳糖不耐受、半乳糖血症或葡萄糖/半乳糖吸收障碍的患者。

2. 与抗酸剂或抑制胃酸分泌药物合用时,不宜同时服用,多潘立酮应于饭前服用,抗酸剂或抑制胃酸分泌药物应于饭后服用。

3. 由于多潘立酮主要在肝脏代谢,故肝功能损害的患者慎用。

4. 严重肾功能不全(血清肌酐>6mg/100ml 即>0.6mmol/L)

患者多潘立酮的消除半衰期由7.4小时延长到20.8小时,但其血药浓度低于健康志愿者。由于经肾脏排泄的原形药物极少,因此肾功能不全的患者单次服药可能不需调整剂量,但需重复给药时,应根据肾功能损害的严重程度将服药频率减为每日1~2次,同时剂量酌减,且此类患者长期用药时需定期检查。

【FDA妊娠/哺乳分级】

孕妇:用于孕妇的经验有限,尚不清楚其对人体的潜在危害。但在一项用大鼠进行的研究中。在对母体产生毒性的较高剂量(人体推荐剂量的40倍)下,多潘立酮显示了生殖毒性。因此,对于孕妇,只有在权衡利弊后,才可谨慎使用。

哺乳期:哺乳期妇女乳汁中多潘立酮的浓度为其相应血浆浓度的10%~50%,但乳汁中不会超过10ng/ml。哺乳期妇女在服用本品达最高推荐剂量时,乳汁中多潘立酮的总量低于7μg/天,尚不知是否会对新生儿产生危害。因此,哺乳期妇女在服用本品期间,建议不要哺乳。

【用药实践】

1. 术后镇吐　不宜用作预防手术后呕吐的常规用药。

2. 儿童用药和过量后的对策

(1)罕见婴幼儿神经方面的副作用。1岁以下儿童因其代谢和血-脑屏障功能发育不完全,所以使用该药不能完全排除发生中枢神经系统不良反应的可能性,故应慎用。若需要使用时,应密切监测患者的情况。

(2)药物过量主要发生于婴儿和儿童中。其症状包括兴奋、意识改变、惊厥、定向障碍、嗜睡和锥体外系反应。无特定的解救药,一旦药物过量,洗胃及给予活性炭可能会有帮助,建议进行严密的临床监护及支持疗法。抗胆碱药物或抗帕金森氏症的药物可能对控制锥体外系反应有帮助。

3. 心脏病患者用药　心脏病(如心律失常)患者或低血钾患者及接受化疗的肿瘤患者,使用该药时可能会加重心律失常,所以此类患者在选用该药时应权衡利弊。

4. 联合用药治疗反流性食管炎　奥美拉唑、蒙脱石是目前临床治疗反流性食管炎的常用药物,其中奥美拉唑具有特异性抑制胃酸分泌的作用;蒙脱石的主要作用在于固定、抑制消化道内的病毒、细菌及其毒素作用,修复黏膜屏障的防御功能;联用多潘立酮可以更好地增强食管下端括约肌压力,减轻胃十二指肠内容物的反流情况,改变反流性食管炎病理状况,降低不良反应发生率。

5. 联合阿扑吗啡用于中毒洗胃术　临床治疗中毒且难以施行洗胃术的患者时,多采用阿扑吗啡刺激患者胃肠道化学感受区,使其产生催吐反应;联合应用多潘立酮,则能够有效消除阿扑吗啡引起的胃排空缓慢等不良反应。

6. 关于多潘立酮的重要警示　2014 年四月,因为长期服用多潘立酮会增加心脏相关不良反应( QT 间期延长与心律失常 )的风险。欧洲药物管理局( EMA )将多潘立酮适应证限制为仅用于恶心与呕吐等症状,而且只建议在短期内使用最小的有效剂量。多潘立酮不再适合用于缓解腹胀、胃部不适,胃灼热等症状。

2016 年 9 月 12 日我国食品药品监管总局发布了关于修订多潘立酮制剂说明书的公告( 2016 年第 152 号 ),其内容在本书已体现。

## 莫沙必利 Mosapride

【其他名称】

贝络纳、加斯清、快力、立维宁、瑞琪、新纳洛。

【药物特征】

莫沙必利为选择性 5- 羟色胺 4( 5-HT$_4$ )受体激动剂,通过兴奋胃肠道胆碱能中间神经元及肌间神经丛的 5-HT$_4$ 受体,促进乙酰胆碱的释放,从而增强上消化道( 胃和小肠 )运动,但不影响胃酸分泌,促进胃及十二指肠运动,加快胃排空。与大脑神经细胞突触膜上的多巴胺 $D_2$ 受体、肾上腺 α 受体、5- 羟色胺 1( 5-$HT_1$ )和 5- 羟色胺 2( 5-$HT_2$ )受体无亲和力,故不会引起锥体外系综合征及心血管不良反应。主要从胃肠道吸收,胃肠、肝肾局部药物浓度最高,血浆次之,脑内几乎没有分布。健康成人空腹一次口服 10mg,吸收迅速,血药峰浓度为 67.3ng/ml,达峰时间为 0.5 小时,半衰期为 2 小时,血浆蛋白结合率为99.0%。在肝脏中由细胞色素 P450 中的 CYP3A4 酶代谢,其主要代谢产物为脱 -4- 氟苄基莫沙必利;主要经尿液和粪便排泄。

【适应证】

1. 为消化道促动力剂,主要用于功能性消化不良、慢性胃炎伴有胃灼热、嗳气、恶心、呕吐、早饱、上腹胀、上腹痛等消化道症状者。

2. 也可用于胃食管反流性疾病,糖尿病胃轻瘫及胃部分切除患者的胃功能障碍。

【剂型与特征】

有片剂、分散片、口服溶液、颗粒剂、胶囊剂。片剂、分散片和胶囊剂具有剂量准确、含量均匀、化学稳定性好、便于携带、服用方便等优点;颗粒剂、口服溶液剂具有服用方便、起效迅速、生物利用度高、临床疗效好等优点,适用于老年人以及吞服药困难的患者。

【用法用量】

成人,口服该药,一次 5mg,一日 3 次,饭前或饭后服用。

【不良反应】

1. 心血管系统 可见心悸,也可出现心电图的异常改变。

2. 代谢 / 内分泌系统 可见血清三酰甘油升高。

3. 精神神经系统 可见眩晕、头晕、头痛。

4. 肝脏 可见肝功能障碍、黄疸。也可致丙氨酸氨基转移酶( ALT )、天门冬氨酸氨基转移酶( AST )、碱性磷酸酶( ALP )和

γ- 谷氨酰转移酶（γ-GGT）等检验值的升高。

5. 消化系统　可见口干、恶心、呕吐、腹泻、腹痛、腹胀、软便。

6. 血液　偶见嗜酸性粒细胞增多和淋巴细胞增多，但尚不清楚与本药的关系。

7. 过敏反应　可见浮肿、皮疹、荨麻疹。

8. 其他　可见不适、疲倦；动物实验发现，可使肝细胞腺瘤以及甲状腺滤泡细胞腺瘤的发生率上升。

【禁忌证】

1. 对该药过敏的患者。

2. 胃肠道出血、穿孔及其他刺激胃肠道可能引起危险的疾病患者。

3. 肠梗阻患者。

【药物相互作用】

1. 与红霉素合用，可使该药的血药浓度升高、半衰期延长、曲线下面积增大。

2. 与可引起低钾血症的药物和可延长 QT 间期的药物（如普鲁卡因、奎尼丁、氟卡尼、索他洛尔、三环类抗抑郁药等）合用，可增加心律失常的危险，使用时应谨慎。

3. 莫沙必利的消化道促进作用取决于胆碱能神经活化，抗胆碱药（如硫酸阿托品、溴化丁基东莨菪碱等），可能会减弱其作用，因此与抗胆碱药合用时应间隔开使用。

【注意事项】

1. 老年人用药易出现肝、肾功能不全，所以用药时应监测患者的情况慎重给药；出现不良反应时，应减量，并采取相应措施。

2. 因对儿童用药的安全性尚未确定，所以该药不建议使用于儿童和青少年。

3. 服用该药一段时间（一般是 2 周时间）后，若功能性消化道症状无改善,应停药。

4. 在治疗胃食管反流性疾病时,需要与其他 PPI 或黏膜保护剂联合应用。

【FDA 妊娠 / 哺乳分级】

1. 孕妇使用该药的安全性未确定,应避免使用本品。

2. 哺乳期使用该药的安全性尚未确定,所以哺乳期妇女应避免使用该药。

【用药实践】

1. 肝功能异常患者用药　由于莫沙必利在使用的过程中会出现 AST、ALT、$\gamma$-GGT 等上升的肝功能障碍、黄疸,因此应对患者进行密切观察,若发现肝功异常应立即停药并采取相应措施。

2. 合并其他病症者用药

(1)有心力衰竭、传导阻滞、室性心律失常、心肌缺血等心脏病患者应权衡利弊后选用该药;使用期间,应定期进行心电图检测。

(2)有电解质紊乱(尤其是低血钾)患者应权衡利弊后选用该药。

3. 用药过程监护　在使用莫沙必利的过程中应常规血生化检查、有心血管病史或联用抗心律失常药物的患者应定期做心电图检查。

## 伊托必利 Itopride

【其他名称】

瑞复啉

【药物特征】

伊托必利为一种新型的消化道促动力药,其作用的双重机制一方面表现在拮抗多巴胺 $D_2$ 受体,刺激内源性乙酰胆碱的释放,另一方面通过拮抗胆碱酯酶抑制乙酰胆碱的水解,使释放的乙酰胆碱聚集在胆碱能受体部位,增强了胃的内源性乙酰胆碱,但对循环系统却无明显影响。这种双重作用机制使伊托必利不仅能显著增强胃和十二指肠的运动,而且还具有中等强度的镇吐作用。人单剂量口服伊托必利后, $t_{max}$ 约 0.5 小时,50mg、100mg 和 200mg 给药后的 $C_{max}$ 分别为 0.28μg/ml、0.65μg/ml 和 1.23μg/ml,$AUC_{0-\infty}$ 分别为 0.75、2.09 和 3.41(μg·h)/ml,消除半衰期约 6 小时。多次给药后,其血药浓度与第一次比较,无明显差异,最后一次给药后的 $t_{1/2}$ 与一次性给药相比,亦无明显差异。伊托必利主要经肝微粒体酶代谢为伊托必利二甲氨基的 N-氧化物,原形药物的 4%~5% 和其他代谢物的 75% 自尿中排泄,多次给药后的排泄量情况与一次性给药无明显差异。动物口服后主要分布在肝脏、肾脏和消化系统,很少在中枢神经系统分布。

【适应证】

上腹部不适、餐后饱胀、早饱、食欲不振、恶心、呕吐等。

【剂型与特征】

有片剂、胶囊剂、颗粒剂和分散片。其中片剂、胶囊剂和分散片剂量准确、便于携带,服用方便,是患者的首选剂型。颗粒剂可溶解于水中,特别适合于儿童和老年患者。

【用法用量】

口服,成人每日 3 次,每次 1 片,饭前服用。可根据年龄、症状适当增减。

【不良反应】

不良反应的分类说明:"很少"指发生率<0.1%;"偶有"指发生率在 0.1%~<5%;未具体指定通常指发生率≥5%,有时用发生率不明表达。

1. 过敏 很少发生皮疹、潮红和瘙痒等症状。

2. 胃肠道 偶尔出现腹泻、便秘、腹痛和唾液分泌增加等症状。

3.精神神经 偶尔出现头痛、易激惹、睡眠改变和眩晕等症状。

4.内分泌 偶有催乳素分泌增加。当发生溢乳和男性乳房发育等异常时,必须采取暂停或终止治疗等适当措施。

5.血液学 偶有白细胞减少,建议应查血常规,若发生白细胞减少应停药。

6.肾脏 偶有尿素氮和肌酐水平增高。

7.其他 偶有胸背痛和疲乏感。

【禁忌证】

1.儿童不宜使用。

2.对本品任一成分过敏者禁用。

3.存在胃肠道出血、机械梗阻或穿孔时禁用。

【药物相互作用】

1.抗胆碱药,如阿托品、山莨菪碱、东莨菪碱可能会对抗伊托必利的作用,故二者不宜合用。

2.与具有肌肉松弛作用的药物(地西泮类,氯唑沙宗等)合用,可能对抗伊托必利的作用,故不宜合用。

3.可增强乙酰胆碱的作用,使用时应注意。

4.在血清蛋白结合方面,未发现该药与华法林、地西泮(安定)、双氯芬酸、噻氯匹定、硝苯地平和尼卡地平的相互作用。伊托必利不依赖于细胞色素 P450 酶,而主要经黄素单加氧酶途径代谢,故不发生药物代谢方面的相互作用。

5.抗溃疡药物,如西咪替丁、雷尼替丁、替普瑞酮和西曲酸酯不影响盐酸伊托必利的促动力作用。

【注意事项】

1.尿素氮或肌酸酐升高、胸背部疼痛、疲劳、手指发麻和手抖等患者慎用。

2.可增强乙酰胆碱作用,尤其老年患者易出现不良反应,使用时应予注意。药物过量出现乙酰胆碱作用亢进症状,视觉模糊,腹痛、腹泻,严重可出现低血钾、呼吸短促、喘鸣、胸闷、唾液和支气管分泌增多等。可用适量阿托品解救。

【FDA 妊娠／哺乳分级】

1. 由于尚未确认妊娠妇女给药的安全性,对于孕妇或有妊娠可能的妇女,只有确认其治疗上的收益高于风险时才可以给药。

2. 由于已有报告在动物实验(大白鼠)中向乳汁中转移,因而服用时应当避免哺乳。

【用药实践】

1. 老年人用药 由于一般老年患者生理功能低下,容易出现副作用,应当进行充分观察,确认出现副作用时,应当慎重给药、减量或停止给药。

2. 对机敏性的影响 虽然未证实本品对驾驶和操作机器的能力有影响,但由于偶尔可发生眩晕和易激惹,故应注意药物对机敏性的影响。

## 西沙必利 Cisapride

【其他名称】

普瑞博思、优尼必利、西沙普雷特

【药物特征】

西沙必利是一种新型全胃肠道动力药。其作用机制与甲氧氯普胺、多潘立酮不同,不影响多巴胺受体,而是选择性地作用于胃肠道壁肌间神经丛神经节后末梢,促进乙酰胆碱的释放(增加释放的时间与数量),刺激整个胃肠道而发挥促动力作用。由于这一效应是由位于肠壁肌间神经丛上的 5- 羟色胺 4 型(5-$HT_4$)受体介导的,所以西沙必利又称为 5-$HT_4$ 受体激动剂。因为胆碱能神经的分布在胃肠道近端比远端丰富,故西沙必利的作用主要涉及食管、胃及近端肠道,能增强食物蠕动,增加食管下端括约肌的张力,防止胃内容物反流入食管并改善食管的清除率；能加强胃和十二指肠的收缩，改善胃窦 - 十二指肠的协调功能，防止十二指肠 - 胃反流，促进胃和十二指肠的排空；还能促进肠道的蠕动，显著加快小肠、结肠的通过时间，其作用比甲氧氯普胺强 10~100 倍。不影响胃肠黏膜下神经丛，因此不改变胃肠黏膜的分泌。同时由于不抑制乙酰胆碱酯酶的活性，也无多巴胺受体阻断作用，因此不增加胃酸分泌，也不影响血浆催乳素的水平，基本上无中枢抑制作用。

口服后吸收迅速而彻底，生物利用度为 40%~50%，服药后立即进食可以增加西沙必利的吸收，提高生物利用度，但不影响其吸收速度。健康人体半衰期口服为 7~10 小时，静注为 15 小时；老年人和肝功能损害者的半衰期延长。

【适应证】

1. 胃食管反流性疾病（GERD）。

2. 功能性消化不良（FD），缓解上腹饱胀、早饱及恶心、呕吐等症状。

3. 由神经损伤、迷走神经切断术、部分胃切除或糖尿病引起的胃轻瘫。

4. 慢性便秘。

5. 慢性特发性假性肠梗阻。

6. 对于采取体位和饮食措施仍不能控制的幼儿慢性、过多性反胃及呕吐也可试用西沙必利治疗。

【剂型与特征】

有片剂（每片 5mg/ 片，10mg/ 片）和混悬液（1mg/1ml）。片剂剂量准确，便于携带，服用方便；混悬液易于定量、吞服方便，吸收迅速，生物利用度高，易被小儿及老年病人所接受。

【用法用量】

根据病情的程度，每天总量为 15~40mg，分 2~4 次给药，通常按下述剂量服用：

1. 病情一般　每天 3 次，每次 5mg（剂量可以加倍）。

2. 病情严重（如胃轻瘫、食管炎、顽固性便秘）　每次10mg，每天 3~4 次，三餐前及睡前服用；或者每次 20mg，每天 2 次，早餐前及睡前服用。

3. 食管炎的维持治疗　每天 2 次，每次 10mg，早餐前和睡前服用；或者每天 1 次，每次 20mg，睡前服用。病情严重者剂量可加倍。

【不良反应】

1. 少数患者可发生瞬时性腹部痉挛、腹鸣和腹泻，减量可消失。

2. 偶有过敏、轻度短暂的头痛或头晕及与剂量相关的尿频报道。

3. 罕见可逆性肝功能异常，并可能伴有胆汁淤积。

4. 个别报道，西沙必利可影响中枢神经系统，导致惊厥性癫痫、锥体外系反应等。

【禁忌证】

1. 对西沙必利过敏者。

2. 胃肠道出血、阻塞或穿孔以及其他刺激胃肠道可能引起危险的疾病。

【药物相互作用】

1. 为 CYP3A4 强效抑制剂，故不应与主要被 CYP3A4 代谢的药物，如咪唑类、大环内酯类等药物并用，以免发生严重不良反应；也可与其他多种药物发生相互作用，应注意。

2. 可加速药物胃排空，减少经胃吸收药物的吸收率，增加经肠吸收的药物吸收率。

【注意事项】

1. 孕龄小于 34 周的早产儿慎用，肝、肾功能损害者慎用，服用其他药物引起 Q-T 间期延长或本来就有 Q-T 间期延长者慎用，但目前国外主张有 Q-T 间期延长病史或已知有先天性长 Q-T 综合征家族史者应禁用西沙必利。

2. 用药期间若发生晕厥、心跳加快或心律不齐, 若心电图 Q-T 值超过 450ms, 应立即停药。

【FDA 妊娠 / 哺乳分级】

C 级。

1. 动物生殖毒性及致畸研究表明本品不影响胚胎形成, 无原始的胚胎毒性, 也无致畸作用, 在大量的人群研究中, 西沙必利不增加胎儿畸变。但在妊娠的前三个月使用该药应权衡利弊。

2. 尽管经乳汁排泄的量很少, 仍建议哺乳母亲禁用本品。

【用药实践】

1. 心脏毒性　因西沙比利可引起严重的 Q-T 间期延长和尖端扭转型室速, 国家药品监督管理局发布了《关于加强对胃肠动力药西沙必利管理的通知》: 自 2000 年 9 月 1 日起, 全国各零售药店停止销售西沙必利, 西沙必利可以在医院医生处方下由医院药房发售, 现临床已少有应用。

2. 老年患者用药　老年患者用药时, 由于清除半衰期呈现中度延长, 稳态血浆浓度一般会增高, 故治疗剂量应酌减。

3. 饮食禁忌　柚子汁可使西沙必利发生心脏毒性的危险性增加, 因此服用西沙必利时禁止饮用柚子汁。

## 曲美布汀 Trimebutine

【其他名称】

尼为孚、诺为、曲律能、瑞健、舒丽启能、双迪。

【药物特征】

曲美布汀为不同于胆碱能药物和抗多巴胺类药物的胃肠道调节剂, 对胃肠道有双向调节作用。在胃肠道功能低下时, 能作用于肾上腺能神经受体, 抑制去甲肾上腺素的释放, 从而增加运动节律; 而在胃肠道功能亢进时, 主要作用于 $K^+$ 受体, 从而改善运动亢进状态。作用特点如下:

1. 曲美布汀能抑制 $K^+$ 的通透性，引起除极，从而引起收缩（运动增加）。

2. 作用于肾上腺素受体，抑制去甲肾上腺素释放，从而增加运动节律。

3. 抑制 $Ca^{2+}$ 的通透性，引起舒张（运动减少）。

4. 作用于胆碱能神经 $K^+$ 受体，抑制乙酰胆碱释放，从而改善运动亢进态。

故曲美布汀能直接作用于消化道平滑肌，调节改善胃肠运动节律异常状态，调整胃运动节律，改善胃排出功能；改善慢性胃炎伴随的腹胀、腹痛等消化系统症状；调整肠运动节律，改善肠运动状态，改善肠易激综合征伴随的食欲缺乏、腹鸣、腹泻、便秘等消化系统症状。用于肠易激综合征时，口服后 24 小时起效。在体内各脏器分布浓度高低顺序为肝脏、消化管壁、肾脏、肺、肾上腺、脾脏和胰腺，在血液、骨骼肌和脑中的分布浓度较低。清除半衰期约为 1.82 小时，在体内水解，形成 N- 脱甲基代谢物，随尿液排出。

【适应证】

1. 用于慢性胃炎引起的胃肠道症状（如腹部胀满感、腹部疼痛、嗳气等）。

2. 用于肠易激综合征。

3. 用于术后肠道功能的恢复。

4. 用于钡剂灌肠检查，可加速钡剂灌肠检查的进程。

【剂型与特征】

有片剂和胶囊剂。片剂和胶囊剂剂量准确、含量均匀、化学稳定性好、便于携带、服用方便。

【用法用量】

1. 慢性胃炎：通常成人每次 100mg，每天 3 次。可根据年龄、症状适当增减。

2. 肠易激综合征　通常成人每次 100~200mg，每天 3 次。

【不良反应】

不良反应较少,停药后症状可消失,具体如下:

1. 消化系统　偶有便秘、腹泻、腹鸣、烦渴、口内麻木等现象。

2. 循环系统　偶有心动过速现象。

3. 精神神经系统　偶有困倦、眩晕和头痛。

4. 肝脏　丙氨酸氨基转移酶及天门冬氨酸氨基转移酶升高。

【禁忌证】

对曲美布汀过敏者禁用。

【药物相互作用】

1. 曲美布汀与普鲁卡因胺合用,可对窦房结传导产生相加性的抗迷走神经作用。两者合用时,应监测心率和心电图。

2. 曲美布汀与西沙必利合用,可发生药理拮抗作用,减弱西沙必利的胃肠蠕动作用。

【注意事项】

1. 老年人应慎用。

2. 用药过程中出现过敏反应,应立即停药。

【FDA 妊娠 / 哺乳分级】

尚无孕妇使用该药的安全性资料,建议孕妇慎用。

尚无哺乳期妇女使用该药的安全性资料,建议哺乳期妇女慎用。

【用药实践】

可用于肠易激综合征,用药前应排除器质性、占位性消化道疾病,该药对肠易激综合征中腹泻的患者效果较好。

## 匹维溴铵 Pinaverium Bromide

【其他名称】

得舒特。

【药物特征】

匹维溴铵是一种对胃肠道具有高度选择性解痉作用的钙拮抗剂。主要对结肠平滑肌具有高度选择作用，通过阻断钙离子进入肠壁平滑肌细胞，防止肌肉过度收缩而达到解痉作用；能消除肠平滑肌的高反应性，并增加肠道蠕动能力，肠道肌电图证明，可降低峰电位频率并具有强力且持久的抗痉挛作用。

匹维溴铵对心血管平滑肌细胞亲和力极低，每天单剂口服1200mg，也不会引起血压的变化。不会影响食管下部贲门括约肌的压力，也不引起十二指肠反流，但对奥迪括约肌有松弛作用。匹维溴铵是四价铵的复合物，限制了通过肠黏膜的吸收，口服之后不足 10% 的剂量进入血液，其中 95%~98% 与蛋白结合。口服匹维溴铵 100mg，0.5~3 小时后血药浓度达峰值，半衰期为 1.5 小时。匹维溴铵吸收后迅速在肝内首过代谢，原药和代谢产物由肝胆系统排泄，通过粪便排除。

【适应证】

1. 用于与肠易激综合征有关的腹痛、排便紊乱及肠道不适的对症治疗。

2. 用于与胆道功能障碍有关的疼痛及胆囊运动障碍。

3. 为钡剂灌肠做准备。

【剂型与特征】

有片剂。片剂剂量准确、含量均匀、化学稳定性好、便于携带、服用方便。

【用法用量】

1. 一般剂量　每次 50mg，每天 3 次，进餐时服用；必要时，每次剂量可达 100mg，每天可达 300mg。

2. 用于钡灌肠准备时，检查前 3 天每次 100mg，每天 2 次，在检查当天清晨再口服 100mg。

【不良反应】

耐受性良好，少数患者有腹部不适、腹痛、腹泻或便秘，偶见皮疹或瘙痒。

【禁忌证】

对匹维溴铵过敏患者禁用。

【药物相互作用】

1. 体外研究表明,匹维溴铵对氯化钡、乙酰胆碱、去甲肾上腺素和卡巴胆碱引起的平滑肌收缩有剂量依赖性抑制作用。

2. 体外研究表明,对电刺激引起的平滑肌收缩,有剂量依赖性抑制作用。

【注意事项】

国外资料报道,个别患者在两餐之间口服匹维溴铵后出现胃灼热和吞咽困难,内镜检查显示有急性的食管溃疡形成,停药即恢复。

【FDA 妊娠 / 哺乳分级】

孕妇:禁止使用。

哺乳期妇女:慎用该药。

【用药实践】

1. 服药方式　必须整片吞服,切勿嚼碎、咀嚼,宜在进餐时用水吞服;直立服药,不要在卧位时或临睡前服用。

2. 适用人群广　匹维溴铵无明显的抗胆碱能不良反应,故可用于前列腺增生、尿潴留和青光眼患者的肠易激综合征。

## 三、促胃肠动力药的合理使用

甲氧氯普胺价格最廉,对上消化道的促动力作用可靠,但对胆道平滑肌却呈松弛作用,且具有强大的中枢性镇吐作用。缺点为不良反应较多,因本品易透过血脑屏障,在剂量偏大或应用期较长时,特别在小儿与老人易出现锥体外系症状(肌震颤、头向后倾、斜颈、共济失调、发音困难等),以及较普遍出现的倦怠、嗜睡等副作用,使其应用大受限制。

据国内报道,多潘立酮对上消化道胃肠道动力障碍的治疗作用优于莫沙必利。莫沙必利对上消化道的效应基本同西沙必利，但对小肠和结肠基本无作用，故对便秘无效。伊托必利的作用特点与莫沙必利类似。西沙必利对便秘的药效，个体差异大，对重度便秘患者可能需用药 2~3 个月才有较好效果。用药期间如发生瞬时肠痉挛性腹痛、腹鸣或腹泻时，可减量应用。然而应注意此药潜在的心脏毒性，应注意心电监护。

曲美布汀为多离子通道调节剂，对胃肠平滑肌具有双向调节作用，故各型肠道易激综合征均可应用，可改善便秘或腹泻以及腹痛、腹胀等症状；也可用于胃排空障碍及功能性消化不良。

匹维溴铵是第一个对胃肠道有高度选择性解痉作用的拮抗剂。主要用于治疗与肠易激综合征有关的腹痛、排便紊乱、肠道不适，以及肠道功能性疾患有关的疼痛和钡灌肠前准备等。

（刘凤喜　鲁春燕）

# 第二节　止吐药和催吐药

## 一、治疗药物概论

止吐药是通过不同环节抑制呕吐反应的药物，包括：①噻嗪类：如氯丙嗪、异丙嗪等，主要抑制催吐化学感受区，对化疗、放疗及术后引起的呕吐均有效。②抗组胺类药：如苯海拉明、茶苯海明等，常用于晕动病呕吐。③多巴胺或 5- 羟色胺受体拮抗剂：如甲氧氯普胺、昂丹司琼等。④神经激肽 -1 受体拮抗剂：阿瑞匹坦。⑤糖皮质激素：如地塞米松、甲泼尼龙等。⑥其他：如东莨菪碱、维生素 $B_6$ 等。本节主要介绍 5- 羟色胺受体拮抗剂和神经激肽 -1 受体拮抗剂。

5- 羟色胺受体（5-HT）拮抗剂可选择性作用于迷走神经、中枢传导神经和孤束核的 $5-HT_3$ 受体，阻断向呕吐中枢的传入冲动，抑制呕吐反应，对其他受体无亲和力。止吐效果好，选择性阻断 $5-HT_3$ 受体，几乎没有锥体外系反应，在临床上应用最为广泛，占 95% 以上的临床使用份额。使用 $5-HT_3$ 受体拮抗剂最大的不良反应为便秘和腹胀，发生率约为 20%~30%，其他不良反应诸如头痛、面色潮红、肝功能异常等也有发生，但均为一过性。昂丹司琼、格拉司琼和托烷司琼作为第一代 $5-HT_3$ 受体拮抗药临床使用最为广泛，对 $5-HT_3$ 受体有中等拮抗作用，对 24 小时内发生的急性呕吐有效，对 24 小时后出现的迟发型呕吐效果不佳；帕洛诺司琼作为新上市的第二代 $5-HT_3$ 受体拮抗药，其与 $5-HT_3$ 受体的亲和力是第一代药物的 30~100 倍，对急性和迟发型化疗所致恶心和呕吐有较高的应答率，并且作用时间可达 6 天。

P 物质广泛存在于胃肠嗜铬细胞、腹部迷走神经的轴突，及脑干孤束核和最后区，P 物质刺激神经激肽 -1 受体可致呕吐，神经激肽 -1 受体拮抗剂作为不同作用机制的新一代止吐药物，可阻断 P 物质与神经激肽 -1 受体的结合，治疗迟发型化疗所致的恶心和呕吐，效果优于 $5-HT_3$ 受体拮抗药，对抑郁症、焦虑症和化疗引起的恶心、呕吐具有很好的疗效。

预防止吐药虽能抑制各种原因导致的剧烈呕吐，但作为一种非特异性的治疗措施，使用该类药物前应明确病因，同时注意纠正水和电解质紊乱。此外，患者发生呕吐风险分级不同，呕吐发生机制复杂多样，人群中药物使用的个体差异也存在，因此临床医生应制订不同的止吐方案并灵活选择。

催吐药物是通过兴奋催吐化学感受区（如阿扑吗啡），或刺激消化道而反射性兴奋呕吐中枢（如硫酸镁）以引起呕吐，用于中毒急救时催吐胃中毒物，但目前大都采用洗胃以代谢催吐药物。

## 二、药物使用精解

### 昂丹司琼 Ondansetron

【其他名称】

枢复宁、欧贝。

【药物特征】

昂丹司琼为强效、高选择性的 5-HT$_3$ 受体拮抗药，可拮抗位于周围小肠和中枢第四脑室处局部神经元的 5-HT$_3$ 受体而阻断神经传递以发挥止吐效果，对手术、放疗及化疗引起的恶心、呕吐效果明显，是止吐药"金标准"。无明显的抗多巴胺作用，故不引起锥体外系反应，也无镇静作用。

口服吸收迅速，生物利用度约为 60%，单次口服 8mg，约 1.5 小时达血药浓度峰值（约为 30ng/ml）；单次静脉注射 4mg，约 5 分钟达血药浓度峰值（约 65ng/ml）；单次肌内注射 4mg，约 10 分钟达血药浓度峰值（约 25ng/ml）。血浆蛋白结合率为 70%~76%，稳态分布容积约为 140L。主要自肝脏代谢，而后通过粪便和尿液排泄，半衰期约为 3 小时。

【适应证】

用于治疗由化疗和放疗引起的恶心和呕吐，也可用于预防和治疗手术后引起的恶心和呕吐。

【剂型与特征】

1. 片剂，避光、密闭保存于阴凉处，可掰开服用。

2. 胶囊剂，避光、密闭保存于阴凉处，不可掰开服用。

3. 注射剂，避光、密闭保存于阴凉处，可肌内注射、直接静脉推注或以 50~100ml 的 0.9% 氯化钠注射液、5% 葡萄糖注射液、复方氯化钠注射液、10% 甘露醇注射液稀释后静脉滴注；卡铂、环磷酰胺、多柔比星等化疗药物可通过昂丹司琼给药装置的输液袋或输液泵静脉给药。

**【用法用量】**

1. 治疗由化疗和放疗引起的恶心和呕吐

（1）成人：一般给药剂量为 8~32mg；对于可引起中度呕吐的放化疗，应在患者接受治疗前，缓慢静脉注射 8mg，或治疗前 1~2 小时口服 8mg，之后间隔 12 小时口服 8mg；对于可引起严重呕吐的放化疗，宜在治疗前缓慢静脉注射本药 8mg，之后间隔 2~4 小时再缓慢静脉注射 8mg；对于可能引起严重呕吐的化疗，也可于治疗前将本药与 20mg 地塞米松合用静脉注射以增强疗效。对于上述疗法，为避免治疗后 24 小时出现恶心、呕吐，均应持续口服给药，每次 8mg，每日 2 次，连服 5 天。

（2）儿童：化疗前按体表面积 $5mg/m^2$ 静脉给药，12 小时后再口服 4mg，每日 2 次，连服 5 天。

2. 预防或治疗手术后呕吐

（1）成人：一般可于麻醉诱导同时静脉注射 4mg，或于麻醉前 1 小时口服 8mg，之后隔 8 小时口服 8mg，共 2 次。可缓慢静脉注射 4mg 进行治疗。

（2）儿童：可于麻醉诱导前、期间或麻醉诱导后以 0.1mg/kg 剂量（最大不超过 4mg）静脉注射；已出现术后恶心和呕吐时，可以 0.1mg/kg 剂量（最大不超过 4mg）静脉注射。

**【不良反应】**

常见头痛、头部和上腹部发热、静坐不能、腹泻、皮疹、急性张力障碍、便秘等，部分患者可见有短暂性转氨酶升高。罕见支气管哮喘、呃逆、心动过速、腹痛、低血钾、心电图改变、癫痫大发作和视觉障碍等。

**【禁忌证】**

1. 对昂丹司琼及其他 $5-HT_3$ 受体拮抗药过敏患者禁用。

2. 胃肠梗阻者禁用。

**【药物相互作用】**

同时接受强效 CYP3A4 诱导剂如苯妥英钠、卡马西平或利福平等治疗的患者,本药的清除率增加。

【注意事项】

1. 由于主要在肝脏中代谢,中度或重度肝功能衰竭患者每日用药剂量不得超过 8mg。

2. 肾衰竭患者一般不需调整给药剂量、给药途径和给药次数。

3. 可延长大肠运送时间,有亚急性肠梗阻的患者须谨慎使用。

4. 可能出现严重尖端扭转型心动过速,对于伴电解质紊乱、先天性 QT 间期延长综合征,或同时服用可延长 QT 间期药物的患者更应注意。

【FDA 妊娠 / 哺乳分级】

B 级 /L2 级。

【用药实践】

1. 女性用药后的生物利用度高于男性,而清除率和分布容积较低,因此女性体内的血药浓度高于男性。

2. 在腹部手术后不宜使用,以免掩盖回肠或胃扩张症状。

3. 无特效解毒剂,如药物使用过量发生严重不良反应时,应积极进行支持和对症治疗,因本药有明显的止吐作用,应用催吐药时可能效果不明显。

## 托烷司琼 Tropisetron

【其他名称】

欧必亭、维瑞特、迪欧平。

【药物特征】

托烷司琼为高选择性的 5-HT$_3$ 受体拮抗药,可拮抗位于周围小肠和中枢局部神经元的 5-HT$_3$ 受体而阻断神经传递以发挥止吐效果,对肿瘤放疗、化疗及术后引起的恶心、呕吐效果明显。该药副作用轻、耐受性好、作用时间长。

托烷司琼口服吸收迅速而完全,生物利用度约为60%,口服5mg后2~3.5小时达血药浓度峰值(为21.7~29μg/L)。血浆蛋白结合率约为71%,稳态分布容积约为554.1L。主要自肝脏代谢,代谢正常者约8%的药物以原形经尿液排出,70%的代谢产物形式从尿液排出,少量代谢产物经粪便排出,代谢正常者半衰期约为8小时;而代谢不良者的半衰期约为45小时,且尿中原形药物的排出增多。

【适应证】

主要用于预防和治疗肿瘤化疗引起的恶心和呕吐。

【剂型与特征】

1.胶囊剂,避光、密闭保存于阴凉处,可将胶囊帽打开后服用。

2.注射剂,避光、密闭保存于阴凉处,可直接静脉推注或以100ml的0.9%氯化钠注射液、5%葡萄糖注射液、复方氯化钠注射液、5%果糖注射液稀释后静脉滴注,不可与其他药物混合使用。

【用法用量】

总疗程一般为6天。第1日,在化疗前托烷司琼5mg静脉滴注或缓慢静脉注射,第2~6日,每日1次,每次5mg,于早上进食前至少1小时服用,轻症患者可适当缩减疗程。儿童患者推荐剂量为0.2mg/kg,每日最大剂量为5mg,使用方法与上述方法相同。

【不良反应】

耐受性通常良好,推荐剂量下的不良反应常为一过性。常见的不良反应有头痛、头昏、便秘、眩晕、疲劳和胃肠功能紊乱如腹痛和腹泻等;极少患者可出现低血压、呼吸困难和过敏反应等。

【禁忌证】

1.对托烷司琼及其他5-HT$_3$受体拮抗药过敏患者禁用。

2.胃肠梗阻者禁用。

【药物相互作用】

同时接受强效 CYP3A4 诱导剂如苯妥英钠、卡马西平或利福平等治疗的患者,本药的清除率增加,对于代谢正常者需增加剂量,对代谢不良者常不需增加剂量。

【注意事项】

1. 高血压未控制的患者,用药后可能引起血压进一步升高,故高血压患者应慎用,每日用量不宜超过 10mg。

2. 肝肾功能不全患者一般不需调整给药剂量、给药途径和给药次数。

3. 可延长大肠运送时间,有亚急性肠梗阻的患者须谨慎使用。

4. 可能出现严重尖端扭转型心动过速,对于伴电解质紊乱、先天性 QT 间期延长综合征,或同时服用可延长 QT 间期药物的患者更应注意。

5. 可能引起疲劳和头晕,患者在驾车或操纵机械时须小心。

【FDA 妊娠 / 哺乳分级】

B 级 /L3 级。

【用药实践】

同昂丹司琼【用药实践】项。

## 格拉司琼 Granisetron

【其他名称】

凯特瑞、安斯平。

【药物特征】

格拉司琼为强效、高选择性的 5-HT$_3$ 受体拮抗剂,可拮抗位于周围小肠和中枢局部神经元的 5-HT$_3$ 受体而阻断神经传递以发挥止吐效果,对放疗及化疗引起的恶心、呕吐效果明显。无明显的抗多巴胺作用,不引起锥体外系反应,也无镇静作用,药效比昂丹司琼强 5~11 倍。

口服吸收迅速而完全,生物利用度约为 60%。静脉注射 40μg/kg 后,最大血药浓度可达 42.8μg/L。在体内分布广泛,血浆蛋白结合率约为 65%,,表观分布容积约为 3L/kg。主要在肝脏中经 CYP3A4 酶系发生 N- 去烷基化及芳香环氧化后再被共轭化,大部分代谢物及少量未代谢的原形药物经尿液排泄,少部分代谢物经粪便排泄,半衰期为 2.3~5.9 小时。

【适应证】

用于预防或治疗因化疗、放疗所致的恶心和呕吐。

【剂型与特征】

1. 片剂,避光、密闭保存于阴凉处,可掰开服用。

2. 胶囊剂,避光、密闭保存于阴凉处,不可掰开服用。

3. 注射剂,避光、密闭保存于阴凉处,可直接静脉推注或以 20~50ml 的 0.9% 氯化钠注射液、5% 葡萄糖注射液、复方氯化钠注射液、10% 甘露醇注射液稀释后静脉滴注,不可与其他药物混合使用。

【用法用量】

成人一般给药剂量为 3mg,儿童按 40μg/kg 的剂量给药,大多数病人只需每日给药一次,必要时可每日给药 3 次,但每日最高剂量不得超过 9mg。

【不良反应】

不良反应稍多,常见的不良反应为头痛和便秘,多数为轻度或中度,偶有过敏反应,个别较重者可出现过敏性休克,其他可见一过性转氨酶升高。

【禁忌证】

1. 对格拉司琼及其他 5-HT$_3$ 受体拮抗药过敏患者禁用。

2. 胃肠梗阻者禁用。

【药物相互作用】

同时接受强效 CYP3A4 诱导剂如苯妥英钠、卡马西平或利福平等治疗的患者,本药的清除率增加,应酌情增加剂量。

【注意事项】

1. 肝肾功能不全患者一般不需调整给药途径、剂量和给药次数。

2. 可减少大肠蠕动,有亚急性肠梗阻的患者须谨慎使用。

【FDA 妊娠 / 哺乳分级】

B 级 /L3 级。

【用药实践】

同昂丹司琼【用药实践】项。

## 阿扎司琼 Azasetron

【其他名称】

天晴日安、万唯、安世通、帮悦。

【药物特征】

阿扎司琼是对甲氧氯普胺化学结构进行改造后得到的甲酰胺衍生物,与 5-HT$_3$ 受体有很高的亲和力,比甲氧氯普胺或昂丹司琼均强,与格拉司琼相仿,通过阻断腹部迷走神经向心性纤维上存在的 5-HT$_3$ 受体,对化疗药物所诱发的恶心和呕吐有明显抑制效果,其作用迅速并可持续约 24 小时。

阿扎司琼 10mg 静脉注射 3 分钟时血浆中药物浓度为 190.5ng/ml,其药动学是线性的。呈双向消除,α 相和 β 相半衰期分别为 0.13 小时和 4.3 小时,原形及代谢产物主要经尿排泄。对接受顺铂治疗的恶性肿瘤患者,静注本药 10mg 后,β 相半衰期为(7.3 ± 1.2)小时,较健康人长;原形药 24 小时由尿排泄量占为剂量的(64.3 ± 15)%,与健康人基本相同。

【适应证】

用于预防或治疗因化疗、放疗所致的恶心和呕吐。

【剂型与特征】

仅有注射剂,避光、密闭保存于阴凉处,单独静脉注射。

【用法用量】

化疗前 30 分钟，单剂量缓慢静脉注射 10mg。

【不良反应】

耐受性良好，常见不良反应为头痛、便秘、腹泻、头晕、口渴等，一般较轻微，无须特殊处理，个别较重者可出现过敏性休克。

【禁忌证】

对阿扎司琼及其他 5-HT$_3$ 受体拮抗药过敏患者禁用。

【药物相互作用】

与碱性注射液如甲氨蝶呤、氟尿嘧啶等混合易发生混浊或析出结晶，故应该用生理盐水混合使用。

【注意事项】

1. 主要从肾脏排泄，由于高龄患者多见肾功能降低，会持续出现血中高浓度，可能出现头痛等副作用，因此应根据患者状态给药，出现副作用时减量。

2. 孕妇及哺乳期妇女慎用；儿童用药的安全性未知。

3. 见光易分解，因此应避光保存，并在开封后应立即使用。

【FDA 妊娠 / 哺乳分级】

孕妇：尚不明确。

哺乳期妇女：尚不明确。

【用药实践】

同昂丹司琼【用药实践】项。

## 帕洛诺司琼 Palonosetron

【其他名称】

欧赛、止若、吉欧停、诺威

【药物特征】

帕洛诺司琼为强效、高选择性的 5-HT$_3$ 受体拮抗剂，其与受体的亲和力约为其他拮抗剂的 100 倍，可拮抗位于周围小肠和中枢局部神经元的 5-HT$_3$ 受体而阻断神经传递以发挥止吐效果,对高致吐性化疗药及中致吐性化疗药所导致的急性、迟发型恶心呕吐的控制率均优于其他 5-HT$_3$ 受体拮抗剂。研究表明,它与 5-HT$_3$ 受体结合后可启动正反馈机制,即与受体结合越多,亲和力越强,还可诱导 5-HT$_3$ 受体内化,导致细胞表面 5-HT$_3$ 受体数量减少,延长作用时间。

静脉注射后药物在体内消除缓慢,表观分布容积为( 8.3 ± 2.5 )L/kg,血浆蛋白结合率约为 62%。可通过多种途径代谢,约 50% 的母药代谢为 N- 去氧帕洛诺司琼和 6-S- 羟基帕洛诺司琼,两种代谢产物活性极低,实验表明 CYP2D6 为主要代谢酶,其次 CYP3A 和 CYP1A2 也参与代谢。母药及代谢产物主要通过肾脏排出体外,平均终末半衰期约为 40 小时。

【适应证】

预防高度致吐化疗引起的急性恶心和呕吐;预防中度致吐化疗引起的恶心和呕吐。

【剂型与特征】

仅有注射剂,避光、密闭保存于阴凉处,单独静脉注射。

【用法用量】

化疗前 30 分钟,单剂量缓慢静脉注射 0.25mg,注射时间应 30 秒以上,不推荐 7 日内重复用药。

【不良反应】

常见头痛、便秘、腹泻、头晕、疲劳、腹痛、失眠和焦虑等,部分患者可见有短暂性转氨酶升高,偶见皮疹、耳鸣、弱视、呃逆、心动过速、腹痛、高血钾、高血糖、心电图改变、癫痫大发作、关节痛、精神异常、尿潴留和静脉扩张等。

【禁忌证】

对帕洛诺司琼及其他 5-HT$_3$ 受体阻断药过敏患者禁用。

【药物相互作用】

可通过肾脏排泄和多种 CYP 酶参与的代谢两种途径进行消除,且既不能抑制肝药酶也不能诱导肝药酶的活性,因此不与临床上常见药物发生相互作用。

【注意事项】

1. 肝肾功能不全患者一般不需调整给药途径、剂量和给药次数。

2. 可能使心脏传导间期延长，对于伴低血钾或低血镁、先天性 QT 间期延长综合征，或同时服用抗心律失常药物及可延长 QT 间期药物(如高剂量蒽环类药物)的患者更应注意。

【FDA 妊娠 / 哺乳分级】

B 级 /L3 级。

【用药实践】

同昂丹司琼【用药实践】项。

## 阿瑞匹坦 Aprepitant

【其他名称】

意美。

【药物特征】

阿瑞匹坦为人 P 物质神经激肽 -1 受体的选择性高亲和力拮抗剂，可透过血脑屏障，占领脑内 P 物质神经激肽 -1 受体。仅用于预防呕吐发生，对已发生的呕吐无效。尚未出现耐药性报道，在预防迟发型呕吐优于 $5\text{-}HT_3$ 受体拮抗药，与 $5\text{-}HT_3$ 受体阻断药和地塞米松合用可增强止吐活性。

口服生物利用度为 60%~65%，口服后约 4 小时达血药浓度峰值。血浆蛋白结合率大于 95%，稳态表观分布容积的几何平均值约为 66L。在体内进行广泛的代谢并生成大量代谢产物，主要经 CYP3A4 酶发生吗啉环和侧链上的氧化代谢，代谢产物仅有微弱的活性，代谢后的产物通过粪便排出体外；半衰期约为 9~13 小时。

【适应证】

与其他止吐药联用，适用于预防高度致吐性抗肿瘤化疗的初次和重复治疗过程中出现的急性和迟发型恶心和呕吐。

【剂型与特征】

仅有胶囊剂，避光、密闭保存于阴凉处。

【用法用量】

在阿瑞匹坦胶囊与一种糖皮质激素和一种 5-HT$_3$ 拮抗剂联合治疗方案中，本品给药 3 天。在开始治疗前需仔细阅读 5-HT$_3$ 拮抗剂的说明书。本品的推荐剂量是在化疗前 1 小时口服 125mg（第 1 天），在第 2 天和第 3 天早晨每天一次口服 80mg。

【不良反应】

常见的不良反应有食欲降低、消化不良、便秘、全身疲乏、转氨酶升高。偶见贫血、精神焦虑、眩晕、嗜睡、心律失常、面色潮红、皮疹、嗳气、恶心、呕吐、腹痛、腹胀、口干及排尿困难等。罕见的不良反应有严重的皮肤过敏反应、呼吸困难、耳鸣、十二指肠溃疡和结肠炎等。

【禁忌证】

对阿瑞匹坦胶囊中任意成分过敏者禁用。

【药物相互作用】

1. 本品在体内主要通过 CPY3A4 代谢，因此会增加下列通过 CYP3A4 代谢的药物的血药浓度：如多西他赛（docetaxel）、紫杉醇（paclitaxel）、依托泊苷（etoposide）、伊立替康（irinotecan）、异环磷酰胺（ifosfamide）、伊马替尼（imatinib）、长春瑞滨（vinorelbine）、长春碱（vinblastine）、长春新碱（vincristine）、匹莫齐特、特非那定、阿司咪唑、西沙必利等；此外也会增加咪达唑仑或其他苯二氮䓬类药品的血药浓度。

2. 本品会使华法林、甲苯磺丁脲、苯妥英等通过 CYP2C9 代谢的药物的血药浓度降低。

3. 利福平会降低本品的血药浓度及其效用；地尔硫䓬与本品同服时，二者的血药浓度会同时降低；帕罗西汀则会同时增加二者的血药浓度。

4. 本品与 CYP3A4 酶底物如地塞米松同时使用时地塞米松剂量应减半，与静脉注射甲泼尼松龙合用后者剂量应减少 3/4，而口服剂量则应减少 1/2。

5. 本品与华法林并用时，可导致凝血时间的国际标准化比值（INR）缩短，因此并用时应严密监控 INR 值，尤其是治疗后 7~10 天。

6. 在服用本品期间口服避孕药的作用可能会降低，最好使用其他避孕药来代替口服避孕药。

【注意事项】

阿瑞匹坦是一种剂量依赖性 CYP3A4 抑制剂，在主要通过 CYP3A4 代谢的药物的患者中联用时必须慎用；某些化疗药物是通过 CYP3A4 代谢的（参见药物相互作用）。阿瑞匹坦 125mg/80mg 疗法对 CYP3A4 的中度抑制作用可使这些同时服用药物的血药浓度升高。

本品与华法林同时使用时，可导致凝血酶原时间的国际标准化比率（INR）明显降低。需要长期服用华法林治疗的患者，在每个化疗周期开始使用本品的 3 天给药方案后的两周时间内，特别是在第 7~10 天，应该密切监测 INR。

在本品服药期间和服药后 28 天内，可使性激素避孕药的疗效减低。因此，在使用本品治疗期间和在本品最后一次给药后的 1 个月内，应该选择其他避孕措施或使用补救方法进行避孕。

【FDA 妊娠 / 哺乳分级】

B 级 /L3 级。

【用药实践】

关于剂量的调整：不同年龄、性别、种族及身体质量指数（BMI）的患者不需要调整药物的剂量。重度肾功能不全的患者（肌酐清除率<30ml/min）和进行血液透析的终末期肾病患者均不需要调整本品的给药剂量。轻、中度肝功能不全（Child-Pugh

分级评分 5~9 分）的患者不需要调整本品的给药剂量。目前尚没有重度肝功能不全（Child-Pugh 分级评分＞9 分）的患者使用本品的临床研究资料。

（鲁春燕　刘凤喜）

# 参 考 文 献

1. 陈新谦，金有豫，汤光. 新编药物学. 第 17 版. 北京：人民卫生出版社，2011.

2. 国家药典委员会. 中华人民共和国药典临床用药须知. 2010 年版. 北京：中国医药科技出版社，2011.

3. 中华医学会老年医学分会. 老年人功能性消化不良诊治专家共识. 中华老年病研究电子杂志，2015，2（3）：1-7.

4. 中国抗癌协会癌症康复与姑息治疗专业委员会，中国临床肿瘤学会抗肿瘤药物安全管理专家委员会. 肿瘤治疗相关呕吐防治指南（2014 版）. 临床肿瘤学杂志，2014，19（3）：263-273.

5. 汤玉茗，袁耀宗. 中国功能性消化不良专家共识意见（2015 年，上海）解毒：药物治疗. 中华消化杂志，2016，36（4）：237-238.

# 第五章 泻药和止泻药

## 第一节 泻 药

### 一、药物治疗概论

泻药就是促进粪便排出的药物,是能增加肠内水分、促进蠕动、软化粪便或润滑肠道促进排便的药物,临床主要用于功能性便秘,分为容积性、刺激性、润滑性和渗透性泻药四类;另外灌肠作为一种机械治疗便秘的方法,也归入泻药类。

1. 容积性泻药又称植物性泻剂,包括甲基纤维素、琼脂、果胶等,粗加工的麸皮是很好的容积性泻药。这类泻药不被肠壁吸收,在肠管内吸收水分后膨胀,通过增加大便量、扩张肠道容积,刺激肠蠕动,引起排便反射,从而缓解便秘症状。对于以粪便干结为主效果较好,能与粪便混合,软化粪便,药物一般需要几天才能发挥作用,但经济实惠、不良反应少,一般便秘者均可使用。

2. 刺激性泻药常在使用容积性泻药无效后应用,代表药物有番泻叶、大黄、酚酞(果导片)、比沙可啶、蓖麻油等。这类药本身或其代谢产物可以刺激肠壁,增加肠道蠕动,而促进排便。特点是导泻作用快、效力强,大便嵌顿和需迅速通便者,优先使用。

3. 润滑性泻药又称粪便软化药,适用于痔疮、肛裂、手术后、有高血压病史及长期卧床的患者,代表药物有开塞露、液状石蜡等。该类药具有湿润、软化大便的功效,能帮助便秘者轻松排便,防止用力过度。

4. 渗透性泻药主要通过将身体的水分吸收到肠道或防止大便中的水分被吸收来增加肠道中的水分,同时需补充水分,以减少渗透泻药使人体脱水的不良反应,代表药物为硫酸镁、乳果糖、甘露醇、山梨醇和聚乙二醇等。这类药在肠道内吸收缓慢,故可维持肠腔内高渗透压,阻止肠管内盐和水分被吸收,从而扩张肠腔、刺激肠蠕动。

5. 其他类泻药还有肠动力药、5-羟色胺受体激动剂,可加强肠肌张力,加速肠运动,促进排便,但常导致轻微的腹痛、腹泻等症状。

## 二、药物使用精解

### 酚酞片 Phenolphthalein Tablets

【其他名称】

果导、亨瑞达。

【药物特征】

主要作用于结肠,口服后在小肠碱性肠液的作用下慢慢分解,形成可溶性钠盐,从而刺激肠壁内神经丛,直接作用于肠平滑肌,使肠蠕动增加,同时又能抑制肠道内水分的吸收,使水和电解质在结肠蓄积,产生缓泻作用;其作用缓和,很少引起肠道痉挛。口服后 6~8 小时起效,约有 15% 被吸收,吸收的药物主要以葡萄糖醛酸化物形式经尿或随粪便排出,部分还通过胆汁排泄至肠腔,在肠中被再吸收,形成肠-肝循环,延长作用时间。单次给药后作用可持续 3~4 天。用药后 4~8 小时排出软便,一次给药排除需 3~4 日。本品也从乳汁分泌;主要经肾排出。

【适应证】

用于治疗习惯性顽固性便秘。

【剂型与特征】

片剂。片剂剂量准确、质量稳定、服用携带方便。

【用法用量】

口服，成人一次 50~200mg，2~5 岁儿童每次 15~20mg，6 岁以上儿童每次 25~50mg。用量根据患者情况而增减，睡前服。

【不良反应】

1. 酚酞引起的过敏反应临床上罕见，偶能引起皮炎、药疹、瘙痒、灼痛及肠炎、出血倾向等。

2. 药物过量或长期滥用可引起高血糖及低钙血症、低钾血症等电解质紊乱综合征及严重腹泻、肺水肿、呼吸麻痹、血压降低甚至死亡。

【禁忌证】

阑尾炎、直肠出血未明确诊断、充血性心力衰竭、高血压、粪块阻塞、肠梗阻禁用。

【药物相互作用】

该药与碳酸氢钠及氧化镁等碱性药并用，能引起粪便变色。

【注意事项】

1. 酚酞可干扰酚磺酞排泄试验（PSP），使尿色变成品红或橘红色，同时酚磺酞排泄加快。

2. 长期应用可使血糖升高、血钾降低。

3. 长期应用可引起对药物的依赖性。

【FDA 妊娠/哺乳分级】

药物对妊娠的影响：C 级。

药物对哺乳的影响：因可通过乳汁分泌，所以哺乳期妇女禁用。

【用药实践】

1. 药物过量　过量服用酚酞片可出现中毒，其中毒症状表现为肠炎、脉速、心悸、面部水肿、结膜充血、口腔炎、舌部溃疡、胃炎、尿道炎、少尿、无尿、蛋白尿，重症表现为烦躁不安、抽搐、黄疸、转氨酶升高，高热、疲乏、呕吐、腹泻、偶见脑脊髓炎、昏迷、甚至死亡。酚酞还可引起中毒性表皮坏死松解症，表现为弥漫性、多形性红斑，触痛，伴有大小不一水疱，眼、口、呼吸道、消化道、消化道黏膜同时受累，出现糜烂、溃疡及失明。

2. 不可长期使用和作为减肥药

（1）长期使用酚酞可刺激胃肠黏膜，造成胃肠黏膜的炎症、糜烂、甚至出血，影响营养物质的吸收，引起贫血、水电解质失衡，抵抗力下降、营养不良，最终导致机体免疫功能下降，胃肠功能紊乱，乃至便秘，所以该药不能长期使用。

（2）便秘患者特别是年轻女性患者，不能将该药作为减肥用药使用。习惯性便秘者，不能长期服用该药，而应加强生活习惯的调理，养成定时排便的习惯，多喝水，多吃蔬菜和水果，加强运动和锻炼等。

3. 联合用药用于肠镜检查　与其他的泻药，如硫酸镁粉、复方聚乙二醇电解质散等联合应用，用于结肠镜检查前肠道准备。因酚酞的导泻作用温和，效果缓慢，所以必须与其他的泻药同时使用。

4. 预防过敏反应　因酚酞可引起过敏反应，所以医护人员在给患者用药前，要详细了解患者有无过敏史，是否为过敏体质，要反复追问病史，防止隐瞒或遗忘病史而导致过敏反应的发生，用药后要及时观察药物的反应，保障用药安全。确诊过敏后应立即给予抗过敏治疗，因酚酞片存在肠肝循环，其作用可持续3~4天，所以抗过敏疗程要适当延长。

## 甘油灌肠剂 Glycerol Enema

【其他名称】

麦迪海、信龙。

【药物特征】

润滑性泻药。本品注入直肠后，不被吸收，能润滑、刺激肠壁,软化大便使其易于排出,泻下作用温和。

【适应证】

用于清洁灌肠或便秘的治疗。

【剂型与特征】

灌肠剂,专用于灌肠使用。

【用法用量】

肛门注入。

1. 便秘　一次 60ml,小儿用量酌减。

2. 清洁灌肠　一次 110ml,重复 2~3 次。取下本品包装帽盖,让少量药液流出滋润管口,患者侧卧位插入肛门内(小儿插入 3~7cm,成人插入 6~10cm)。用力挤压容器,将药液缓慢注入直肠内;注完后,将注入管缓缓拔出,然后用清洁棉球按住肛门 1~2 分钟,通常 5~15 分钟可以排便。

【不良反应】

1. 肛门不适、烧灼感、腹泻、恶心、胃痉挛。

2. 严重的可导致过敏反应(皮疹、荨麻疹、呼吸困难、胸闷、口唇肿胀)。

3. 可引起直肠出血。

4. 国外有报道甘油灌肠剂可导致血红蛋白尿和缺血性肠炎;我国有文献报道该药可引起溶血性贫血和炎症性肠病。

【禁忌证】

1. 肠道穿孔者禁用。

2. 恶心呕吐,剧烈腹痛等患者禁用。

3. 痔疮伴有出血者禁用。

【药物相互作用】

尚不明确。

【注意事项】

1. 对年老体弱便秘者较好。

2. 严重心力衰竭患者应慎用。

3. 冬季使用该药品时, 宜用 40℃温水预热后使用。

【FDA 妊娠 / 哺乳分级】

尚不明确。

【用药实践】

用于术后尿潴留: 甘油灌肠剂中的甘油直接刺激直肠壁, 通过神经反射而引起排便, 与此同时反射性地引起膀胱逼尿肌强有力地收缩、括约肌松弛, 辅以膈肌、腹直肌收缩。通过这一系列反射, 使腹压与膀胱内压增高, 引起排尿, 因此临床中将该药用于术后尿潴留。

## 开塞露 Glycerol Enema

【其他名称】

无。

【药物特征】

该药能润滑并刺激肠壁, 软化大便, 使大便易于排出。泻下作用温和。

【适应证】

用于便秘。

【剂型与特征】

外用溶液剂。含主要成分甘油 52.8%~58.3%(重量 / 重量)。

【用法用量】

将容器顶端刺破或剪开, 涂以油脂少许, 缓慢插入肛门, 然后将药液挤入直肠内; 成人一次 1 支, 儿童一次 0.5 支。

【不良反应】

尚不明确。

【禁忌证】

对本品过敏者禁用。

【药物相互作用】

尚不明确。

【注意事项】

1. 过敏体质者慎用。

2. 本品性状发生改变时禁止使用。

3. 该药品应放在儿童不能接触的地方。

4. 儿童必须在成人监护下使用。

【FDA 妊娠 / 哺乳分级】

尚不明确。

【用药实践】

1. 治疗便秘 该药对老年患者便秘效果好;对顽固性便秘效果好;刺破或剪开后的注药导管的开口应光滑,最好用油脂润滑管口,以免擦伤肛门或直肠;冬季宜适当加温。

2. 不可长期使用 开塞露只能"应急"或"偶尔"使用。如果长期使用,即使加大剂量也会变得没有效果,反而加重便秘,这是由于直肠受刺激次数越多,其敏感性就越差,一旦适应了该药,肠道将不再有反应。另外,常用开塞露,会因为经常刺激肠壁而引起肠痉挛性便秘,所以不能长期使用。

## 硫酸镁粉 Magnesium Sulfate

【其他名称】

苦盐、硫苦

【药物特征】

1. 导泻作用 口服硫酸镁吸收少,把水分引入肠腔,肠腔内液积聚导致腹胀,并刺激肠蠕动,从而起导泻作用;同时硫酸镁促使肠壁释放缩胆囊素,致泻增加。

2. 利胆作用 小剂量硫酸镁可刺激十二指肠黏膜,反射性地引起胆总管括约肌松弛,胆囊收缩,加强胆汁引流,促进胆囊排空,起利胆作用。

3. 消炎去肿 硫酸镁 50% 溶液外用热敷患处,有消炎去肿的作用。

【适应证】

1. 导泻　口服用于导泻和十二指肠引流及治疗便秘、肠内异常发酵、胆绞痛、阻塞性黄疸及慢性胆囊炎；清除肠道内毒物以及某些驱肠虫药后的导泻，与药用炭合用治疗食物或药物中毒。

2. 硫酸镁粉外用热敷消炎去肿。

【剂型与特征】

该制剂为粉剂，粉剂运输、贮存、携带方便。临用前配制成适宜浓度使用。

【用法用量】

导泻：每次 5~20g，用水 400ml 溶解后顿服；利胆：每次 2~5g，每天 3 次，配制成 33% 或 50% 的溶液服用。

【不良反应】

1. 用药过量可导致电解质失调及高镁血症，继发心律失常、精神错乱、肌痉挛、倦怠无力等。甚至引起呼吸抑制、血压急剧下降，心脏停搏。

2. 导泻时服用浓度过高或用量过大，则从组织内吸收大量水分而导致脱水。连续使用硫酸镁可引起便秘，部分患者可出现麻痹性肠梗阻，停药后好转。在大剂量灌肠时，血清镁会升高，可引起中枢症状，如麻木、肌肉麻痹和心律失常，也可能导致呼吸麻痹。

3. 罕见血钙降低，出现低钙血症。硫酸镁苦味强烈，可引起恶心。导泻时服用过量、过高浓度硫酸镁溶液时，可引起组织大量水分丢失，以致脱水。

【禁忌证】

1. 心脏传导阻滞。

2. 心肌损害。

3. 严重肾功能不全，肌酐清除率低于每分钟 20ml。

4. 肠道出血患者。

5. 经期妇女。

6. 急腹症患者及孕妇禁用硫酸镁导泻。

7. 禁用于中枢抑制药中毒时导泻,忌与神经节阻滞药合用。

【药物相互作用】

1. 硫酸镁可消除顺铂所致肾损害。

2. 已洋地黄化的患者应用硫酸镁时可发生严重的心脏传导阻滞甚至心搏骤停。

3. 同时静脉注射钙剂可拮抗硫酸镁,解除抽搐的效能。

4. 硫酸镁可拮抗氨茶碱所致室性心律失常。

5. 硫酸镁与肾上腺素 β 受体激动药利托君同时使用,心血管毒性增大。

6. 硫酸镁可使灰黄霉素吸收减少,血药浓度降低。

7. 与药用炭配制口服吸附解毒剂,可减少毒物吸收并加速排泄。

8. 硫酸镁可与氯化钡形成不溶性无毒硫酸钡排出,可用于口服氯化钡中毒治疗。

9. 与土霉素、加替沙星和诺氟沙星等合用,可形成不吸收性复合物,降低后者的吸收水平,使后者全身血药浓度降低。

10. 硫酸镁可降低催产素刺激子宫作用。

11. 硫酸镁可降低奎尼丁经肾的排泄,其机制可能与尿液碱化有关。

12. 因红管药含有槲皮素,可与 $Mg^{2+}$ 生成螯合物,合用时前者疗效降低。

13. 与牛黄消炎丸合用时,硫酸镁分解产生的微量硫酸,可使硫磺所含硫化砷氧化,毒性增加。

14. 与硫酸镁属配伍禁忌的药物有硫酸多黏菌素 B、硫酸链霉素、葡萄糖酸钙、盐酸多巴酚丁胺、盐酸普鲁卡因、四环素、青霉素和萘夫西林(乙氧萘青霉素)。

【注意事项】

1. ①肾功能不全,因肾功能下降导致镁排泄减少,镁蓄积而易发生镁中毒;②呼吸系统疾病,特别是呼吸功能不全慎用;③严重心血管疾病慎用。

2. 药物对诊断或检验值的影响　应用 $^{99m}Tc$ 胶态硫作单核 - 吞噬细胞系统显影时,硫酸镁能使 $^{99m}Tc$ 胶态硫凝集从而大量集聚在肺血管,而进入肝、脾、骨髓的量减少。

3. 用药前后及用药时应当检查或监测:①定期监测心电图;②肾功能;③血镁浓度;④膝腱反射检查,在重复用药前如膝腱反射已抑制明显者,则不能再给药;⑤用药前应测定呼吸频率。若每分钟低于 16 次则应减量甚至停用。

4. 镁主要经肾脏排泄,肾功能不全时应酌情减量。老年人因有可能存在肾功能减退,剂量应酌情减少。

5. 合并出现钙缺乏时,先补充镁,然后补充钙。

6. 胃肠道有溃疡、破损的患者使用时应注意镁离子中毒,表现为呼吸抑制,膝腱反射消失和尿量减少。

【FDA 妊娠 / 哺乳分级】

粉剂尚不明确。

【用药实践】

1. 用于导泄

(1)硫酸镁作用强烈,犹如冲洗肠管,排出大量水样便,肠道准备充分,临床上常用于手术、放射性检查及纤维结肠镜检查前的肠道准备。该药因导泻作用强,不能长期、大剂量使用。

(2)硫酸镁为高渗性泻药,可促使钠潴留而致水肿。

(3)致泻作用一般于服药后 2~8 小时内出现,所以宜早晨空腹服用,并大量饮水以加速导泻作用和防止脱水。导泻时如服用大量过高浓度的本药溶液,可能自组织中吸取大量水分而导致脱水。

(4)中枢抑制药(如苯巴比妥)中毒患者不宜使用本品导

泻,以免加重中枢抑制。服用中枢抑制药中毒需导泻时,应避免使用硫酸镁,改用硫酸钠。

(5)一些特殊病例如胃切除术后患者,少尿或无尿患者,在应用硫酸镁导泻时,容易引起硫酸镁中毒,所以该类患者应慎用硫酸镁,若使用时,需注意调整用药量及浓度,并注意观察患者的生命体征、尿量、肌张力等。或选用其他药物代替硫酸镁,如:甘露醇粉剂或水剂、复方聚乙二醇电解质散等。

2.过量及解救

(1)高镁血症:高镁血症,可见于静脉内应用,以及作为导泻利胆及制酸药口服应用,尤其是在心功能不全时。一般当血浆镁浓度超过 2mmol/L 时,就可出现临床表现。包括皮肤潮红、口渴、血压下降、倦怠乏力、腱反射消失、呼吸抑制、心律失常、心电图示 P-R 间期延长及 QRS 波增宽,甚至心搏骤停。昏迷、体温不升。

高镁血症的治疗:可应用葡萄糖酸钙注射剂 10~20ml 静脉注射,透析疗法可迅速清除体内镁离子。纠正机体低容量状态,增加尿量以促进镁的排泄。也有应用毒扁豆碱注射剂皮下注射,但不作为常规应用。急性镁中毒时应立即停药,进行人工呼吸,并缓慢注射钙剂解救。

(2)给予对症治疗。

(3)口服过量镁盐后,可予催吐,洗胃,并大量饮水。

(4)毒扁豆碱 0.5~1mg 皮下注射,对镁中毒发生的呼吸及循环衰竭有治疗效果。

## 聚乙二醇 4000 Macrogol 4000

【其他名称】

福松。

【药物特征】

聚乙二醇的主要成分聚乙二醇 4000,是一种渗透性缓泻剂,通过增加局部渗透压,使水分保留在结肠腔内,因而使大便软化。大便软化和含水量增加可以促进其在肠道内的推动和排泄。由于聚乙二醇具有很高的分子量,所以不会被吸收,也不会在消化道被分解代谢。聚乙二醇同乳果糖类渗透性缓泻剂不同,它不在肠道内被细菌降解,也不产生有机酸或气体,不改变粪便的酸碱性,对肠道的 pH 没有影响。

【适应证】

用于治疗成人便秘症状。

【剂型与特征】

散剂。散剂易于制备,使用时起效快、便于携带,使用方便。

【用法用量】

口服每天 1~2 袋,溶解在一杯水中服用。每日 1 次或 2 次。

【不良反应】

1. 当大剂量服用时,有出现腹泻的可能,停药后 24~48 小时内即可消失,随后可减少剂量继续治疗。

2. 对肠功能紊乱患者,有出现腹痛的可能。

3. 罕有过敏性反应,如皮疹、荨麻疹和水肿。

【禁忌证】

禁用于炎症性器质性肠病,如溃疡性结肠炎和直肠炎、克罗恩病等。禁用于肠道闭塞和半闭塞综合征,未确诊的腹痛等。

【药物相互作用】

聚乙二醇与其他药物同时服用时可能会阻碍其他药物的吸收,建议最好与其他药物间隔 2 小时口服。建议在治疗便秘时不要长期使用。服用过量会导致腹泻,停药后 24~48 小时将恢复正常。重新再服用小剂量即可。

【注意事项】

在治疗便秘时不要长期使用,根据便秘情况可以间断用药或与其他导泻剂交替使用。

【FDA 妊娠 / 哺乳分级】

药物对妊娠的影响：动物研究确切证实聚乙二醇4000无致畸作用。国内外临床应用数年中亦无致流产或致畸的个例报道。由于医学伦理方面的原因，目前尚无孕妇使用福松的安全性方面的临床研究资料。因此，在妊娠期，需在医生指导下使用聚乙二醇4000。

药物对哺乳的影响：口服聚乙二醇4000不会被消化道吸收。没有资料显示聚乙二醇4000能够进入母乳。因此可以在哺乳期服用该药。

【用药实践】

1. 聚乙二醇4000的作用特点　作用机制为物理作用，不影响结肠转运时间，其既不在肠道内被降解，也不产生有机酸或气体，不改变粪便的酸碱性，不影响肠道的pH，亦不改变肠道的正常菌群，是一种安全性很好的有效药物。

2. 适用人群广泛　该药不含盐，不增加心血管负担，适用于高血压、心脏病、肾功能不全合并便秘的患者；该药由于不含糖，亦可用于糖尿病患者；在老年患者中，不会引起肠胀气，不会对心、肝、肾功能产生不良影响，同时不会改变肠道吸收功能；对特殊患者，如痔疮术后、肛裂、肛周脓肿、长期卧床患者以及产后排便规律的恢复同样适用。

## 乳果糖口服液 Lactulose Oral Solution

【其他名称】

杜密克。

【药物特征】

1. 乳果糖在小肠中不被吸收，在结肠中分解生成的酸性代谢物仅小部分被吸收，因此导致肠腔内渗透压升高，pH下降，水和电解质潴留，肠容积增大，对肠壁产生机械性刺激，再加之酸性代谢物的化学性刺激,从而导泻。

2. 在肝性脑病(PSE)、肝昏迷和昏迷前期,上述作用促进肠道嗜酸菌(如乳酸杆菌)的生长,抑制蛋白分解菌;促进肠内容物的酸化从而使氨转变成离子状态;降低结肠 pH 并发挥渗透效应导泻;刺激细菌利用氨进行蛋白合成,改善氨代谢。在上述过程中,尽管不能仅以高氨血症解释肝性脑病的神经精神症状,但以氨为代表的含氨物质起着重要作用。

【适应证】

用于治疗成人便秘症状。

【剂型与特征】

口服液为无色至淡棕黄色澄明黏稠液体,微显乳光,方便给药。

【用法用量】

便秘及临床需要维持软便的情况:每日剂量可根据个人需要进行调节,下面的推荐剂量可作为参考。

1. 成人　起始剂量 30~45ml/d,维持剂量 15~25ml/d。

2. 7~14 岁儿童　起始剂量 15ml/d,维持剂量 10ml/d。

3. 3~6 岁儿童　起始剂量 5~10ml/d,维持剂量 5~10ml/d。

4. 婴儿　起始剂量 5ml/d,维持剂量 5ml/d。

5. 治疗几天后,可根据患者情况酌减剂量。杜密克宜在早餐时 1 次服用。根据乳果糖的作用机制,1 至 2 天可取得临床效果。如 2 天后仍未有明显效果,可考虑加量。

6. 肝性脑病及昏迷前期　起始剂量 30~50ml,每日 3 次;维持剂量:应调至每日最多 2~3 次软便,大便 pH 5.0~5.5。

【不良反应】

治疗起始几天可能会有腹胀,通常继续治疗即可消失,当剂量高于推荐治疗剂量时,可能会出现腹痛和腹泻,此时应减少使用剂量。如果长期大剂量服用(通常仅见于肝性脑病的治疗),患者可能会因腹泻出现电解质紊乱。

【禁忌证】

1. 阑尾炎、肠梗阻、不明原因的腹痛者禁用。

2. 本品含有可吸收的糖,糖尿病(非便秘常规剂量)、半乳糖血症患者禁用。

3. 肠梗阻,急腹痛及与其他导泻剂同时使用。

4. 对乳果糖及其组分过敏者。

【药物相互作用】

尚不明确。

【注意事项】

1. 如果在治疗两三天后,便秘症状无改善或反复出现,请查找原因并进行适当处理。

2. 如用于半乳糖血症患者或乳糖酶缺乏症患者,需注意药品中相关糖的含量:每 15ml 中最多含 1.7g 半乳糖和 1g 乳糖。

3. 在便秘治疗剂量下,不会对糖尿病患者带来任何问题。用于治疗肝性脑病或昏迷前期的剂量较高,糖尿病患者应慎用。

4. 在治疗剂量下对驾驶和机械操作无影响。

【FDA 妊娠 / 哺乳分级】

B 级

推荐剂量的本品可用于妊娠期和哺乳期。

【用药实践】

乳果糖作为一种渗透性泻药,还是一种益生元,可增加肠道中的益生菌如双歧杆菌和乳酸杆菌及短链脂肪酸,降低拟杆菌、梭状芽孢杆菌和肠杆菌的数量,减少粪便中致癌酶的活性,产生对机体有益的作用。

## 三、合理使用泻药的原则

1. 不能连续用药　一次泻药将结肠完全排空后,需要 3~4 天才能重新充满。

2．注意服用时间　一般泻药口服后 6~8 小时发挥作用,故应合理安排服药时间,以便更符合生理规律。

3．养成好习惯　治疗便秘,尤其是习惯性便秘,首先应从调节饮食、养成定时排便习惯着手。多吃蔬菜、水果等常能收到良好效果。

4．应根据不同情况选择不同类型泻药　如排除毒物,应选硫酸镁、硫酸钠等盐类泻药。一般便秘,以接触性泻药较常用。老人、动脉瘤、肛门手术等,以润滑性泻药较好。若用泻药的目的是为了清除肠中毒素,则不宜使用蓖麻油之类的油制品泻药,因为油类泻药不但不能排除脂溶性的毒素,反而会增加人体对毒素的吸收。因为腹肌或肠肌软弱无力而导致的便秘,则可以服用一些较轻微的泻药帮助排便,若泄药太猛,反而会伤害消化系统的功能。年老体弱、妊娠或月经期妇女不能用作用强烈的泻药。

5．腹痛患者在诊断不明情况下不能应用泻药　肠道疾病如肠梗阻、肠痉挛、肠肿瘤可致便秘,首先要治疗导致便秘的病。

因此,所有的泻药都不能长期使用,只能用来缓解燃眉之急,根本解决要从生活、饮食习惯上来改变。

（姚鸿萍　鲁春燕）

# 第二节　止　泻　药

## 一、药物治疗概论

止泻药可通过减少肠道蠕动或保护肠道免受刺激而达到止泻的效果,适用于剧烈腹泻或长期慢性腹泻,可防止机体过度脱水、电解质紊乱及营养不足。止泻药按其药理作用可分为以下五类:

（1）改变胃肠道运动功能药物：此类药能增强胃肠张力，抑制肠蠕动和推进性收缩，从而减缓食物的推进速度，使水分有充分的时间吸收，从而实现止泻，如洛哌丁胺、复方地芬诺酯等。

（2）吸附剂：通过药物表面的吸附作用，吸收肠道中气体、细菌、病毒和外毒素，阻止它们被肠黏膜吸收或损害肠黏膜，如药用炭等。

（3）收敛保护剂：可在肠黏膜上形成保护膜，使其免受刺激，如蒙脱石等。

（4）调整肠道正常菌群的生长和组成的微生态制剂：正常肠道共生有许多菌群（包括细菌和真菌），相互依赖和制约。许多有益的微生物可制约致病菌的生长和繁殖，减少肠道内源性毒素的生成和吸收，维持肠道正常菌群的平衡，同时也可促进人体对营养物质的吸收。此类微生物有枯草芽孢杆菌、双歧杆菌、酪酸梭菌、乳酸杆菌等。

（5）补充电解质和维持体内的水、电解质、酸碱度平衡药物：如口服补液盐。创伤、感染或腹泻会使人体内的水、电解质和酸碱度失去平衡，若这种失衡超过了人体的代偿能力，将导致水、电解质代谢发生紊乱和酸碱失衡，较常见的为脱水症和钠、钾代谢的紊乱。

## 二、药物使用精解

### 洛哌丁胺 Loperamide

【其他名称】

罗宝迈、雅邦、易蒙停。

【药物特征】

该药化学结构与地芬诺酯相似，具有迅速止泻的作用，为一种长效止泻药。其作用机制为直接作用于肠壁的阿片受体,阻止纳洛酮及其他配体与阿片受体结合,阻止乙酰胆碱和前列腺素的释放,抑制肠道纵行和环形平滑肌收缩,从而抑制肠蠕动,延长肠内容物的通过时间,促进水、电解质及葡萄糖的吸收。该药对霍乱毒素和其他肠毒素引起的肠过度分泌有显著抑制作用,但治疗剂量不影响胃酸分泌。此外,该药还可增加肛门括约肌的张力,从而抑制大便失禁和便急。该药不影响肠道正常菌群,其止泻作用较地芬诺酯快,且强而持久。在推荐剂量范围内,对中枢神经系统无影响,较地芬诺酯安全。

【适应证】

1. 用于各种原因引起的非感染性急、慢性腹泻的对症治疗(如溃疡性结肠炎、克罗恩病、非特异性结肠炎、肠易激综合征、短肠综合征等)。对胃肠部分切除术后的甲状腺功能亢进引起的腹泻也有较好的疗效。

2. 用于回肠造口术患者,可增加大便稠度以减少排便次数和排便量;也可用于肛门直肠手术后患者,以抑制大便失禁。

【剂型与特征】

胶囊剂:胶囊剂贮存、携带方便,可掩盖药物的不良气味,提高用药依从性。

【用法用量】

1. 成人　口服给药。

(1)急性腹泻:初始剂量为一次 4mg,以后每次腹泻后口服 2mg,直至腹泻停止。一日总量不超过 16mg。如连服 5 天无效则停药。

(2)慢性腹泻:初始剂量为一次 4mg,以后逐渐调整剂量至粪便正常,一日可服用 2~12mg(起效后每日给予 4~8mg)。肝功能减退者用量应酌减。

2. 儿童　口服给药,急性腹泻:5~8 岁,一次 2mg,一日 2 次;8~12 岁:一次 2mg,一日 3 次。小儿一日极量为 6mg/20kg。

【不良反应】

1. 皮疹,偶见荨麻疹、瘙痒等。

2. 胃肠道反应,如口干、腹泻、腹痛、恶心、食欲缺乏,偶见呕吐、烦渴。

3. 其他 偶见头痛、眩晕、乏力等。

【禁忌证】

1. 对洛哌丁胺过敏者。

2. 不应用于肠梗阻、胃肠胀气、假膜性肠炎或便秘等需避免抑制肠蠕动的患者。

3. 严重脱水者。

4. 溃疡型结肠炎的急性发作期患者。

5. 5岁以下儿童。

【药物相互作用】

尚未发现该药与其他药物合用时有相互作用。

【注意事项】

下列患者慎用该药:

1. 严重中毒性腹泻患者(以免止泻后加重中毒症状)。

2. 溃疡型结肠炎患者。

3. 严重肝功能损害患者(可导致体内药物相对过量)。

4. 12岁以下儿童(国外资料)。

【FDA妊娠/哺乳分级】

B级。

药物对哺乳的影响:偶有给药分泌于母乳的报道,虽然其在母汁中含量很低,建议哺乳期妇女慎用该药。

【用药实践】

1. 口服用药指导 空腹或饭前半小时服药可提高疗效;腹泻患者常伴有水和电解质丢失(尤其是儿童),应用本药的同时适当补充水和电解质十分重要;若发生漏服,不可补服,恢复常规服药规律即可,且下次剂量不要加量;肝功能障碍患者可能导致药物相对过量,应注意中枢神经系统中毒症状;咀嚼无糖型口香糖,吮吸冰块或硬糖可减轻口干症状。

2.不宜用于细菌性腹泻　由痢疾杆菌、沙门菌和某些大肠埃希菌引起的急性腹泻,细菌常侵入肠壁黏膜,本品降低肠运动,推迟病原体的排除,反而延长病程,故不能用于细菌性腹泻。

3.药物过量及处理

(1)药物过量:在过量时(包括由于肝功能障碍导致的相对过量),可能出现中枢神经抑制症状,如木僵、调节功能紊乱、嗜睡、缩瞳、肌张力过高、呼吸抑制及肠梗阻。儿童对中枢神经系统毒性的反应可能较成人敏感。

(2)药物过量处理:可用纳洛酮解毒。但应注意该药作用的持续时间长于纳洛酮(1~3小时),故须持续使用纳洛酮,患者应至少监护48小时以防止可能引起的中枢神经抑制症状。

## 复方地芬诺酯 Compound Diphenoxylate

【其他名称】

止泻宁、复方苯乙哌啶。

【药物特征】

复方地芬诺酯是盐酸地芬诺酯和阿托品的复方制剂。地芬诺酯为人工合成的具有止泻作用的阿片生物碱,具有较弱的阿片样作用,但无镇痛作用,现已代替阿片制剂成为应用广泛而有效的非特异性止泻药。对肠道作用类似吗啡,直接作用于肠平滑肌,通过抑制肠黏膜感受器,降低局部黏膜的蠕动反射,从而减弱肠蠕动,并使肠内容物通过延迟,从而促进肠内水分的吸收。在地芬诺酯制剂中加入阿托品,可以减少复方地芬诺酯的依赖性倾向。

复方地芬诺酯口服后45~60分钟起效,2小时后血药浓度达峰值,作用持续时间为 3~4 小时,生物利用度为 90%。分布容积为 324.2L。复方地芬诺酯大部分在肝脏快速代谢,代谢产物为地芬诺酯酸(有活性)和羟基地芬诺酯酸(无活性)。给药 96 小时内总药量的 13.65% 主要以代谢产物的形式随尿排泄,49% 随粪便排泄。母体消除半衰期为 2.5 小时,地芬诺酯酸半衰期为 1.9~3.1 小时。地芬诺酯酸和阿托品也可以通过乳汁排泄。

【适应证】

用于急性功能性腹泻、慢性功能性腹泻,也可用于药物及慢性结肠炎所致的腹泻。

【剂型与特征】

有片剂和溶液剂。片剂剂量准确、质量稳定、服用携带方便。其中每片含盐酸地芬诺酯 2.5mg、硫酸阿托品 0.025mg。溶液剂吸收迅速、生物利用度高,每 5ml 含盐酸地芬诺酯 2.5mg、硫酸阿托品 0.025mg。

【用法用量】

口服。

1. 片剂

(1)成人:每次 1~2 片(支),每日 2~3 次,首剂加倍,饭后服。至腹泻控制时,应立即减少剂量。

(2)小儿:8~12 岁,每次 1 片,每日 4 次;6~8 岁,每次 1 片,每日 3 次;2~5 岁,每次 1 片,每日 2 次。

2. 溶液剂 用于儿童(表 5-2-1)。

表 5-2-1 复方地芬诺酯溶液剂用于儿童的推荐日剂量

| 年龄 | 体重(kg) | 该药剂量(ml,每日分4次服用) |
|---|---|---|
| 2 | 11~14 | 1.5~3.0 |
| 3 | 12~16 | 2.0~3.0 |
| 4 | 14~20 | 2.0~4.0 |

续表

| 年龄 | 体重( kg ) | 该药剂量( ml,每日分4次服用 ) |
|------|-----------|------------------------------|
| 5 | 16~23 | 2.5~4.5 |
| 6~8 | 17~32 | 2.5~5.0 |
| 9~12 | 23~55 | 3.5~5.0 |

【不良反应】

复方地芬诺酯毒性较小,成年人服用常规剂量,不良反应轻而少见。偶见口干、恶心、呕吐、头晕、头痛、嗜睡、失眠、抑郁、烦躁、皮疹、腹胀及肠梗阻等,减量或停药后即消失。儿童对复方地芬诺酯比较敏感,可能出现呼吸抑制等不良反应。

【禁忌证】

1. 2岁以下儿童、妊娠期妇女禁用,哺乳期妇女慎用。

2. 青光眼患者慎用。

3. 肝硬化、黄疸患者因可诱发肝性脑病,应慎用。

4. 对地芬诺酯或阿托品过敏者禁用。

5. 与假膜性小肠结肠炎或产肠毒素的细菌有关的腹泻禁用。

6. 重溃疡性结肠炎病人有发生中毒性巨结肠可能,应禁用。

【药物相互作用】

1. 地芬诺酯本身具有中枢神经系统抑制作用,因其可加强中枢抑制药的作用,故不宜与巴比妥类、阿片类、水合氯醛、乙醇、格鲁米特或其他中枢抑制药合用。

2. 与单胺氧化酶抑制剂合用可能有发生高血压危象的潜在危险。

3. 与呋喃妥因合用,可使后者的吸收加倍。

【注意事项】

1. 本品长期应用时可产生依赖性,但显然较阿片为弱,肝病患者及正在服用成瘾性药物患者宜慎用。

2. 只宜用常量短期治疗,以免产生依赖性。

3. 腹泻早期和腹胀者应慎用。

4. 由痢疾杆菌、沙门菌和某些大肠埃希菌引起的急性腹泻,细菌常侵入肠壁黏膜,本品降低肠运动,推迟病原体的排除,反而延长病程,故本品不能用作细菌性腹泻的基本治疗药物。

5. 用药的过程中应注意监测水、电解质平衡、呼吸抑制等情况。

【FDA 妊娠 / 哺乳分级】

C 级。

药物对孕妇的影响:孕妇长期使用可引起新生儿戒断及呼吸抑制症状。

药物对哺乳的影响:因地芬诺酯酸和阿托品可通过乳汁排泄,故哺乳妇女应权衡利弊后使用。

【用药实践】

1. 成瘾性　尽管该药依赖性倾向较单用地芬诺酯弱,但成瘾的可能性仍然存在。产生中枢神经系统效应的剂量远大于产生止泻作用的剂量。一日 100~300mg,服用 40~70 日,即可发生阿片样戒断症状,所以该药只宜用常量短期治疗,以免产生依赖性。

2. 中毒及解决方案　地芬诺酯毒性剂量时可引起呼吸抑制和昏迷,人体最小致死剂量为 200mg/kg;地芬诺酯中毒时可用纳洛酮进行解救。

3. 不宜用于细菌性腹泻　由痢疾杆菌、沙门菌和某些大肠埃希菌引起的急性腹泻,细菌常侵入肠壁黏膜,本品的药理作用同洛哌丁胺,均为降低肠运动,可推迟病原体的排除,反而延长病程,故不宜用作细菌性腹泻的基本治疗药物。

4. 儿童用药　该药可导致新生儿呼吸和婴幼儿呼吸抑制,2 岁以下儿童禁用。但 2 岁以上儿童应用仍应十分谨慎,因易出现迟发性地芬诺酯中毒,而且儿童对该药的反应有很大的变异性,使用该药时,需考虑患儿的营养状况和监测用药后反应。复方地芬诺酯片配料处方的辅料中有葡萄糖,该成分为改善制剂口味的矫味剂,因此更容易吸引儿童患者,大大增加了儿童误服的概率,导致安全风险增加。

## 药用炭片 Medicinal Charcoal Tablets

【其他名称】

爱西特。

【药物特征】

药用炭为活性化炭末,炭末分子间空隙多,表面积大,能吸附可导致腹泻及腹部不适的多种刺激物,减轻其对肠壁的刺激而减少肠蠕动,起到止泻作用。可吸附胃肠道内有毒物质,抑制其吸收,使这些毒性物质不在体内循环,而从胃肠道中排出体外。本品胃肠道不吸收,全由肠道排出。

【适应证】

用于腹泻、胃肠胀气、食物中毒、生物碱中毒等;也可与硫酸镁合用,以排出胃肠道内细菌及毒物。

【剂型与特征】

片剂,剂量准确、质量稳定、服用携带方便。

【用法用量】

每天 3 次,每次 1~3g,饭前服。如用于治疗食物或生物碱中毒,可口服 30~100g,同时服用泻盐。

【不良反应】

可出现恶心;长期服用可出现便秘;并可影响营养物质的吸收,导致发育不良,故 3 岁以下儿童不宜久用。

【禁忌证】

1. 服用药用炭可影响小儿营养, 禁止长期用于 3 岁以下小儿。

2. 对药用炭片过敏者禁用。

【药物相互作用】

药用炭可吸附维生素、抗生素、磺胺类、生物碱、乳酶生等。对胃蛋白酶、胰酶等消化酶类的活性也有影响, 不宜同服。

【注意事项】

1. 解毒时, 药用炭服用后立即随给一泻剂, 否则仍可能发生中毒。

2. 作为解毒剂, 应在急性中毒后 30 分钟内给予。

【FDA 妊娠 / 哺乳分级】

药物对妊娠的影响: 尚不明确。

药物对哺乳的影响: 尚不明确。

【用药实践】

1. 与其他药物合用　本品能吸附并减弱其他药物的作用, 若与其他药物合用, 需间隔 2~3 小时。

2. 便秘及解决方案　服药期间若出现便秘, 可用中药大黄饮片或番泻叶 2~6g, 浸泡代茶饮即可缓解。

3. 用于肾病　药用炭是临床常用的一种解毒剂, 可从肠道吸附尿毒症毒素—色氨酸代谢产物吲哚。药用炭也可从肠道吸附尿素、肌酐等尿毒症毒素并从肠道排出, 使患者的尿素氮和肌酐水平下降, 延缓肾功能的进行性恶化, 可用于高尿酸血症合并慢性肾功能不全患者; 药用炭也有吸附血磷等大分子物质的作用, 所以在临床亦用于血液透析伴高磷血症患者。

## 蒙脱石 montmorillonite

【其他名称】

思密达、肯特令、华纳比乐、必奇、百利、美常灵、斯克特。

【药物特征】

该药是从天然蒙脱石中提取的具有八面体层纹状结构的微粒,有加强、修复消化道黏膜屏障,固定、清除多种病原体和毒素的作用。主要作用机制如下:

1.覆盖消化道黏膜,与黏液蛋白结合,从质和量两方面增强黏液屏障,起到防止胃酸、胃蛋白酶、胆盐、溶血磷脂酰胆碱、非甾体类抗炎药、酒精以及各种病毒、细菌及其毒素对消化道黏膜的侵害作用,可维护消化道的正常生理功能,同时还具有降低结肠过分敏感性的作用。

2.促进损伤的消化道黏膜上皮再生,修复损伤的细胞间桥,促使细胞紧密连接。

3.吸附消化道内气体和各种攻击因子,将其固定在肠腔表面,使之失去致病作用,而后随肠蠕动排出体外,从而避免肠细胞被攻击因子损伤(攻击因子包括:轮状病毒、致病性大肠埃希菌、霍乱弧菌、金黄色葡萄球菌、幽门螺杆菌、空肠弯曲菌以及它们所产生的毒素等)。

4.平衡消化道正常菌群,提高消化道的免疫功能。

5.对消化道局部有止血作用(通过激活凝血因子VII和VIII)。

6.促进肠黏膜细胞的吸收功能,减少其分泌,缓解幼儿由于双糖酶降低或缺乏造成糖脂消化不良而导致的渗透性腹泻。

7.减少肠细胞的运动失调,恢复肠蠕动的正常节律,维持肠道的输送和吸收功能。

双八面体蒙脱石进入消化道之后,开始仍以其细小颗粒存在,口服2小时后可均匀地覆盖在整个肠腔表面,约6小时后连同所固定的病毒、病菌及其产生的毒素一起排出体外。本品不被胃肠道吸收,故不进入血液循环系统,对肝、肾、中枢神经及心血管等方面没有影响;不改变食物从口腔至结肠的运行时间,不影响食物的正常消化和吸收,也不影响葡萄糖和氨基酸的吸收;不改变正常的肠蠕动,不影响 X 光检查,也不改变大便颜色。

【适应证】

1. 成人及儿童的急性腹泻、慢性腹泻,对儿童急性腹泻效果尤佳。

2. 胃食管反流、食管炎、胃炎和结肠炎。

3. 胃肠道疾病(如食管、胃、十二指肠、结肠疾病)所致疼痛的辅助治疗。

4. 肠易激综合征。

5. 肠道菌群失调。

【剂型与特征】

本品制剂有散剂和混悬液。散剂比表面积较大、易于分散、起效快、制备方法简便、性质比较稳定、运输携带比较方便。蒙脱石散每袋内含双八面体蒙脱石 3g、葡萄糖 0.749g、糖精钠 0.007g、香兰素 0.004g。混悬剂分散度大、口服方便、适合儿童。

【用法用量】

1. 散剂的用法 将该药倒入 50ml 温水中充分稀释,摇匀服用。不能将该药直接倒入口中用水冲服或用水调至糊状、丸状服用,以免造成该药在消化道黏膜上分布不均匀,影响疗效。

(1)成人:口服给药:一次 1 袋,一日 3 次。急性腹泻服用本品治疗时,首次剂量加倍;用于慢性腹泻时,剂量酌减;保留灌肠:每次 3~9g(1~3 袋),倒入 50~100ml 温水中,每天 1~3 次。

(2)儿童:口服给药:1 岁以下,一日 3g,分 3 次服用;1~2 岁,每日 3~6g,分 3 次服用;2 岁以上,每日 6~9g,分 3 次服用。

2. 混悬剂的用法 摇匀后口服,一日 3 次。1 岁以下,一次用量 10ml;1~2 岁,一次用量 10~20ml;2 岁以上,一次用量 20~30ml;成人,一次用量 30ml。

【不良反应】

该药安全性好,无明显不良反应,偶见便秘,大便干结,可减少剂量继续治疗。

【禁忌证】

尚不明确。

【药物相互作用】

1. 蒙脱石与诺氟沙星合用可提高对致病性细菌感染的疗效。

2. 蒙脱石可减轻红霉素的胃肠道反应,提高红霉素的疗效。

3. 该药不影响地高辛、阿司匹林、保泰松、氨苄西林及诺氟沙星等药物的生物利用度。

【FDA 妊娠 / 哺乳分级】

孕妇及哺乳期妇女可安全服用本品。

【用药实践】

1. 用于非腹泻疾病

(1)肠易激综合征:该病是包括肠动力异常、肠道菌群失调、炎症等多种因素共同作用的结果。蒙脱石散由于其特殊的带电荷和分布不均匀性,可吸附多种病原体及其毒素,并通过改善细胞正常的吸收和分泌功能,减少细胞的运动失调和水、电解质丢失,从而改善疾病症状,可用于肠易激综合征的治疗。

(2)反流性食管炎:枸橼酸莫沙必利片联合蒙脱石散治疗反流性食管炎疗效显著。枸橼酸莫沙必利片能增强食管蠕动和食管下括约肌张力,防止胃内容物反流入食管并改善食管清除率,直接减少酸对食管黏膜的刺激,联合蒙脱石散治疗反流性食管炎疗效好,不良反应少。可用于治疗反流性食管炎。

(3)溃疡性结肠炎:与其他药物合用(如氨基水杨酸类药物、激素类药物和免疫抑制剂),蒙脱石散口服或灌肠可用于治疗溃疡性结肠炎。

（4）消化道溃疡：蒙脱石散辅助治疗消化道溃疡能有效地保护黏膜屏障，帮助恢复、再生消化道上皮组织，清除 *Hp*，从而使溃疡愈合，同时减少溃疡的复发率，起到很好的治疗效果。可用于消化性溃疡的辅助治疗。

（5）新生儿黄疸：因蒙脱石散剂吸附、固定作用可减少肠道内结合胆红素分解后的重吸收，所以可辅助治疗新生儿黄疸。

2. 服用方法的注意事项

（1）因蒙脱石散具有吸附作用，在与其他药物同时服用时，可影响其他药物的吸收，应在服用该药前 1 小时服用其他药物。

（2）胃炎、结肠炎患者饭前服用；腹泻患者两餐间服用；食管炎患者饭后服用。

（3）急性腹泻时应立即服用该药，且剂量加倍，同时注意防治脱水。

（4）结肠炎、肠易激综合征可采用灌肠疗法。

3. 减轻其他药物的不良反应　红霉素静滴时可使血浆中胃动素水平升高，其与胃肠道平滑肌上的胃动力受体结合产生强烈收缩，引起腹痛、恶心、呕吐、腹泻等胃肠道副作用。蒙脱石散对消化道黏膜有很强的覆盖能力，能与黏液蛋白结合，提高黏膜屏障对攻击因子的防御功能，并能作用于阿片受体，阻止乙酰胆碱及前列腺素的释放，抑制胃肠道蠕动，解除内脏平滑肌痉挛，故蒙脱石散能对抗红霉素引起的胃肠道反应。蒙脱石散可以维护消化道正常的生理功能，同时还具有降低结肠过分敏感性的作用，从而保护消化道，降低阿奇霉素应用后的不良反应。蒙脱石散能平衡肠道寄生菌群及使消化道内分泌型免疫球蛋白量增加，促进胃肠功能恢复，进而减轻因口服盐酸氨溴索引起的食欲不振、腹部不适及腹泻等副反应。

（鲁春燕　赵源浩）

# 参 考 文 献

1. 陈新谦, 金有豫, 汤光. 新编药物学. 第 17 版. 北京: 人民卫生出版社, 2011.

2. 国家药典委员会. 中华人民共和国药典临床用药须知. 2010 年版. 北京: 中国医药科技出版社, 2011.

3. 鲁春燕, 张建娜. 消化系统疾病药物治疗学. 北京: 化学工业出版社, 2010.

# 第六章　微生态制剂

## 一、药物治疗概论

人体消化系统中存在正常菌群,它是定植在宿主消化道,有益宿主并为宿主所必需的微生物群落,统称为肠道正常微生物群。肠道正常微生物群与宿主、环境形成相互依赖、相互制约的统一体。

微生态制剂又称微生态调节剂,是根据微生态学原理,为调整微生态失调、保持微生态平衡、利用对宿主无害的正常微生物群成员或其促进物质制成的生态制剂,可分为益生菌、益生元和合生元3类。益生菌是一种来源于人类,由具有生理活性的细菌〔活菌和(或)死菌〕组成的微生态制剂,通常通过口服给药,改善肠道微生态平衡而治愈疾病,常用的菌种包括地衣芽孢杆菌、双歧杆菌、肠球菌、嗜酸乳杆菌等。益生元是一类可以通过改变生长条件及营养环境而促进有益菌生长繁殖的制剂,其本身不被人体消化吸收,目前主要包括寡糖类物质及一些中药制剂。合生元是一类既含有益生菌又含有益生元的混合制剂,其不仅可以提供有益菌,还可刺激并加速益生菌的生长与繁殖,使益生菌的作用能最大限度地发挥并维持得更加持久。在临床应用中微生态制剂主要是指益生菌。

## 二、药物使用精解

### 双歧杆菌、嗜酸乳杆菌、肠球菌三联活菌
### Live Combined Bifidobacterium, and Lactobacillus and Enterococcus

【其他名称】

培菲康、金双歧。

【药物特征】

双歧杆菌、嗜酸乳杆菌、肠球菌为健康人肠道正常菌群,分别定植在肠道的上、中、下部位,组成了一个在不同条件下都能生长、作用快而持久的联合菌群,在整个肠道黏膜表面形成一道生物屏障,阻止致病菌对人体的侵袭,抑制有害菌产生的内毒素和致癌物质,维持人体正常的生理功能。

给药后,通过重建宿主肠道菌群间的微生态平衡,抑制肠内有害菌及其产生的各种有害物质,清除自由基及过氧化脂质,治疗有内源性或外源性微生物引起的感染,维持正常肠蠕动,缓解便秘。另外,本品可抑制肠内腐败菌对蛋白质的分解,减少肠道中内毒素和氨的产生及吸收,有护肝、保肝,治疗肝性脑病和帮助消化、增进食欲的作用。

口服后可完全、迅速地到达肠道,次日即可从服用者的粪便中检出口服的菌种,第 4 日菌量达到高峰,第 8 日恢复正常。

【适应证】

1. 主治肠道菌群失调引起的腹泻、腹胀、便秘等。

2. 还可作为肝硬化、急慢性肝炎及肿瘤化疗等的辅助用药。

【剂型与特征】

散剂、胶囊剂和片剂。[20mg(含活菌大于或等于 0.5 亿),40mg]。散剂比表面积较大,剂量容易控制,适于小儿服用,运

输携带比较方便。

胶囊剂剂量准确、便于携带、服用方便,可隔绝药物不良口味,是临床中常用的一种剂型。片剂,剂量准确、质量稳定、服用携带方便。

【用法用量】

口服:成人每次 2~3 粒,每日 2~3 次。儿童:0~1 岁每次 0.5 粒,1~6 岁每次 1 粒,6~13 岁每次 1~2 粒,每日 2~3 次(婴幼儿可剥开胶囊,倒出粉末用温开水冲用)。

【不良反应】

尚未发现明显不良反应;实验检查也未发现有异常改变。

【禁忌证】

1. 对本药任何一成分过敏者禁用。

2. 对微生物制剂有过敏史者禁用。

【药物相互作用】

1. 抗酸药、抗菌药与本品合用可减弱其疗效,应分开服用。

2. 铋剂、鞣酸、药用炭、酊剂等能抑制、吸附或杀灭活菌,不能并用。

【注意事项】

1. 本品为活菌制剂,切勿将本品置于高温处,适宜于冷藏保存;本品真空封装,开袋后应尽快服用。

2. 溶解时水温不宜超过 40℃。

【FDA 妊娠 / 哺乳分级】

药物对妊娠的影响:尚不明确。

药物对哺乳的影响:尚不明确。

【用药实践】

与蒙脱石散合用治疗腹泻时,应间隔 2 小时左右。

# 双歧杆菌四联活菌
## Live Combined Bifidobacterium, lactobacillus, Enterococcus and Bacillus cereus

【其他名称】

思连康。

【药物特征】

该药含双歧杆菌、嗜酸乳杆菌、粪肠球菌、蜡样芽孢杆菌。其中双歧杆菌、嗜酸乳杆菌、粪肠球菌为健康人体肠道正常球菌群，直接补充可抑制肠道中某些致病菌，维持正常肠道蠕动，调整肠道菌群平衡；蜡样芽孢杆菌在肠道中定植，消耗氧气，为双歧杆菌等厌氧菌营造厌氧环境，促进双歧杆菌等厌氧杆菌的生长和繁殖。4个菌种分别定植在肠道的上、中、下部位，能抑制整个肠道中的有害菌；4个菌种各有特点：肠球菌为需氧菌繁殖速度最快，12小时达到高峰；乳杆菌为兼性厌氧菌，24小时进入生长稳定期；双歧杆菌为厌氧菌，繁殖速度慢，48小时进入生长稳定期；蜡样芽孢杆菌，有利于乳杆菌和双歧杆菌的定植，这样就组成了一个在不同条件下都能生长，作用快而持久的联合菌群，在整个肠道黏膜表面形成一道生物屏障，阻止致病菌对人体的侵袭，抑制有害菌产生的内毒素和致癌物质，维持人体正常的生理功能。

口服进入肠道后，会在肠道内生长、繁殖、定植。其中蜡样芽孢杆菌不属于人体肠道正常菌群成员，在肠道中定植48小时后随粪便排出体外；而其余三种菌均是人体肠道中正常菌群，一般定植10天以上达到平衡。

【适应证】

1. 各种原因所致的肠道菌群失调引起的腹泻和腹部胀气，亦可用于治疗轻、中型急性腹泻及慢性腹泻。

2. 慢性便秘。

3. 各种肝病辅助治疗。

4. 小儿厌食、消化不良、婴幼儿腹泻。

【剂型与特征】

片剂，每片重 0.5g。其中婴儿双歧杆菌、嗜酸乳杆菌和粪肠球菌分别不低于 $0.5 \times 10^6$ CFU；蜡样芽孢杆菌应不低于 $0.5 \times 10^5$ CFU。片剂制备简单、剂量准确、质量稳定、服用携带方便，是临床最常用剂型。

【用法用量】

1. 成人　口服，一日 3 次，一次 3 片，重症可加倍服用或遵医嘱。餐后用温水或温牛奶送服。

2. 儿童　六个月内婴儿一日 2 次，一次 1 片；六个月至一岁幼儿一日 2 次，一次 2 片；一岁至六岁幼儿一日 2~3 次，一次 2 片；六岁至十二岁儿童一日 3 次，一次 2~3 片。婴幼儿可将片剂溶于 50℃ 以下温水或牛奶中服用。

【不良反应】

尚未见明显不良反应。

【禁忌证】

1. 对本药任何一成分过敏者禁用。

2. 对微生物制剂有过敏史者禁用。

【药物相互作用】

1. 氯霉素、头孢菌素、红霉素、青霉素对本品中的活菌有抑制作用。

2. 铋剂、鞣酸、药用炭、酊剂等能抑制、吸附或杀灭活菌，不能并用。

【注意事项】

1. 本品抽真空封装，开袋后不宜长期保存。

2. 当本品性状发生改变时禁用。

3. 儿童必须在成人监护下使用。

【FDA 妊娠 / 哺乳分级】

药物对妊娠的影响：尚不明确。

药物对哺乳的影响：尚不明确。

【用药实践】

与蒙脱石散和抗生素合用治疗细菌性腹泻时，相互间隔开使用。

## 枯草杆菌、肠球菌二联活菌
### Live Combined Bacillus Subtilis and Enterococcus Faecium

【其他名称】

妈咪爱、美常安。

【药物特征】

本品含有两种活菌：枯草杆菌和屎肠球菌，可直接补充正常生理活菌，抑制致病菌，促进营养物质的消化、吸收，抑制肠源性毒素的产生和吸收，达到调整肠道内菌群失调的目的。

口服后，屎肠球菌和枯草杆菌可在肠道内定居并迅速繁殖。屎肠球菌可分泌促肠活动素、细菌素等，对肠道内有害菌有抑制作用，对多种病原菌如鼠伤寒沙门菌和大肠埃希菌等有抗菌作用；枯草杆菌可产生溶菌酶，对变形杆菌属、大肠埃希菌、葡萄球菌属等有害毒株有抑制作用，同时可形成肠道厌氧环境促进双歧杆菌等肠道有益菌群的生长繁殖。

枯草杆菌可分泌促进消化的副消化酶，可分解糖类、脂肪、蛋白质及一般消化酶所不能分解的物质如纤维蛋白、明胶等，从而促进消化功能。

该药活菌可在肠道内迅速定居、繁殖，并产生大量乳酸，调节肠内 pH，促进大肠蠕动及消化吸收，有利于缓解便秘症状。

【适应证】

胶囊剂用于成人和 12 岁以上儿童使用抗生素、化疗药物等导致肠道菌群失调引起的肠炎、腹泻、便秘、消化不良、食欲缺乏等。

颗粒剂和散剂主要用于12岁以下儿童下列疾病：

1. 食欲缺乏、消化不良及营养吸收不良；肠道菌群失调、肠道细菌感染性腹泻和轮状病毒感染性腹泻；功能性便秘；绿便。

2. 治疗新生儿和婴幼儿黄疸。

3. 可作为婴幼儿营养保健剂和健肠剂，补充多种维生素及锌、钙微量元素。

【剂型与特征】

有胶囊剂、颗粒剂和散剂。胶囊剂能掩盖药物不良味道、药物稳定性好、生物利用度较高、主要用于成人。颗粒剂和散剂吸收快、显效迅速、方便、稳定、口感好，主要用于婴幼儿。其中除含上述 2 个活菌外，还含有维生素 C 10mg、维生素 $B_1$ 0.5mg、维生素 $B_2$ 0.5mg、维生素 $B_6$ 0.5mg、维生素 $B_{12}$ 1.0μg、烟酰胺 2.0mg、乳酸钙 20mg、氧化锌 1.25mg。

【用法用量】

1. 成人　口服给药，一次 250~500mg，一日 2~3 次。

2. 儿童　2 岁以下儿童，一次 1g，一日 1~2 次；2~12 岁：一次 1~2g，一日 1~2 次。12 岁以上：成人剂量。

【不良反应】

偶见恶心、头晕、头痛、心慌、罕见腹泻次数增加，停药后可恢复。

【禁忌证】

1. 对本药任一成分过敏者禁用。

2. 对微生物制剂有过敏史者禁用。

【药物相互作用】

1. 本品与抗菌药同服可减弱其疗效，应分开服用。

2. 铋剂、鞣酸、药用炭、酊剂等能抑制、吸附活菌，不能并用。

【注意事项】

直接服用时应注意避免呛咳,不满 3 岁的婴幼儿不宜直接服用。

【FDA 妊娠 / 哺乳分级】

药物对妊娠的影响:尚不明确。

药物对哺乳的影响:尚不明确。

【用药实践】

1. 服用方法　该药的颗粒剂和散剂应在 40℃以下温开水冲服,也可用牛奶、果汁、幼儿饮食中服用。3 岁以上儿童可直接服用。

2. 与其他药物合用

(1)不可与抑制或吸附活菌的药物如药用炭、铋剂、酊剂及鞣酸制剂等合用。

(2)与抗生素和蒙脱石散合用时应间隔开,最好先空腹服用抗生素,食物影响该药吸收。1 小时后服用蒙脱石散。1 小时后进食,进食 1 小时后再服用本品。

## 酪酸梭菌活菌 Clostridium Butyricum

【其他名称】

米雅、宝乐安、米桑、阿泰宁。

【药物特征】

该药可抑制肠内腐败菌、食物中毒菌等病原菌的增殖,对金黄色葡萄球菌、大肠埃希菌、副伤寒沙门菌、伤寒沙门菌、变形杆菌、痢疾杆菌、霍乱弧菌、单孢菌等均有抑菌或杀灭作用;对引起假膜性肠炎的难辨梭状芽孢杆菌有抑制作用,并能阻止其毒素的产生,降低毒素的活性;抑制肠道内异常发酵产生氨、胺、吲哚等有害物质;具有淀粉糖化作用,在肠道内可产生 B 族维生素、维生素 K 淀粉酶,对儿童具有良好的保健作用；其代谢产物酪酸是肠上皮组织细胞再生和修复的主要营养物质。该药还能与双歧杆菌、乳酸菌等肠内有益菌共生，促进其发育，特别是它能产生促进双歧杆菌发育的因子。对双歧杆菌、嗜酸乳杆菌、粪杆菌等肠道有益菌群均有促进增殖作用。

药物口服后，其芽孢可在胃液及胆汁中生存，顺利到达盲肠，在其周边繁殖，不会经肠黏膜进入体内，也不会经血液进入其他器官，该药经粪便排出体外。

【适应证】

主要用于各种原因引起的肠道菌群失调所致的肠炎、腹泻、肠易激综合征、便秘、功能性消化不良，预防和治疗假膜性肠炎和抗生素相关性腹泻。

【剂型与特征】

片剂、散剂。片剂剂量准确、质量稳定、服用携带方便；散剂比表面积较大、易于分散、利于吸收、起效快。片剂制备方法简便、药物性质比较稳定、运输携带比较方便。

【用法用量】

口服，通常成年人每次 1~2 片，一日 3 次。

【不良反应】

既往临床研究中，未见与药物相关的不良反应发生。

【禁忌证】

1. 对本药任何一成分过敏者禁用。

2. 对微生物制剂有过敏史者禁用。

【药物相互作用】

与氨茶碱或异烟肼混合时，有时可使该药着色，故建议避免和这些物质混合使用。

【注意事项】

1. 本品为活菌制剂，切勿将本品置于高温处。

2. 本品性状发生改变时禁止使用。

3. 请将本品放在儿童不能接触的地方。

4. 儿童必须在成人监护下使用。

【FDA 妊娠 / 哺乳分级】

药物对妊娠的影响：尚不明确。

药物对哺乳的影响：尚不明确。

【用药实践】

1. 避免与抗生素同服　酪酸梭菌对氨苄西林、头孢唑林、头孢呋辛、四环素、氯霉素、呋喃唑酮、复方新诺明和诺氟沙星等敏感，故本品不能与此类药物同时服用。

2. 良好的耐酸性、耐热性、稳定性和安全性

（1）酪酸菌系耐酸性芽孢菌，实验结果表明它在胃液（pH 1~2）中生存，后进入肠道内发育增殖发挥疗效，具有很好的耐酸性。

（2）酪酸菌经 80℃，30 分钟和 90℃，10 分钟加热处理后全部存活，加热 90℃，20 分钟 95% 存活，加热 100℃，5 分钟后 30% 存活。该菌具有很好的耐热性，可常温保存，患者外出可随身携带。

（3）酪酸菌在肠道大量增殖，但不会由肠道壁进入血液，更不会经血液进入其他器官。由于它不是分解蛋白质的菌类，故不会产生氨、硫化氢等有害物质，只起抑制作用。口服后不会引起中毒症状和器官病理变化，具有很好的安全性。

3. 相当于多联菌的作用　酪酸梭菌进入肠道，自己快速繁殖的同时，分解食物中的多糖为低聚糖，促进肠道其他有益菌快速生长，相当于多联菌的作用。

## 地衣芽孢杆菌
### Live Bacillus Licheniformis Preparation

【其他名称】

整肠生。

【药物特征】

本品以活菌进入肠道后,对葡萄球菌、酵母样菌等致病菌有拮抗作用,而对双歧杆菌、乳酸杆菌、拟杆菌、消化链球菌有促进生长作用,从而可调整菌群失调达到治疗目的。本品可促使机体产生抗菌活性物质,杀灭致病菌。此外通过夺氧生物效应使肠道缺氧,有利于大量厌氧菌生长。地衣芽孢杆菌还具有促进巨噬细胞非特异性吞噬作用。由于该菌不是肠道固有细菌,不能在肠道中长期定植,停药后 10 日即可全部排出体外,故该药仅起治疗作用而不会造成远期不良反应。

【适应证】

用于细菌或真菌引起的急、慢性肠炎、腹泻。也可用于其他原因引起的胃肠道菌群失调的防治。

【剂型与特征】

有胶囊剂和颗粒剂。胶囊剂剂量准确、便于携带、服用方便、患者顺应性好的特点,适合于成人服用。颗粒剂起效快、不良反应少,疗效高,适合于儿童服用。

【用法用量】

颗粒剂:口服,成人,一次 5g;儿童,一次 2.5g;一日 3 次;首次加倍。服用时将颗粒溶于水或牛奶中混匀后服用。胶囊剂:口服,成人,一次 2 粒;儿童,一次 1 粒;一日 3 次;首次加倍。对吞咽困难者,服用时可打开胶囊,将药粉加入少量温开水或奶液混合后服用。

【不良反应】

超剂量服用可见便秘。

【禁忌证】

1. 对本药任何一成分过敏者禁用。

2. 对微生物制剂有过敏史者禁用。

【药物相互作用】

1. 抗菌药与本品合用时可减低其疗效,故不应同服,必要时可间隔3小时服用。

2．铋剂、鞣酸、药用炭、酊剂等能抑制、吸附活菌，不能并用。

【注意事项】

1．本品为活菌制剂，切勿将本品置于高温处，溶解时水温不宜超过40℃，也可用牛奶冲服。

2．本品性状发生改变时禁止使用。

【FDA妊娠／哺乳分级】

药物对妊娠的影响：尚不明确。

药物对哺乳的影响：尚不明确。

【用药实践】

与蒙脱石散合用应间隔2小时以上，不能与抗菌药物合用，若要合用，时间需间隔3小时以上。

## 复方乳酸菌 Lactobacillus Complex

【其他名称】

聚克。

【药物特征】

该药含有乳酸杆菌、嗜酸乳杆菌和乳酸链球菌三种活乳酸菌。活乳酸菌能在肠内繁殖，产生乳酸，抑制肠道内腐败细菌的繁殖，调整肠道菌群，防止肠内发酵，减少胀气，因而有促进消化和止泻作用。

【适应证】

用于肠道菌群失调引起的肠功能紊乱，如急、慢性腹泻等。

【剂型与特征】

胶囊剂。本品为复方制剂，每粒含活乳酸菌总数不少于2万个，其中，乳酸杆菌数不少于70个，嗜酸乳杆菌数不少于7千个，乳酸链球菌数不少于1.4万个。胶囊剂剂量准确，可掩盖药品的不良口味、服用方便、便于携带，是临床常用剂型之一。

【用法用量】

口服。成人一次 1~2 粒，一日 3 次。

【不良反应】

偶见皮疹。

【禁忌证】

1. 对本药任何一成分过敏者禁用。

2. 对微生物制剂有过敏史者禁用。

【药物相互作用】

1. 铋剂、鞣酸、药用炭、酊剂等能抑制、吸附活菌，不能合用。

2. 抗酸药与本品合用时，可减弱其疗效，故应分开服用（间隔 3 小时）。

【注意事项】

1. 本品为活菌制剂，切勿置于高温处。

2. 本品性状发生改变时禁止使用。

【FDA 妊娠 / 哺乳分级】

药物对妊娠的影响：尚不明确。

药物对哺乳的影响：尚不明确。

【用药实践】

本品对青霉素类、头孢菌素类、大环内酯类、氨基糖苷类、四环素类、喹诺酮类等多种抗菌药具有耐药性，可与上述药物同服而不影响本品疗效。

## 布拉氏酵母菌 Saccharomyces Boulardii Sachets

【其他名称】

亿活。

【药物特征】

本品为含活布拉氏酵母菌的微生态制剂。口服后不会在肠道内定植,产生一过性的微生态调节作用。经过反复口服试验,该药口服后能迅速达到肠道有效浓度,服药期间保持恒定水平。布拉氏酵母菌通过消化道排出体外,停止服药后 2~5 天在粪便内找不到布拉氏酵母菌。

【适应证】

1. 用于治疗成人和儿童腹泻,及肠道菌群失调所引起的腹泻症状。

2. 与万古霉素或甲硝唑配合使用,治疗梭状芽孢杆菌症的复发。

3. 预防由鼻饲引起的腹泻。

4. 治疗肠易激综合征。

【剂型与特征】

散剂和胶囊剂,散剂 0.25g(菌粉)/袋。每袋装药粉 765mg,含菌粉 250mg;每 1g 药粉含活菌数应不低于 $1.3 \times 10^9$CFU。散剂比表面积较大、易于分散、分布、起效快、制备方法简单、药物性质稳定、携带比较方便。

【用法用量】

口服。将小袋之内容物倒入少量温水或甜味饮料中,混合均匀后服下;也可以与食物混合或者倒入婴儿奶瓶中服用。本品可在任何时候服用,但为取得速效,最好不在进食时服用。

1. 成人:每次 2 袋,每天 2 次。

2. 3 岁以上儿童:每次 1 袋,每天 2 次。

3. 3 岁以下儿童:每次 1 袋,每天 1 次。

【不良反应】

1. 偶见(0.1%~1%)　①全身:过敏反应;②皮肤:荨麻疹;③胃肠道:顽固性便秘,口干。

2. 罕见(<0.1%)　①全身:真菌血症;②血液循环系统:血管性水肿;③皮肤:皮疹。

植入中央静脉导管的住院患者、免疫功能抑制患者、严重胃肠道疾病患者或高剂量治疗的患者中罕见真菌感染，其中极少数患者血液培养布拉氏酵母菌阳性。极度虚弱的患者中有报道由布拉氏酵母菌引起败血症的病例。

【禁忌证】

1. 对本品中任一成分过敏的患者禁用。

2. 中央静脉导管输液的患者禁用。

3. 因本品含有果糖，对果糖不耐受的患者禁用。

4. 因本品含有乳糖，先天性半乳糖血症及葡萄糖、半乳糖吸收障碍综合征或乳糖酶缺乏的患者禁用。

【药物相互作用】

本品不可与全身性或口服抗真菌药物同时使用，可与抗生素合用治疗腹泻。

【注意事项】

1. 本品含活菌，请勿与超过50℃的热水或冰冻的，及含酒精的饮料及食物同服。

2. 本品的治疗不能代替补液作用，对于严重腹泻患者，可以根据其年龄，健康状况，补充足够液体。

3. 本品是活菌制剂，如经于传播进入血液循环则会有引起全身性真菌感染的危险，故不得用于高危的中央静脉导管治疗的患者。

【FDA妊娠/哺乳分级】

药物对妊娠的影响：妊娠期内避免使用该药物。

药物对哺乳的影响：哺乳期使用本品的安全性尚未确定，亦应避免使用。

【用药实践】

1. 本品可与抗生素合用治疗腹泻，但不可与全身性或口服抗真菌药物同时使用。

2. 避免静脉真菌感染　建议不要在中央静脉输液的患者附近打开散剂，以避免任何方式，特别是经过传播将布拉氏酵母菌定植在输液管上。已有报道中央静脉输液的患者,即使没有用布拉氏酵母菌治疗也有罕见的真菌血症(真菌侵入血液)发生,极少数患者因布拉氏酵母菌产生发热、血液培养布拉氏酵母菌阳性。所有这些患者经抗真菌治疗效果满意,必要时撤去静脉导管。

### 三、微生态制剂的临床合理应用

**1. 微生态制剂作用机制**　微生态制剂在机体内的作用机制相当复杂,主要有以下几种理论与假说:

(1)微生物平衡理论:健康人的肠道内共生着超过1000种、高达10万亿的肠道菌群,各种微生物相互制约、维持平衡,而其中有益菌占绝对优势,一旦这种平衡或者有益菌占优势的现状被打破,就会导致疾病。微生态制剂正是通过补充有益菌或促进有益菌生长,使被破坏的微生物平衡得以恢复,使人体恢复健康。

(2)生物屏障理论:益生菌与肠黏膜上皮细胞密切结合,利用其定植性、排他性和繁殖性功能,与其他厌氧菌一起形成一道生物学屏障,影响过路菌或致病菌的定植。代谢产物则形成了一个化学屏障,能阻止致病菌、条件致病菌的定植和入侵。

(3)免疫作用:微生态制剂可作为非特异免疫调节因子,通过细菌本身或细胞壁成分刺激宿主免疫细胞,激发机体体液免疫和细胞免疫,增强机体免疫力和抗病力。

(4)营养学说:肠道微生物在完成自身代谢的同时,会合成人体所需的 B 族维生素及某些酶类及蛋白质,并且可以促进钙、磷、铁等微量元素及维生素 D 的吸收,对机体健康起着不可或缺的作用。

**2. 临床常用微生态制剂对抗菌药物的敏感性**　见表6-1-1。

表 6-1-1 临床常用微生态制剂对抗菌药物的敏感性

| 通用名称 | 商品名 | G⁺杆菌 | G⁺球菌 | 对抗菌药物的敏感性 |
|---|---|---|---|---|
| 枯草杆菌二联活菌颗粒 | 妈咪爱、美常安 | 枯草杆菌 | 屎肠球菌 | 与抗菌药同服可减弱其疗效,应分开服用 |
| 复方乳酸菌 | 聚克 | 乳酸杆菌、嗜酸乳杆菌 | 乳酸链球菌 | 可以与青霉素类、头孢菌素类、大环内酯类、氨基糖苷类、四环素类、喹诺酮类联合使用;但与铋剂、鞣酸、药用炭、酊剂等联用,可吸附活菌 |
| 酪酸梭菌活菌 | 米雅、宝乐安 | 酪酸梭菌 | | 对多种抗菌药有耐药性(文献报道) |
| 双歧杆菌四联活菌 | 思连康 | 双歧杆菌、嗜酸乳杆菌、蜡样芽孢杆菌 | | 对氯霉素、头孢菌素、红霉素、青霉素敏感 |
| 乳酶生 | / | | 肠球菌 | 抗菌药可减弱其疗效 |
| 双歧杆菌乳杆菌三联活菌 | 金双歧 | 双歧杆菌、乳杆菌 | 嗜热链球菌 | 对青霉素、氨苄西林、克林霉素、先锋霉素敏感。抗菌药同时使用隔开用药时间 |
| 双歧杆菌三联活菌 | 培菲康 | 双歧杆菌、嗜酸乳杆菌 | 粪链球菌 | 抗菌药可减弱其疗效 |
| 地衣芽孢杆菌 | 整肠生 | 地衣芽孢杆菌 | 屎肠球菌 | 与抗菌药同服可减弱其疗效,应分开服用 |
| 布拉氏酵母菌 | 亿活 | 真菌 | | 不受抗菌药物影响,但不能与抗真菌药联用 |

### 3. 微生态制剂的临床应用

（1）乳糖不耐受：许多成年人小肠乳糖酶活性下降，故消化乳糖的能力差。其结果是乳糖的吸收不充分，产生乳糖不耐受症的症状和体征，包括肠管内气体增多，腹部胀气和腹泻，水样便等。保加利亚乳杆菌、嗜热链球菌和嗜酸乳杆菌含有乳糖酶，可以促进乳糖的消化和吸收，使乳糖不耐受症状减轻。

（2）腹泻：腹泻原因较复杂，一般可分为：感染性、炎症性、消化性、应激性、激素性和菌群失调性腹泻。菌群失调性腹泻（ADD）多因长期口服广谱抗生素、肾上腺皮质激素而诱发。微生态制剂通过增加腹泻者肠道内有益菌的数量与活力，抑制致病菌的生长，以恢复正常的菌群平衡，达到缓解腹泻症状的效果。应用抗菌药物治疗同时口服微生态制剂能有效预防 ADD的发生。感染是成人和儿童腹泻的常见原因，临床常用微生态制剂常应用于急性感染性腹泻的辅助治疗。

儿童腹泻：正常人胃肠道生存着大量的细菌，新生儿出生2 小时后即开始有不同细菌进入体内，逐步建立起了正常菌群维持肠道微生态平衡。当食物、有害菌或病毒在肠道内黏附、定植、繁殖后，严重破坏肠道微生态平衡，造成菌群失调。此时应在抗菌药物杀灭致病菌之后，快速补充微生态制剂，尽快恢复肠道微生态平衡。无论是细菌性腹泻还是病毒性腹泻采用微生态制剂疗效显著。

（3）肠易激综合征：肠易激综合征（IBS）为伴有腹痛和结肠功能紊乱的常见病，其特征是无感染或炎症的存在，但原因不明确，饮食、生活方式、感染等均被认为是潜在的致病因素。正是因为 IBS 的发病机制未明，故临床上缺乏非常有效的治疗药物。微生态制剂可作为相对有效的治疗手段。

微生态制剂对于 IBS 的作用机制还不十分清楚。一般认为：①益生菌可在肠道产生氧化氢、有机酸、杀细菌素和抗生素等，不利于需氧菌及外来致病菌的生长、定植。②占位性保护。

厌氧菌与黏膜上皮结合紧密,形成生物膜,封闭致病菌的侵入门户,使外来菌没有吸附位置而被排出。③争夺营养。各种菌的营养分配是受环境限制的,以维持数量和种类上的平衡。如肠道中的厌氧菌特别多,而大肠埃希菌较少,就是因为低 pH 环境下,厌氧菌能夺得较多的营养,致病菌得不到营养,使致病菌不能在肠内生长。微生态制剂还可以通过调节肠道菌群,恢复双歧杆菌正常数量,在体内代谢产生多种有机酸,使肠腔内 pH 降低,进而调节肠道正常蠕动,有效缓解便秘。

(4)炎症性肠病:炎症性肠病(IBD)是慢性反复发作性肠道炎症性疾病,包括克罗恩病和溃疡性肠炎,这 2 种疾病可能与肠道微生态菌群紊乱有关。微生态制剂作用于 IBD 的机制目前尚未完全明了。国内外研究显示可能与微生态制剂发挥生物拮抗、调节免疫、修复肠上皮、产生有益的代谢产物等作用有关。

(5)结肠癌:微生态制剂可使与结肠癌发生有关的酶(如 7α- 羟化酶、β- 葡萄糖苷酸酶、硝基还原酶等)的活性显著降低,从而降低肿瘤发生的危险性。Marotta 等动物实验相关研究表明,微生态制剂能有效地降低大鼠患结肠癌的可能性。

(6)肝硬化:肝硬化患者肠道菌群失调的主要表现有肠道菌群中细菌的总数增多,特别是某些革兰阴性菌显著增多,如大肠埃希菌、产气荚膜杆菌等,而正常结肠内占优势的厌氧菌减少。此外,正常位于结肠内及小肠下段的某些菌种上行定居及繁衍,也是肝硬化患者肠道菌群失调的原因。肝硬化常形成门静脉高压症导致胃肠道瘀血及组织水肿,从而影响肠腔内环境肠蠕动减慢,肠道的清除能力降低,提供过路菌接触黏附黏膜的机会,导致细菌过度生长而发生肠道菌群失调。微生态制剂可减轻肝硬化时的细胞损伤及细胞器变形程度,减缓假小叶的形成速度以及改善肠黏膜功能,改善肝硬化患者症状,促进黄疸消退,降低患者 AST 并增高白蛋白,消除内毒素血症,同时可以升高双歧杆菌与大肠埃希菌比值,对肝硬化的并发症如肝性脑病、自发性腹膜炎也有一定的防治作用。乳果糖可酸化肠道，减少氧的吸收。肝硬化患者服用乳果糖后，肠道厌氧菌增加，双歧杆菌增多，类杆菌减少，血氨水平下降，从而改善肝脑临床症状。

（7）急性胰腺炎后期继发的感染：急性坏死性胰腺炎（ANP）时肠道黏膜屏障功能严重受损，细菌从肠道转移到胰腺及其他脏器（细菌易位）是胰腺炎多器官功能衰竭的重要原因。促进肠蠕动有利于减少细菌易位的发生，控制菌群失调，有助于改善 ANP 患者的预后。

**4. 微生态制剂在临床使用中应注意的事项**

（1）药物相互作用：对抗菌药物耐药的可与之配伍使用，其余微生态制剂建议与抗菌药物间隔使用。铋剂、鞣酸、药用炭、酊剂等能抑制、吸附或杀灭活菌，故不能合用。对牛奶过敏者，应避免服含乳酸菌的微生态制剂。

（2）禁忌证：菌血症、中央静脉导管治疗患者禁止使用。

（3）服用方法：在服用微生态制剂时，如为活菌制剂，需用<40℃的温开水送服，以免制剂中有效成分受到破坏。对于不能耐受胃酸的微生态制剂，如培菲康建议饭后服用。肠溶制剂应整片或整粒吞服，不可嚼碎，如美常安、聚克等。

（4）贮存：微生态制剂中的活菌数与其疗效密切相关，因此在贮存期间应尽量保持其活菌数量。活菌一般怕热、怕光、怕湿，温度越高，湿度越大，活菌存活时间越短。由于各种制剂中所含活菌种类不同，因此对温度、光线、湿度等要求不同，如培菲康、金双歧等都要求于 2~8℃避光保存，聚克要求遮光密封凉暗处保存，美常安要求室温干燥避光处保存。活菌制剂的有效期比较短，一般为 24 个月，聚克则为 18 个月，因此在购买和使用时应注意。但酪酸梭菌活菌耐酸、耐高温，所以有效期可达3 年。

（姚鸿萍 鲁春燕）

# 参 考 文 献

1. 陈新谦, 金有豫, 汤光. 新编药物学. 第 17 版. 北京: 人民卫生出版社, 2011.

2. 国家药典委员会. 中华人民共和国药典临床用药须知. 2010 年版. 北京: 中国医药科技出版社, 2011.

3. 中华预防医学会微生态学分会. 中国消化道微生态调节剂临床应用共识( 2016 年版 ). 中国微生态学杂志, 2016, 28( 6 ): 621-631.

# 第七章 肝胆疾病用药

## 第一节 抗 病 毒 药

### 一、治疗药物概论

病毒性肝炎是由多种嗜肝性肝炎病毒引起的肝脏病变为主的一种传染病，按病原学分型，目前已被公认的有甲、乙、丙、丁、戊五种肝炎病毒，分别写作 HAV、HBV、HCV、HDV、HEV。其中 HAV 和 HEV 主要通过消化道传播，引起急性重症炎症，甚至肝衰竭，但它们不会导致肝脏的慢性炎症；HBV、HCV 和 HDV 主要通过母婴传播、血液传播和性传播，它们不但可以引起急性肝炎，还会导致慢性肝炎，以致进展为肝硬化和肝癌。急性乙肝和急性丙肝是一种自限性疾病，一般不用抗病毒治疗，通常只需营养和对症治疗，仅在急性丙肝早期提倡应用干扰素 α（interferon α，IFNα）防止慢性化，而慢性乙肝和丙肝需要抗病毒治疗。

由 HBV 和 HCV 引起的慢性病毒性肝炎中，持续的病毒复制和机体对病毒的免疫反应是肝炎慢性进展的基本因素。HBV 和 HCV 的慢性刺激可诱发人体的免疫应答，使肝细胞发生免疫病理变化，引起炎症、坏死和纤维化，出现门静脉高压症、食管胃底静脉曲张出血、腹水及肝性脑病，甚至可进一步发展为肝硬化、重型肝炎和肝癌，因此，使用抗病毒药物来清除 HBV 和 HCV 是治疗慢性病毒性肝炎的根本措施。慢性乙肝和丙肝的综合治疗主要包括抗病毒、免疫调节、保肝降酶、抗纤维化和对症治疗，其中抗病毒是综合治疗的核心。所有伴有肝硬化的慢性乙肝患者应终生进行核苷类药物治疗,年龄超过 30 岁且持续存在 ALT 水平异常及高水平病毒复制证据的非肝硬化的慢性乙肝患者也应积极进行抗病毒治疗,此外,对于伴有严重慢性肝脏疾病或 CD4 细胞计数≤500/ml 的 HBV/HIV 混合感染患者,也必须进行核苷类药物治疗。但对于谷丙转氨酶(ALT)水平持续正常及低水平病毒复制证据的非肝硬化的慢性乙肝患者,为准确判断其是否进入免疫清除期,应监测 1~3 个月,而不推荐或建议推迟给予抗病毒治疗和保肝治疗。具体如图 7-1-1 所示。对于慢性丙肝患者,只要 HCV-RNA 阳性,无治疗禁忌证,均应接受规范的抗病毒治疗。

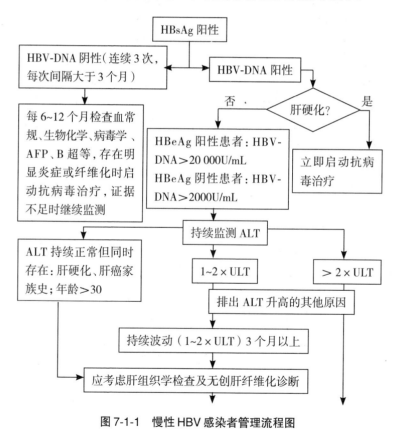

图 7-1-1 慢性 HBV 感染者管理流程图

| 对于所有 HBsAg/HBV-DNA 阳性患者，应每 6 个月筛查肝细胞肝癌 | 存在明显炎症或纤维化时启动抗病毒治疗，证据不足时继续监测 | 持续 3 个月 ALT > 2×ULN 以上应启动抗病毒治疗；随访过程中出现肝功能失代谢，应立即启动抗病毒治疗 |

图 7-1-1　慢性 HBV 感染者管理流程图（续）

目前国内外公认有效的抗乙肝药物包括 IFNα 和核苷（酸）类似物（Nucleoside（Acid）Analogues，NAs）；由于直接抗 HCV 药物尚未在我国上市，利巴韦林（Ribavirin，RBV）联合聚乙二醇干扰素（Peg-IFNα）或普通 IFNα 是我国目前抗丙肝的一线治疗方案，可用于所有基因型 HCV 现症感染，同时无治疗禁忌证的患者。目前已经被批准用于临床的 NAs 类药物有拉米夫定、阿德福韦、恩替卡韦、替比夫定和替诺福韦。对于初治乙肝患者优先推荐选用 ETV、TDF 和 Peg-IFNα。

应用 IFNα 和 NAs 抗乙肝时各有优缺点，在制订治疗方案前要考虑患者和药物两方面因素。患者因素包括病程、病情、并发症、病毒载量、肝炎生化指标、影像学检查结果和患者经济能力等；药物因素包括药物抗病毒效力和安全性、病毒耐药性、用药持久性、价格等。HBV 感染的肝细胞核中存在共价闭合环状 DNA（covalently closed circular DNA，cccDNA），它是前基因 DNA 和 HBV-mRNA 的转录模板，半衰期达 14.5 年，药物难以使其表达的 HBV 表面抗原（HBV surface antigen，HBsAg）消失，因此患者必须具有良好的用药依从性，按规定疗程正确服用抗 HBV 药物才能获得持久性疗效，避免耐药性产生，并在治疗过程中积极进行 HBsAg、HBeAg、ALT、HBV-DNA 等各项血清学、病毒学、生化学、影像学及病理学检查，并进行肝纤维化无创性诊断，及时跟踪乙肝进展以进行疗效监测。

## 二、药物使用精解

### (一)干扰素α

IFN 是宿主细胞受病毒感染或干扰素诱导剂等刺激而产生的一类具有非特异性免疫活性的低分子量糖蛋白,能与周围未感染细胞的相关受体作用激发多种效应分子的表达发挥抗病毒作用,同时还能增强淋巴细胞、巨噬细胞和自然杀伤细胞的活力来发挥免疫调节和抗肿瘤作用,同时其分子量小、抗原性弱、毒副作用小,故广泛用于抗病毒、抗肿瘤和治疗免疫系统疾病。尽管不同基因位点表达的 IFN 氨基酸次序有一定程度的同源性,但其理化性质、抗原特性、结合受体及临床应用不尽相同,可将 IFN 分为 IFNα、IFNβ、IFNγ,见表 7-1-1。

临床上主要将 IFNα 用作抗肝炎药,其抗病毒效力强,疗程固定,不仅可诱导抗病毒蛋白的产生,还可调动宿主细胞免疫反应,形成双重抗病毒机制。与口服 NAs 相比,IFNα 对乙肝患者的 HBV-cccDNA 清除率和 HBeAg 转阴率高,不易复发,病毒耐药性变异率低,有良好的抗 HBV 治疗后效应,特别对儿童、希望近年内生育的患者、初次接受抗病毒治疗、期望短期内完成治疗的患者有深远意义。但 IFNα 需皮下注射,价格较高,不能杀灭肝炎病毒,对乙肝患者的完全应答率仅为 30%~40%,对伴有妊娠、精神病、酗酒、失代偿期肝硬化和甲状腺疾病等的患者禁用,临床上已明确不首先推荐 IFNα 治疗乙肝,而是强力推荐强效低耐药 NAs 抗病毒药物。IFNβ 由成纤维细胞分泌,临床用于抑制多发性硬化症及抑制其进展。IFNγ 具有较强的免疫调节作用,并对肝星状细胞的活化增殖和细胞外基质的分泌有很强的抑制作用,临床用于类风湿性关节炎和肝纤维化的治疗。IFNγ 兼具Ⅰ型 IFN 和白细胞介素(interleukin, IL)-10 家族的双重特征,显示了与 IFNα 相似的抗病毒、抑制肿瘤细胞生长及免疫调节等生物学活性,且其骨髓抑制等毒副作用少而生物学作用具长效性,有望在不久的将来成为一个新的基因工程药物。IFNα 和 Peg-IFNα 治疗乙肝的推荐疗程均为 1 年,HBeAg 阳性者经过 24 周治疗后 HBsAg 定量仍>20 000U/ml,或 HBeAg 阴性者经 12 周治疗时未发生 HBsAg 定量的下降且 HBV-DNA 较基线下降<$2Log_{10}IU/ml$ 时,建议停止治疗,应改用 NAs 继续治疗。

表 7-1-1　各类型 IFN 比较

| Ⅰ型 IFN | | Ⅱ型IFN |
| --- | --- | --- |
| IFNα | IFNβ | IFNγ |
| 一般性质 结构同源性高,理化性质相似,耐酸,对温度和 pH 相对不敏感,生物活性相似 | | 不耐酸,对温度和 pH 敏感 |
| 分泌细胞 白细胞 | 成纤维细胞 | 活化的淋巴细胞、自然杀伤细胞 |
| 生物学活性 抗病毒、免疫调节 | | 免疫调节、抗肿瘤 |
| 已上市亚型 IFNα1a、IFNα2a、IFNα2b | IFNβ1a、IFNβ1b | IFNγ |
| 主要适应证 病毒性疾病(如乙肝、丙肝、尖锐湿疣等)、肿瘤(如毛细胞白血病、HIV 相关的卡波西肉瘤) | 多发性硬化症 | 肝纤维化、类风湿性关节炎 |

## 重组人 IFNα Recombinant Human IFNα

【其他名称】

罗扰素、派罗欣、甘乐能、佩乐能。

【药物特征】

本药是基因重组技术所生产的结构上高度同源的,具有与天然 IFNα 完全相同的抗病毒、抗肿瘤及免疫调节功能的蛋白质家族。各亚型均含有 165~166 个氨基酸残基, 分子量约为 19kD, 临床主要应用 IFNα2a、IFNα2b 和 IFNα1b, 分别来源于西方人骨髓瘤细胞、西方人白细胞和中国人健康白细胞。正常人白细胞经病毒刺激后诱生 IFNα 的主要亚型为 IFNα1, 其次为 IFNα2, 因此可以判断临床使用的 IFNα 中 IFNα1b 亚型的抗原性最小, 不良反应最小, 研究显示 IFNα1b 体外抗病毒活性明显高于 IFNα2a 和 IFNα2b。IFNα 与细胞表面特异性 α 受体结合, 触发细胞内复杂的信号传递途径激活基因转录, 产生抗病毒蛋白, 抑制肝炎病毒脱壳、病毒复制、蛋白质合成、子病毒的装配与释放等; 增强巨噬细胞、淋巴细胞对靶细胞的特异细胞毒作用, 有效遏制病毒侵袭和感染的发生; 增强自然杀伤细胞活性, 抑制肿瘤细胞生长, 清除早期恶变细胞。

普通 IFNα2a(罗扰素): 肌内和皮下注射吸收率均超 80%, 肌内注射 3600 万单位后, 平均达峰时间(peak time, $t_{max}$)为 3.8 小时, 血药浓度为 1500~2580pg/ml(平均 2020pg/ml)。皮下注射 3600 万单位后, 平均 $t_{max}$ 为 7.3 小时, 血药峰浓度(peak concentration, $C_{max}$)范围为 1250~2320pg/ml(平均 1730pg/ml)。人体药动学在 300 万单位到 19 800 万单位的剂量范围内呈线性表现, 在健康人中静脉滴注 3600 万单位后, 达稳态时表观分布容积(apparent volume of distribution, $V_d$)为 0.22~0.75L/kg(平均 0.4L/kg), 清除半衰期(half life, $t_{1/2}$)为 3.7~8.5 小时(平均 5.1 小时), 总体清除率(clearance, $CL$)为 2.14~3.62ml/(kg·min)[平均 2.79ml/(kg·min)]。健康志愿者和患有转移性癌症病人的血清重组人 IFNα2a 浓度反映出个体差异。普通 IFNα2a 主要经肾脏分解代谢, 次要途径为经胆汁分泌和肝脏代谢清除。

Peg-IFNα2a(派罗欣): 本品系通过基因重组技术经大肠埃希菌表达的每 1 分子基因重组人 IFNα2a 和 2 个聚乙二醇长链, 与 1 分子赖氨酸相连结而成的长效 IFNα2a。药效学特点与天然的或普通的人 IFNα2a 相似。聚乙二醇是一种惰性、易溶于水的长链,其与普通 IFNα2a 相连后使其分子变大,抗原性降低,水溶性升高,因此 Peg-IFNα2a 吸收和清除减慢而体内作用时间延长,注射次数减少,但价格相对较高。健康人单次皮下注射 180μg 后,可在 3~6 小时内检测到血药浓度,24 小时内达到 $C_{max}$ 的 80%,注射后 72~96 小时可测到 $C_{max}$( 14ng/ml ± 2.5ng/ml ),$AUC$ 为( 1743 ± 459 )( ng · h )/ml。其生物利用度为 84%,与普通 IFNα2a 相似。男性对本品的系统清除率约为内源性干扰素 α 的 1/100,皮下注射后 $t_{1/2}$ 延长至 80 小时,血清浓度能维持一周。药物吸收后主要分布于血液和组织液中,经肝脏代谢并经肾脏排泄。老年患者对本品的吸收较年轻受试者延迟,吸收曲线下面积( area under the curve,$AUC$ )轻度增加,因此老年患者不需降低剂量。在慢性乙肝或丙肝患者中,每周给药 1 次,连续 5~8 周后产生蓄积,其血药浓度可达单次给药的 2~3 倍,但 8 周后无进一步蓄积。

普通 IFNα2b( 甘乐能 ):与 IFNα2a( 23 位为赖氨酸,34 位为组氨酸 )不同,IFNα2b 多肽链的 23 位为精氨酸,34 位为组氨酸。通过肌肉和皮下注射吸收率超 80%,$t_{max}$ 为 3.5~8 小时,$t_{1/2}$ 为 4~12 小时。肾脏排泄为其主要消除途径,胆汁分泌与肝脏排泄是其次要途径。

Peg-IFNα2b( 佩乐能 ):本品系通过基因重组技术由含有高效表达人 IFNα2b 基因的大肠埃希菌经发酵、分离和高度纯化,并经单甲氧基聚乙二醇化而成的中长效 IFNα2b。同时是唯一按体重给药的中长效 IFNα,使不同体重的病人不良反应发生率相同,避免了单一固定剂量给药时,体重小的病人骨髓抑制发生率高的缺点。Peg-IFNα2b 的血浆峰浓度和吸收量呈剂量相关性增加,皮下注射后 15~44 小时达到 $C_{max}$,并可维持达 48~72 小时。平均 $V_d$ 为 0.99L/kg,平均 $t_{1/2}$ 为( 40 ± 13.3 )小时,表观 $CL$ 为 22ml/( kg · h )。与普通 IFNα2b 相比,$CL$ 降低,

$t_{1/2}$ 延长，肾脏清除率约为 30%。血浆 $C_{max}$、$AUC$ 和 $t_{1/2}$ 的增加与肾功能障碍程度有关，中度肾功能障碍患者（肌酐清除率 30~49ml/min）$CL$ 平均下降 17%，重度肾功能障碍患者（肌酐清除率 10~29ml/min）$CL$ 平均下降 44%。老年人应用本品的药动学不存在明显的年龄相关性，不需调整剂量。

IFNα1b（干扰灵）：健康志愿者单次皮下注射 60μg，注射后 3.99 小时血药浓度达最高峰，吸收半衰期为 1.86 小时，清除相对半衰期为 4.53 小时。本品吸收后分布于各脏器，于注射局部含量最高，其次为肾、脾、肺、肝、心脏、脑及脂肪组织，然后在体内降解，尿、粪、胆汁中排泄较少。

【适应证】

1. 普通 IFNα2a、普通 IFNα2b、IFNα1b

（1）淋巴或造血系统肿瘤：毛状细胞白血病、多发性骨髓瘤、低度恶性非霍奇金淋巴瘤、皮肤 T 细胞淋巴瘤、慢性髓性白血病、与骨髓增生性疾病相关的血小板增多。

（2）实体肿瘤：无机会性感染史病人的与艾滋病相关的卡波西肉瘤、复发性或转移性肾细胞癌、转移性恶性黑色素瘤。

（3）病毒性疾病：伴有 HBV-DNA、DNA 聚合酶阳性或 HBeAg 阳性等病毒复制标志的慢性活动性乙肝成年患者；伴有 HCV 抗体阳性和谷丙转氨酶（alanine aminotransferase，ALT）增高，但不伴有肝功代偿的慢性丙肝成年患者；其他病毒性疾病，如尖锐湿疣等。

2. Peg-IFNα2a、Peg-IFNα2b　用于肝功处于代偿期慢性乙肝和丙肝，治疗慢性丙肝时最好与利巴韦林联用，在对利巴韦林不耐受或禁忌时可采用 Peg-IFNα2a 或 Peg-IFNα2b 单药治疗。

【剂型与特征】

1. 普通 IFNα2a、普通 IFNα2b、IFNα1b

（1）仅有注射剂，避光，2~8℃冰箱内存放，存储于 25℃环境一段时间后会产生 IFNα 中和抗体。

（2）注射用粉针剂以灭菌注射用水溶解时应沿瓶壁注入以免产生气泡，溶解后立即使用，不得放置保存和分次使用。

（3）注射用粉针剂中含人血白蛋白，具有导致血源感染和同种异型蛋白免疫病理反应的潜在危险。

（4）如注射剂中含甲醇或苯甲醇，不推荐用于新生儿、婴幼儿，因苯甲醇可通过胎盘，妊娠分娩前不宜用药。

（5）如注射液含间甲苯酚作稳定剂，警惕某些患者可能发生过敏反应。

2. Peg-IFNα2a、Peg-IFNα2b

（1）仅有注射剂，避光，2~8℃冰箱内存放，不得分次使用。

（2）IFNα 的聚乙二醇化可以保证药物在血液内长时间达到稳态血药浓度，对病毒有持久抑制作用，谷峰比更低，不良反应减少而疗效提高。

【用法用量】

1. 普通 IFNα2a（罗扰素）

（1）慢性活动性乙肝：尚没有最佳治疗方案，通常每次 500 万单位，每周 3 次，肌肉或皮下注射，共用 6 个月。如用药一个月后病毒复制标志或 HBeAg 无下降，可增加剂量至病人能够耐受的水平，如果 3~4 个月后没有改善，则应考虑停止治疗。

（2）急慢性丙肝：起始剂量为每次 300 万 ~500 万单位，每周 3 次，皮下或肌内注射，通常需配合口服利巴韦林联合使用，根据基因型的不同一般需用药 24~48 周。大多数丙肝病人接受足够治疗后的复发发生在治疗结束后 4 个月内。

2. Peg-IFNα2a（派罗欣）

慢性乙肝：皮下注射，推荐剂量为每次 180μg，每周 1 次，共用 48 周。慢性丙肝：单用或联合利巴韦林时的推荐剂量均为每次 180μg，皮下注射，每周 1 次，本药与利巴韦林联用治疗慢性丙肝的推荐剂量和疗程如表 7-1-2 所示。

表 7-1-2　Peg-IFNα2a( 派罗欣 )与利巴韦林联用治疗
慢性丙肝的用法用量

| 基因型 | 派罗欣每周剂量 | 利巴韦林每天剂量 | 疗程 |
|---|---|---|---|
| 1/6 型 | 180μg | <75kg=1000mg | 48 周 |
| | | ≥75kg=1200mg | 48 周 |
| 2/3 型 | 180μg | 800mg | 24 周 |

发生中度和重度不良反应的患者应降低剂量至 135/90/45μg
或停药, 如表 7-1-3 所示, 随着不良反应的减轻, 逐渐增加或恢
复至常规剂量。

表 7-1-3　Peg-IFNα2a( 派罗欣 )与利巴韦林的剂量调整原则

| | 利巴韦林减至600mg/d | 暂停利巴韦林 | 派罗欣减量 | 派罗欣停药 |
|---|---|---|---|---|
| 中性粒细胞 | | | $<7.5 \times 10^8$/L | $<5 \times 10^8$/L |
| 血小板 | | | $2.5 \times 10^{10} \sim$ $5 \times 10^{10}$/L | $<2.5 \times 10^{10}$/L |
| 血红蛋白 - 无心脏疾病 | 85~100g/L | <85g/L | | |
| 血红蛋白 - 心脏疾病稳定 | 任意 4 周内下降≥20g/L | 减量4周仍<120g/L | | |

3. 普通 IFNα2b( 甘乐能 )

( 1 )慢性乙肝: 成人: 推荐剂量为每周 3 次或隔日 1 次, 每
次 1000 万单位, 共 16~24 周。儿童: 推荐剂量为第 1 周皮下注
射 300 万单位 /m², 每周 3 次或隔日 1 次, 以后剂量升高为每周
3 次, 每次 600 万单位 /m², 共给药 16~24 周。使用时发生不良
反应, 应减量 50% 直至不良反应消退。如果在剂量调整后不良
反应持续出现或复发, 或疾病发生进展, 则应停用。如减量或

停药后不良反应消失,可将剂量恢复到减量或停药前剂量。对于白细胞、中性粒细胞或血小板计数减少的患者的剂量调整原则如表7-1-4所示。

表7-1-4 普通IFNα2b(甘乐能)的剂量调整原则和方法

| 药物剂量 | 白细胞计数 | 中性粒细胞计数 | 血小板计数 |
|---|---|---|---|
| 减量50% | $<1.5 \times 10^9$/L<br>(成人和儿童) | $<0.75 \times 10^9$/L(成人)<br>$<1 \times 10^9$/L(儿童) | $<50 \times 10^9$/L(成人)<br>$<100 \times 10^9$/L(儿童) |
| 停药 | $<1.2 \times 10^9$/L<br>(成人和儿童) | $<0.5 \times 10^9$/L(成人)<br>$<0.75 \times 10^9$/L(儿童) | $<30 \times 10^9$/L(成人)<br>$<70 \times 10^9$/L(儿童) |

(2)急慢性丙肝:单独治疗时推荐剂量为300万单位,皮下或肌内注射,每周3次或隔日1次,通常需配合口服利巴韦林联合使用,根据基因型的不同一般需用药24~48周。

4. Peg-IFNα2b(佩乐能)

(1)慢性乙肝:推荐剂量为1μg/kg,每周1次,皮下注射,24周为一疗程。治疗期间根据患者的耐受情况调整剂量至不良反应消失或减轻,随着不良反应的减轻,逐渐增加或恢复至常规剂量,佩乐能的剂量调整原则和剂量调整方法分别如表7-1-5和表7-1-6所示。

表7-1-5 Peg-IFNα2b(佩乐能)治疗乙肝的剂量调整原则

| 血液学和<br>生化参数 | 降低本品至一半剂量 | 暂停使用本品 |
|---|---|---|
| 白细胞 | $<1.5 \times 10^9$/L | $<1 \times 10^9$/L |
| 中性粒细胞 | $<0.75 \times 10^9$/L | $<0.5 \times 10^9$/L |
| 血小板 | $<50 \times 10^9$/L | $<25 \times 10^9$/L |
| 肌酐 | | $>2.0$mg/dl(或$>176.8$μmol/L) |

| 血液学和生化参数 | 降低本品至一半剂量 | 暂停使用本品 |
|---|---|---|
| ALT | | ＞10倍正常值上限 |
| 总胆红素 | | ＞2倍正常值上限（同时伴乏力等临床症状） |

表7-1-6　Peg-IFNα2b（佩乐能）治疗乙肝的剂量调整方法

| 体重 | 目前剂量（100μg/支，ml） | 降低后的剂量（100μg/支，ml） |
|---|---|---|
| ≤69kg | 0.25~0.30 | 0.15 |
| 70~89kg | 0.35~0.40 | 0.2 |
| ≥90kg | 0.45~0.50 | 0.25 |

（2）慢性丙肝：推荐剂量为 1.5μg/kg，皮下注射，每周 1 次，同时口服利巴韦林如表 7-1-7 所示。

表7-1-7　慢性丙肝患者利巴韦林的用法用量

| 体重（kg） | 口服剂量（mg） |
|---|---|
| 50~60 | 早 450，晚 300 |
| 65~80 | 早 450，晚 450 |
| 85~90 | 早 600，晚 450 |

用药 6 个月后，如 HCV-RNA 负荷仍高，建议停药。治疗期间根据患者的耐受情况调整剂量至不良反应消失或减轻，第一次减量 1~2 周后不良反应仍无改善时应进行第二次减量，必要时停药，随着不良反应的减轻，Peg-IFNα2b 和利巴韦林应逐渐增加或恢复至常规剂量，Peg-IFNα2b 和利巴韦林的剂量调整原则分别如表 7-1-8 和表 7-1-9 所示。

表7-1-8　Peg-IFNα2b（佩乐能）治疗丙肝的剂量调整原则

| 实验室检查 | 降低剂量 | 终止治疗 |
|---|---|---|
| 白细胞 | $<2.5 \times 10^9/L$ | $<2 \times 10^9/L$ |
| 中性粒细胞 | $<1 \times 10^9/L$ | $<0.75 \times 10^9/L$ |
| 血小板 | $<50 \times 10^9/L$ | $<25 \times 10^9/L$ |
| 肌酐 | | $>2mg/dl$（或$>176.8\mu mol/L$） |
| ALT | | 基础值的 2 倍或$>10$倍正常值 |
| 间接胆红素 | | $3mg/dl$（或$>51\mu mol/L$）4 周 |
| 直接胆红素 | | $>2.5$倍正常值 |
| 血红蛋白 | | $<80g/L$ |
| | | 有心脏病的患者，剂量降低 4 周后$<120g/L$ |

表 7-1-9　利巴韦林治疗丙肝的剂量调整原则

| 实验室检查 | 降低剂量 | 终止治疗 |
|---|---|---|
| 血红蛋白 | $<90g/L$ | $<80g/L$ |
| | 有心脏病的患者，治疗期间任何 4 周内下降$\geq 20g/L$ | 有心脏病的患者，剂量降低 4 周后$<120g/L$ |
| 白细胞 | | $<2 \times 10^9/L$ |
| 粒细胞 | | $<0.75 \times 10^9/L$ |
| 血小板 | | $<25 \times 10^9/L$ |
| 肌酐 | | $>2mg/dl$（或$>176.8\mu mol/L$） |
| ALT | | 基础值的 2 倍或$>10$倍正常值 |
| 间接胆红素 | $>3mg/dl$（或$>51\mu mol/L$） | $3mg/dl$（或$>51\mu mol/L$）（4 周以上） |
| 直接胆红素 | | $>2.5$倍正常值 |

5. IFNα1b

（1）慢性乙肝：每次 30~50μg，隔日 1 次，肌肉或皮下注射，治疗 4~6 个月，可根据病情延长疗程至 1 年。可进行诱导治疗，即在治疗开始时，每天用药 1 次，0.5~1 个月后改为隔日 1 次，到疗程结束。

（2）慢性丙肝：每次 30~50μg，隔日 1 次，肌肉或皮下注射，治疗 4~6 个月后无效者停用，有效者可继续治疗至 1 年，根据病情需要，可延长至 18 个月。可进行诱导治疗，在治疗的第 1 个月，每日 1 次，以后改为隔日一次，疗程结束后随访 6~12 个月。

【不良反应】

普通 IFNα 和 Peg-IFNα 均可发生以下不良反应，但 Peg-IFNα 发生的比例稍低，不良反应在停药 1 个月左右一般可自行消失。

1. 用药后 90% 以上的患者会出现流感样症状，包括发热、疲劳、寒战，发生率与剂量相关，皮下注射较肌内注射的发生率低，随用药时间的延长，发生率降低，多在用药 48 小时后消失。

2. 胃肠道反应：如恶心、呕吐、腹痛、腹泻、厌食等，发生率约 40%，较轻微，发生率与剂量相关。

3. 神经系统反应：主要表现为嗜睡和精神异常如抑郁、情绪低落、焦虑和烦躁等，大于 60 岁的患者发生率为 40%，随用药时间的延长毒性降低，且神经毒性可逆，通常停药 1~2 周后完全恢复。

4. 轻度脱发也较常见，停药 3~6 个月可恢复生发。

5. 偶见口干、牙龈出血、感染、口腔溃疡、肌肉痉挛、甲状腺功能改变、视物不清、皮疹、光敏反应等。

6. 罕见肝功异常、脂肪肝、行为异常、糖尿病、骨髓抑制、自身免疫现象、消化性溃疡、角膜溃疡、心律不齐、低血压、肺炎、肺栓塞、肌炎及脑出血等。

【禁忌证】

甲状腺疾病，既往伴有抑郁症史，未能有效控制的糖尿病和高血压病,治疗前中性粒细胞计数<$1.5 \times 10^9$/L 和(或)血小板计数<$90 \times 10^9$/L 是 IFNα 治疗的相对禁忌证。另外,IFNα 治疗的绝对禁忌证如下:

1. 对重组人 IFNα 或制剂任何成分有过敏史者禁用。

2. 严重心脏病或心脏病史者禁用。

3. 严重的肝脏或骨髓功能不正常者禁用。

4. 癫痫、抑郁或精神分裂症及中枢神经系统功能受损者禁用。

5. 晚期失代偿期肝病或肝硬化患者禁用。

6. 正在接受或近期内接受免疫抑制剂治疗的自身免疫性肝炎患者禁用。

7. 即将接受同种异体骨髓移植的 HLA 抗体识别相关的慢性髓性白血病病人禁用。

8. 妊娠或短期内有妊娠计划的患者禁用。

9. 伴有严重感染、视网膜疾病、心力衰竭、高血压、糖尿病和慢性阻塞性肺病患者禁用。

10. 对本药的不良反应高度不耐受的患者禁用。

11. 对聚乙二醇过敏者禁用 Peg-IFNα 注射液。

【药物相互作用】

1. IFNα 可降低肝细胞色素 P450 酶(cytochrome P450 enzymes,CYP450)的活性影响氧化代谢过程:可使苯巴比妥、茶碱、华法林的清除率降低,增加血药浓度,增加合并使用药物的神经毒性、血液毒性和心脏毒性等。

2. IFNα 与 LdT 合用时约 17% 发生周围神经病变,表现为四肢无力、麻木、刺痛或灼烧感等。

3. IFNα 与齐多夫定合用时可增加中性粒细胞减少症的发生率,与其他抗逆转录病毒药物合用时发生肝损害、乳酸性酸中毒、心脑血管疾病等风险增加。

4. 用药期间接种活疫苗,被活疫苗感染的风险增加。

5. Peg-IFNα 治疗的患者接受高效抗逆转录病毒治疗时，出现乳酸性酸中毒的可能性较高。

【注意事项】

1. IFNα 治疗期间高度激发免疫应答，有导致肝衰竭等并发症的可能，因此禁用于失代偿期肝硬化患者，对代偿期肝硬化患者也应慎用。

2. 治疗前及治疗过程中应密切监测肝肾功能的生化指标、血常规、甲状腺功能、血糖及尿常规、病毒学标志，并定期评估精神状态，警惕发生致命的神经精神、自身免疫性、缺血性、出血性和传染性疾病的危险，育龄期妇女和男性患者避免生育，对中老年患者应做心电图监测。

3. IFNα 对病人机体为异源蛋白，易产生抗甲状腺抗体、抗核抗体和抗胰岛素抗体等中和抗体，导致自身免疫性疾病，如脉管炎、关节炎、溶血性贫血、甲状腺功能障碍、糖尿病和系统性红斑狼疮。

4. 本药治疗慢性肝炎时肝功经常发生波动，当 ALT 一过性升高超过正常值 10 倍时提示发生了病毒的免疫清除，当 ALT 持续升高时应考虑 IFNα 减量或停药，肝功恢复后可继续治疗。

5. IFNα 对慢性乙肝合并人免疫缺陷病毒（human immuno-deficiency virus，HIV）感染病人的疗效尚无定论。

【FDA 妊娠 / 哺乳分级】

C 级 /L3 级。

【用药实践】

1. 特殊患者的用药

（1）儿童不推荐使用 Peg-IFNα，但 2 岁以上的患儿可使用普通 IFNα，推荐剂量为每周 3 次，每次 300 万 ~600 万单位 / $m^2$ 体表面积，最大剂量不超过 1000 万单位 /$m^2$，疗效与成人患者相当。

（2）肾功能受损对 IFNα 的药动学影响较小，因此轻中度肾功能不全患者无需调整剂量；但对于重度肾功能降低的终末期肾衰患者，IFNα用量应酌减。

2. IFNα的正确合理使用

（1）有下列因素者应用IFNα常可取得较好的疗效：治疗前高ALT水平、HBV-DNA<$2×10^8$拷贝/ml、基因型A或B型、基线低HBsAg水平、肝组织炎症坏死G2以上、女性、病程短、非母婴传播、肝纤维化程度较轻、对治疗的依从性好、无HCV、HDV或HIV合并感染者。另外在IFNα治疗期间观察HBV-DNA、HBsAg和HBeAg水平可以预测IFNα的疗效，在治疗3~6个月时，HBV-DNA下降至监测不到的水平，HBsAg和HBeAg水平逐渐下降者疗效较好。

（2）血液透析不能清除本药，对终末期血液透析的患者，使用普通IFNα时应密切监测，出现不良反应时本药应减量或停药并给予适当的支持治疗。

（3）本药用于皮下或肌内注射，也可在病灶或病灶周围直接注射，静脉注射后药物在血液中保存时间太短，并可能偶尔发生休克，因此静脉注射并无优点。

3. IFNα主要不良反应的处理

（1）流感样症状：表现为用药1周内几乎所有患者都会出现流感样症状，症状不明显者可不予处理。症状明显建议休息，多饮水，睡前注射IFNα可减轻流感样症状，随疗程进展一般10日左右症状便可消失，如高体温和肌肉关节酸痛明显而难以耐受者可口服对乙酰氨基酚等解热镇痛药治疗。

（2）外周血细胞下降：本药所致的中性粒细胞和血小板下降常为一过性，如中性粒细胞计数≤$0.75×10^9$/L和（或）血小板<$50×10^9$/L，应降低IFNα剂量，1~2周后复查，如恢复，则逐渐增加至原量。中性粒细胞计数≤$0.5×10^9$/L和（或）血小板<$25×10^9$/L，则应暂停使用IFNα。对中性粒细胞明显降低者，可试用粒细胞集落刺激因子或粒细胞巨噬细胞集落刺激因

子治疗。

（3）神经系统反应：治疗过程中出现情绪低落、焦虑和易怒的患者应及时诊治，精神症状严重者或药物不能控制的患者应及时停用本药。因再次应用本药仍会出现相关精神神经症状，故因此类不良反应严重而停药者，不建议再次用药。

（4）甲状腺功能异常等自身免疫现象：IFNα 治疗期间应密切监测甲状腺功能、抗 - 甲状腺过氧化物酶（TPOAb）和抗 - 甲状腺球蛋白（TGAb）。仅促甲状腺激素（thyrotropin, thyroid stimulating hormone, TSH）异常的亚临床甲减或甲亢，可暂不处理并继续观察；甲状腺功能亢进者可口服甲巯咪唑或丙硫氧嘧啶治疗，甲状腺功能低下者可口服甲状腺素替代治疗；不能控制的甲状腺功能亢进者如毒性弥漫性甲状腺肿（Graves）患者需终止本药的治疗。

（5）糖尿病：本药治疗前应积极控制糖尿病症状；治疗期间应定期检测血糖水平，已诊断为糖尿病者应在饮食控制和适量运动基础上，血糖轻度升高者可选择对肝脏损害较轻的口服降糖药，重度升高者应使用胰岛素治疗，药物不能控制的血糖升高或出现急性并发症如糖尿病酮症酸中毒或高渗性非酮症糖尿病昏迷者必须停药。

（6）其他不良反应：可对症治疗，一些患者可出现自身抗体，仅少部分患者出现银屑病、白斑、类风湿关节炎和系统性红斑狼疮样综合征等，应请相关科室医师共同诊治，严重者应停药；出现少见的严重不良反应如肾脏损害、心血管并发症、视网膜病变、听力下降和间质性肺炎等，应停止 IFNα 治疗。

**（二）利巴韦林**

## 利巴韦林 Ribavirin

【其他名称】

病毒唑、三氮唑核苷。

【药物特征】

具有广谱抗病毒作用,对呼吸道合胞病毒、流感病毒、疱疹病毒、HAV、HCV 和腺病毒等多种病毒有抑制作用,抗病毒机制不全清楚。不改变病毒吸附、侵入和脱壳,也不诱导 IFN 的产生,药物进入被感染的细胞后迅速磷酸化,磷酸化产物可能是一种强的单磷酸肌苷脱氢酶抑制剂,从而阻碍病毒核酸的合成,对呼吸道合胞病毒也具有免疫作用和中和抗体作用。对流感(由流感病毒 A 和 B 引起)、腺病毒肺炎、甲肝、疱疹、麻疹、丙肝等有防治作用,但临床评价不一。国内临床也已证实对流行性出血热有效,对早期患者疗效明显,能降低病死率、减轻肾损害、降低出血倾向、改善全身症状等。由于利巴韦林不能直接清除 HCV,起效和治疗速度慢,停药后易复发,患者常常因为利巴韦林不良反应而不能耐受,因此利巴韦林与 IFNα 合用在治疗丙肝的一线方案中使用。

口服吸收迅速而完全,$t_{max}$ 为 1.5 小时,单次口服 600mg 后 $C_{max}$ 为 1~2mg/L,但由于首过效应,其绝对生物利用度约为 44%。在单次服用 200~1200mg 的剂量范围内,$AUC$ 与剂量间存在线性关系,但 $C_{max}$ 与剂量间呈曲线关系,单剂量在 400~600mg 以上时 $C_{max}$ 趋近于渐近线。血浆蛋白结合率低,吸收后利巴韦林能进入红细胞,且积蓄量大,连续口服 600mg,每日 2 次,大约 4 周后血浆浓度可以达到稳态,稳态血浆平均浓度为 2200ng/ml,停药后药物消除平均半衰期为 298 小时。可进入脑脊液,也能通过胎盘屏障,并可通过乳汁分泌。在肝细胞内经非 CYP450 酶发生可逆的磷酸化,也可发生脱核糖基化和胺水解产生一种三吡咯羧酸代谢物,利巴韦林原形及其三吡咯酰胺和三吡咯羧酸代谢物主要经肾排泄,少量经粪便排泄,$t_{1/2}$ 为 0.5~2 小时。

【适应证】

1. 利巴韦林气雾剂适用于婴幼儿呼吸道合胞病毒所致细

支气管炎及肺炎。

2．利巴韦林口服或静脉给药用于治疗具有肾脏综合征或肺炎表现者的拉沙热或流行性出血热症状。

3．利巴韦林口服与 IFNα 合用,用于血清 HCV-RNA 阳性的慢性丙肝的治疗。

【剂型与特征】

1．普通片剂和分散片　避光、密闭保存于阴凉处,可掰开服用。

2．胶囊剂　避光、密闭保存于阴凉处,不可掰开服用。

3．颗粒剂　避光、密闭保存于阴凉处,用温开水完全溶解后口服。

4．泡腾颗粒剂　用温开水完全溶解后口服,不可直接服用。

5．口服溶液剂　避光、密闭保存于阴凉处,便于分剂量且服用方便,适用于儿童、老年人或有吞咽困难的患者服用。

【用法用量】

治疗慢性丙肝,进餐时服用。为达到较高的病毒学应答,利巴韦林推荐与普通 IFNα 或 Peg-IFNα 合用治疗慢性丙肝,对于不能耐受本药的不良反应的患者,可单独使用普通 IFNα 或 Peg-IFNα 治疗。HCV 基因 1/6 型的丙肝建议口服本药 1000mg/d,疗程为 48 周,HCV 基因 2/3 型患者建议口服本药 800~1000mg/d,疗程为 24~48 周,治疗期间及治疗结束后 24 周内定期检测基础疾病、应答反应及耐受情况并及时调整用药剂量,如不良反应减轻,IFNα 和利巴韦林应逐渐增加或恢复至常规剂量。根据 HCV 基因型具体治疗方法如图 7-1-2 和图 7-1-3 所示。如果既往规范治疗无应答或复发患者,可等待获得适合的药物再治疗,但是有迫切治疗需求的患者应尽早进行直接抗病毒药物的治疗。

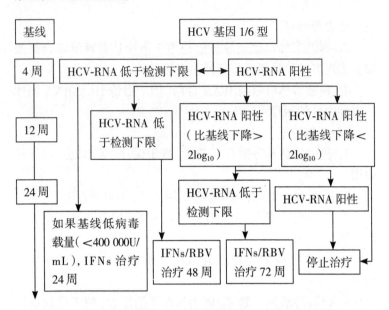

**图 7-1-2 HCV 基因 1/6 型患者接受 IFNs/RBV 治疗指导**

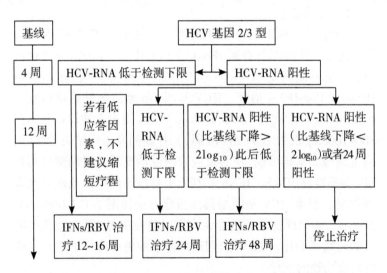

**图 7-1-3 HCV 基因 2/3 型患者接受 IFNs/RBV 治疗指导**

【不良反应】

本药口服给药后较常见的不良反应是溶血性贫血、血红蛋白降低及疲倦、乏力等，停药后可消失。此外，亦可见较少不良反应，全身症状如头痛、虚弱、流感症状等；神经系统症状如眩晕等；消化系统症状如食欲减退、恶心、呕吐、腹泻、便秘、消化不良等；肌肉骨骼系统症状如肌肉痛、关节痛等；精神系统症状如失眠、情绪化、易激惹、抑郁、注意力障碍等；呼吸系统症状如呼吸困难、鼻炎等；皮肤附件系统症状如脱发、皮疹、瘙痒等；还可观察到味觉异常和听力异常等。

【禁忌证】

本药的相对禁忌证如下：男性患者血红蛋白＜130g/L，女性患者血红蛋白＜120g/L；同时患有血红蛋白疾病患者；肾功能异常，血肌酐＞1.5mg/L；未控制的冠状动脉疾病。另外，本药的绝对禁忌证如下：

1. 妊娠其妇女或短期内有妊娠计划的患者。

2. 患有严重心脏病的患者。

3. 对本药不良反应高度不耐受的患者。

4. 对本药或制剂中其他任何成分过敏者禁用。

【药物相互作用】

1. 利巴韦林可抑制齐多夫定[用于艾滋病或与艾滋病有关的综合征患者及免疫缺陷病毒（HIV）感染的治疗]转变为活性型的磷酸齐多夫定，二者同时服用有拮抗作用。

2. 与核苷类似物、去羟肌苷合用时，可引起致命或非致命的乳酸性酸中毒。

【注意事项】

1. 肌酐清除率＜50ml/min的患者，不推荐使用利巴韦林。

2. 用药期间定期检查血常规和肝功能，并注意避孕。

3. 严重贫血患者慎用，有地中海贫血、镰刀细胞性贫血、活动性肺结核患者不推荐使用。

4. 哺乳期妇女、老年人和肝肾功能异常者慎用。

5. 本药对诊断有一定干扰,口服或静脉给药可引起血胆红素增高达 25%,大剂量可引起血红蛋白下降。

【FDA 妊娠 / 哺乳分级】

X 级 /L4 级。

【用药实践】

1. 利巴韦林的合理正确使用

（1）大剂量利巴韦林对有呼吸道疾病患者(如慢性阻塞性肺病或哮喘病者)可致呼吸困难、胸痛等,由于血透不能有效清除利巴韦林,当利巴韦林服用过量时应停药并给予适当的支持治疗。

（2）普通 IFNα 单独抗 HCV 治疗的持续病毒学应答率仅为 12%~16%,普通 IFNα 与利巴韦林合用治疗的病毒学应答率为 35%~40%,而 Peg-IFNα 与利巴韦林合用治疗慢性丙肝的病毒学应答率达 54%~56%,因此强烈推荐利巴韦林与 Peg-IFNα 合用治疗伴有 HCV-RNA 升高的慢性丙肝作为一线方案,对于利巴韦林禁忌者,可单用 IFNα 或 Peg-IFNα。

（3）治疗丙肝应按照 RGT 个体化策略路线图进行个体化治疗,患者接受标准治疗方案后 4 或 12 周进行一次检测,预测后续的治疗结果,及时更换治疗方案,以达到 HCV-RNA 快速转阴和持续病毒学应答,有利于降低复发率。对于难治丙肝患者可加大 IFNα 和利巴韦林剂量强化治疗或延长疗程。

（4）利巴韦林与 IFNα 合用于下列因素的丙肝患者有利于出现持续病毒学应答: HCV 基因型 2 或 3 型、病毒水平<$2 \times 10^6$ 拷贝 /ml、年龄<40 岁、女性、感染 HCV 时间短、肝纤维化程度轻、治疗依从性好、无明显肥胖、未合并 HBV/HIV 感染。

2. 特殊患者的用药

（1）HBV 合并 HCV 感染时,如 HBV-DNA 低于检测下限, HCV-RNA 可检出者参照抗 HCV 治疗方案; HBV-DNA 和 HCV-

RNA 均可检出,应先用标准剂量 IFNα 和利巴韦林治疗 3 个月,如 HBV-DNA 下降<$2Log_{10}IU/ml$ 或升高,建议加用 ETV 或 TDF 治疗;HCV-RNA 低于检测下限,HBV-DNA 可检出者可予以 IFNα 或 NAs 抗 HBV 治疗;若 HBV-DNA 和 HCV-RNA 均低于检测下限,可暂缓予以抗病毒治疗。

（2）HCV 合并 HIV 感染时,可能引起病情进展,尤其是伴有免疫功能不全或 CD4$^+$ 细胞明显降低的患者,因此所有合并 HIV 感染者均需要评估是否抗 HCV 治疗,当 CD4$^+$ 细胞<$200/μl$ 时予以抗 HCV 治疗可以增加 CD4$^+$ 细胞水平,但 HIV 处于非活动期不推荐 IFNα 治疗,最好选择直接抗 HCV 病毒药物治疗。

（3）IFNα（包括普通 IFNα 和 Peg-IFNα）联合利巴韦林抗 HCV 的疗效与成人相似,二者联合用药已被批准用于 2 岁以上儿童的丙肝治疗。

（4）急性丙肝患者的慢性化率高达 50%~90%,对于急性 HCV 感染患者推荐单用 IFNα 治疗。

**（三）核苷（酸）类似物**

NAs 口服后被病毒产生的胸腺嘧啶核苷激酶磷酸化,转变为三磷酸核苷类似物,该类似物可直接抑制病毒 DNA 聚合酶和逆转录酶,并与天然核苷酸竞争性掺入病毒 DNA 链,终止 DNA 链延长和合成,使病毒的复制受到抑制而发挥抗病毒作用。NAs 口服给药,不良反应少而轻微,且抗 HBV 作用较强,不仅能有效治疗早期轻症肝病患者,对失代偿期患者也能有效阻止疾病进展,适用于有 HBV 复制标志的乙肝患者,对经过规范的 IFNα 治疗无应答的患者,也应选用 NAs 再治疗。但 NAs 治疗肝炎 HBeAg 清除率低,疗程相对不固定,停药后易复发,须根据 NAs 耐药性发生的位点及抗病毒效力正确选择 NAs 并长期维持治疗,首选恩替卡韦、替诺福韦等高耐药基因屏障的药物。如果应用拉米夫定、替比夫定等低耐药基因屏障的药物,应进行优化治疗或联合治疗而不应长期采取单药序贯治疗。长期应用 NAs 后 HBV 很可能产生耐药性，发生病毒突变及病情恶化，对于发生 NAs 耐药患者，改用 IFNα 治疗的应答率也较低，因此在口服 NAs 治疗期间及治疗结束后一段时间内，每 3~6 个月监测病毒学和血清学指标，及时调整治疗方案减少耐药性的发生以保证疗效，如图 7-1-4 和表 7-1-10 所示。HBeAg 阳性者 NAs 的总疗程建议至少 4 年，在达到 HBV-DNA 低于检测下限、ALT 正常、HBeAg 血清学转换后，再巩固治疗至少 3 年（每隔 6 个月复查 1 次）仍保持不变者，可考虑停药，但延长疗程可减少复发；HBeAg 阴性者经 NAs 治疗需达到 HBsAg 消失且 HBV-DNA 检测不到，再巩固治疗 1 年半（经过至少 3 次复查，每次间隔 6 个月）仍保持不变时，可考虑停药。如停止 NAs 治疗后出现 HBV 再激活或 HBeAg 转阳，应推荐予以重新治疗。目前提出 IFNα 联合拉米夫定、阿德福韦等 NAs 对于降低 HBV-DNA，促进 HBeAg 血清转换，降低 NAs 耐药率有一定效果，对于 IFNα、拉米夫定、阿德福韦单药治疗效果不佳的患者提高疗效具有重要意义。

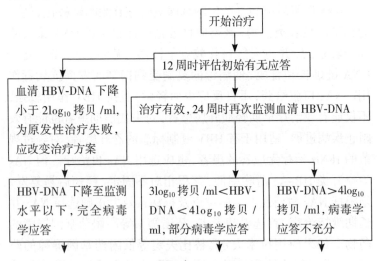

图 7-1-4　慢性乙肝 NAs 治疗线路图

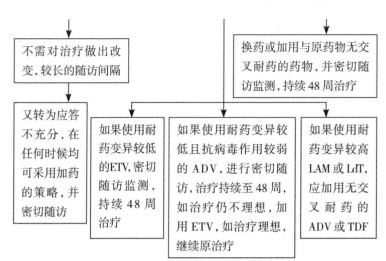

图 7-1-4 慢性乙肝 NAs 治疗线路图（续）

表 7-1-10 NAs 挽救治疗推荐

| 耐药种类 | 推荐药物 |
| --- | --- |
| LAM 或 LdT 耐药 | 换用 TDF，或加用 ADV |
| ADV 耐药，之前未使用 LAM | 换用 ETV，或 TDF |
| 治疗 LAM/LdT 耐药时出现对 ADV 耐药 | 换用 TDF，或 ETV+ADV |
| ETV 耐药 | 换用 TDF，或加用 ADV |
| 发生多药耐药突变（A181T+N236T+M204V） | ETV+TDF，或 ETV+ADV |

## 拉米夫定 Lamivudine

【其他名称】

贺普丁、雷米夫定、贺甘定。

【药物特征】

系合成的二脱氧胞嘧啶核苷类抗病毒药，是最早用于临床的核苷类抗 HBV 药物,实验表明其对 HBV 和 HIV 有较强的抑制作用。口服吸收后在外周单核细胞和肝细胞内经磷酸激酶作用转换成活性 5′-三磷酸拉米夫定,并以环腺苷磷酸形式通过 HBV 多聚酶竞争性嵌入到 HBV-DNA 中,导致 DNA 链合成终止,但对哺乳动物的 DNA 聚合酶抑制性较弱。应用拉米夫定可在半年内使 HBV-DNA 和 HBeAg 快速转阴,长期用药可使血清转氨酶降至正常,显著改善肝脏的炎性病变,抑制肝纤维化进展,同时不良反应轻微,可用于儿童、接受肝脏移植及妊娠期妇女患者,价格较低,在发展中国家仍占一定的市场份额。但拉米夫定是核苷(酸)类发生病毒耐药率最高的药物,仅 1 年的耐药发生率可高达 20%,主要与 HBV 聚合酶催化反应区 YMDD 序列 552 位点上的蛋氨酸被缬氨酸或异亮氨酸取代以及 528 位点上的亮氨酸被蛋氨酸取代有关,并且拉米夫定停药后可能出现病毒反弹,从而限制其长期应用,部分病例在发生拉米夫定耐药后出现病情加重,少数甚至发生肝功能失代偿。

口服吸收迅速,生物利用度为 80%~85%,食物可延缓本品的吸收,但不影响生物利用度。拉米夫定每日一次,每次口服 100mg 时,$C_{max}$ 为 1.1~1.5μg/ml,$t_{max}$ 约为 1 小时,谷值血药浓度为 0.015~0.02μg/ml。吸收后体内分布广泛,$V_d$ 为 1.3~1.5L/kg,与白蛋白的血浆蛋白结合率<36%,可通过血脑屏障进入脑脊液,亦可通过胎盘进入胎儿血循环,并可在乳汁中分泌。口服后 24 小时内,约 90% 以原形经肾小球过滤和肾小管分泌清除,5%~10% 被代谢为反式亚砜代谢产物并从尿中排泄,肾功能不全可影响消除。平均系统清除率为 0.3L/(kg·h),$t_{1/2}$ 为 5~7 小时,但活性形式 5′-三磷酸拉米夫定在肝细胞内 $t_{1/2}$ 为 17~19 小时,体内停留时间较长。

【适应证】

1. 拉米夫定与其他抗逆转录病毒药物合用于 HIV 感染者,所用制剂为每片 100mg 或 300mg,或口服液 10mg/ml。

2. 拉米夫定亦可用于治疗慢性乙肝患者, 其 HBsAg 持续阳性 6 个月以上, HBV-DNA 阳性, ALT 升高, 所用制剂为每片 100mg 或口服液 5mg/ml。

【用法用量】

治疗慢性乙肝成人推荐剂量为每次 100mg, 每日 1 次。2 岁以上的儿童推荐剂量为每次 3mg/kg, 每日 1 次。拉米夫定与食物同服可延迟 $t_{max}$ 并降低 $C_{max}$, 但不会改变其生物利用度, 故饭前或饭后口服均可。本药治疗乙肝的停药指征如表 7-1-11 所示。

表 7-1-11　拉米夫定治疗乙肝的停药指征

| | HBeAg阳性病人 | HBeAg阴性病人 | YMDD变异病人 |
|---|---|---|---|
| 治疗无效 | HBeAg 未出现血清转换 | HBV-DNA 或 ALT 水平持续升高 | HBV-DNA 和 ALT 持续在治疗前水平以上 |
| 治疗有效 | LAM 应用至少一年, 治疗后发生 HBeAg 血清转换（即 HBeAg 转阴、HBeAb 阳性）, HBV-DNA 转阴, ALT 正常, 经过连续两次至少间隔 3 个月检测确认疗效巩固 | HBsAg 血清转换（即 HBsAg 转阴、HBsAb 阳性） | 在 HBV-DNA 和 ALT 仍低于治疗前时可在严密观察下继续用药, 并加强支持治疗, 发生 HBeAg 血清转换（即 HBeAg 转阴、HBeAb 阳性）, HBV-DNA 转阴, ALT 正常, 经过连续两次至少间隔 3 个月检测确认疗效巩固 |

对于血清肌酐清除率<50ml/min 的中重度慢性乙肝病人, 考虑到剂量调整的准确性, 拉米夫定的 100mg 片剂禁用, 可选择拉米夫定口服液, 同时应降低本品的用药剂量如表 7-1-12 所示。

表7-1-12　肾功能不全患者拉米夫定的用法用量

| 肌酐清除率( ml/min ) | 首剂量 | 日维持剂量 |
| --- | --- | --- |
| 30~49 | 100mg | 50mg |
| 15~29 | 100mg | 25mg |
| 5~14 | 35mg | 15mg |
| <5 | 35mg | 10mg |

【剂型与特征】

1. 片剂,避光、密闭保存,可掰开服用。

2. 溶液剂,避光、密闭保存,便于分剂量,适用于儿童、老年人或有吞咽困难的患者服用。

【不良反应】

1. 不良反应轻微,常见头痛、乏力、肌肉关节酸痛、上腹不适、头晕、发热、口干,偶有皮疹,少数病人可有血小板减少和贫血、磷酸肌酸激酶及肌酐增高、高血糖,大多程度较轻,一般不需停药。

2. 拉米夫定治疗慢性乙肝随用药时间的延长,出现拉米夫定耐药的比率较高,因治疗效果不佳而停止拉米夫定治疗或不规范使用拉米夫定的患者易出现病毒反弹导致肝功恶化。

3. 高剂量拉米夫定或拉米夫定联合抗逆转录病毒药物及其他 NAs 时可能出现胰腺炎、周围神经系统疾病( 或感觉异常)、乳酸性酸中毒,这种乳酸性酸中毒通常合并严重的肝肿大和脂肪变性,尤其对于肥胖女性患者及长期服用 NAs 的患者。

【禁忌证】

对拉米夫定或制剂中其他任何成分过敏者禁用。

【药物相互作用】

拉米夫定的药物代谢和血浆蛋白结合率低,大部分药物在体内不被代谢而经肾脏清除,故与其他药物代谢物之间的潜在相互作用的发生率很低。但与下列药物合用时需注意：

1. 复方磺胺甲噁唑　拉米夫定与甲氧苄啶均主要是以有机阳离子的形式经肾小管分泌，二者存在竞争，拉米夫定与 160mg 甲氧苄啶同时服用后，可使拉米夫定的暴露量增加40%，但通常不需调整拉米夫定剂量。

2. 扎西他滨　拉米夫定与扎西他滨可互相影响彼此在细胞内的磷酸化，故二者不宜联合应用。

3. 拉米夫定与齐多夫定合用时可使齐多夫定血药浓度增加 13%，血药峰浓度增加 28%，但齐多夫定不影响拉米夫定的药动学特性。

【注意事项】

1. 拉米夫定不可根除 HBV-cccDNA，为减少耐药性的产生，拉米夫定治疗过程中需至少每 3 个月测一次 ALT 水平，每6 个月测一次 HBV-DNA 和 HBeAg 水平，当 HBV-DNA 和 ALT水平回升到治疗前水平或以上时，常提示 HBV 发生了 YMDD变异，导致肝炎复发，甚至发生肝功失代偿或肝硬化，此时停止拉米夫定治疗可能导致病情进展，故应加用 ADV 或换用 TDF同时加强对症保肝治疗。

2. 停止拉米夫定治疗后可能出现肝炎恶化，因此停止治疗后必须对病人密切监测至少 4 个月，定期检测 ALT、胆红素、HBV-DNA 和 HBeAg 水平，4 个月后根据临床需要进行随访。

3. FDA 批准拉米夫定用于儿童患者的年龄范围是 2~17 岁，但儿童患者可能出现胰腺炎，故过去曾用过 NAs 抗病毒药的儿童患者、有胰腺炎病史者或有发生胰腺炎的危险因素的患者应慎用本药。

4. 尚未证明拉米夫定治疗可降低 HBV 传染他人的风险，故对于 HBV 易感患者仍需给予恰当预防。

【FDA 妊娠 / 哺乳分级】

C 级 /L2 级。

【用药实践】

1. 特殊患者的用药

（1）单纯肝功不全不会对拉米夫定的药动学有显著影响，因此对有中重度肝功损害的患者不必调整用药剂量；中重度肾功能损害者由于肾清除功能下降，服用本品后血清拉米夫定浓度有所升高，应降低用药剂量。

（2）对 HBV/HIV 混合感染的成人、青少年和年龄在 3 岁及以上的儿童，如患者暂不需抗 HIV 治疗，则可选择拉米夫定、替比夫定或 IFNα 抗 HBV 感染；如在近期需要进行抗逆转录病毒治疗（CD4$^+$T 淋巴细胞≤500/μl）时，无论乙肝处于何种阶段，推荐使用按固定剂量组合的 TDF+ 拉米夫定（或恩曲他滨）+ 依非韦仑作为抗逆转录病毒治疗的最佳选择。

（3）在拉米夫定抗病毒治疗期间意外妊娠的患者，在充分沟通、权衡利弊的情况下，可继续治疗。妊娠中后期如果 HBV-DNA 载量＞2×10$^6$ 拷贝 /ml，在与患者充分沟通基础上，可于妊娠第 24~28 周开始给予拉米夫定，产后停药，并加强随访和监测。

（4）HBV 相关性肝细胞癌拟进行肝移植的患者，肝移植术前应尽早服用拉米夫定，术后也需长期服用拉米夫定和乙型肝炎人免疫球蛋白进行预防，如患者发生拉米夫定耐药，可拉米夫定加用阿德福韦联合治疗，也可直接换用恩替卡韦或替诺福韦。

2. 正确合理的使用拉米夫定

（1）作为一种 NAs 抗病毒药物，应用拉米夫定时应严格掌握 NAs 使用的适应证。对于非活动状态的 HBV 携带者不能开始 NAs 治疗；对于治疗有效的病人也不宜随意更换药物或停止拉米夫定治疗。

（2）拉米夫定可透析清除，应在血透后用药，当用药过量且出现临床症状或体征时可采取连续的血透进行治疗，并给予常规的支持治疗。

3. FDA 对拉米夫定的用药警示　拉米夫定可引起横纹肌溶解症,导致肌酸磷酸激酶等肌细胞内的成分进入细胞外液及血循环,引起内环境紊乱和急性肾衰竭,表现为肌痛、肌无力、关节痛、肌酸激酶升高、血肌酐升高等。此不良反应发现、诊断和治疗的及时性可能影响患者的预后,在患者持续用药的过程中要注意监测患者的肌酸磷酸激酶变化,以及肝肾功能等化验指标,同时在治疗过程中一旦患者出现弥漫性肌肉疼痛、肌无力、关节痛、急性肾衰竭等症状时,立即停药或采取相应的治疗措施。

## 阿德福韦酯 Adefovir

【其他名称】

贺维力、名正、亿来芬、代丁、阿迪仙。

【药物特征】

本药是单磷酸腺苷的无环磷酸化核苷类似物,在细胞激酶磷酸化作用下形成具有抗病毒活性的阿德福韦酯二磷酸盐,它通过与底物脱氧腺苷三磷酸竞争和整合入病毒 DNA 后引起 DNA 链延长终止两种方式,抑制 HBV-DNA 聚合酶,使病毒的复制受到抑制,显示出一定的抗 HIV、HBV 和疱疹病毒的作用,但对人类 DNA 聚合酶抑制作用较弱。阿德福韦属于核苷酸类抗 HBV 病毒药,与核苷类抗病毒药结构有较大差别,故其耐药率发生比率较低,对 LAM 耐药患者仍然有效;同时抗病毒作用弱,且起效缓慢,长期应用有一定的肾毒性,尤其对于肾功能损伤的患者危险性较大。因此在临床中阿德福韦通常不单独应用,主要作为联合用药的组分治疗 NAs 耐药的乙肝患者。

阿德福韦酯,即阿德福韦二新戊酰氧甲酯,是活性成分阿德福韦的前体药物,口服后阿德福韦酯迅速转化为阿德福韦,口服的生物利用度为 59%。阿德福韦在体内大多数组织均有分布,分布浓度最高的组织包括肝脏、肾脏和肠道组织,$V_d$ 为 0.4L/kg,血浆蛋白结合率约 4%。在体内很少经肝脏代谢,主要以原形经肾小球滤过和肾小管主动分泌随尿液排泄。阿德福韦酯 10mg 多次给药后,24 小时后尿中可回收到给药剂量的 45%,$t_{1/2}$ 约为 7.22 小时。

【适应证】

用于有 HBV 活动复制证据,并伴有血清 ALT 或天冬氨酸氨基转移酶(aspartate aminotransferase, AST)持续升高或肝脏组织学活动性病变的肝功代偿的成年和 ≥12 岁的儿童慢性乙肝的治疗。

【用法用量】

对于肾功能正常的患者,本药的推荐剂量为每次 10mg,每日 1 次,但最佳疗程尚未确定。阿德福韦酯与食物同服时阿德福韦的全身暴露量不受影响,因此阿德福韦酯饭前或饭后口服均可,勿超过推荐剂量服用,并至少每 6 个月监测 1 次乙肝生化指标、病毒学指标和血清标志物。本药治疗乙肝的停药指征如表 7-1-13 所示。对于血清肌酐清除率<50ml/min 的中重度慢性乙肝病人,应降低本药的用药剂量如表 7-1-14 所示。

表 7-1-13　阿德福韦酯治疗乙肝的停药指征

| | HBeAg阳性病人 | HBeAg阴性病人 |
|---|---|---|
| 治疗无效 | HBeAg 未出现血清转换 | HBV-DNA 或 ALT 水平持续升高 |
| 治疗有效 | HBeAg 血清转换(即 HBeAg 转阴、HBeAb 阳性),HBV-DNA 转阴,ALT 正常,经过连续两次至少间隔 3 个月检测确认疗效巩固 | HBsAg 血清转换(即 HBsAg 转阴、HBsAb 阳性) |

表 7-1-14 肾功能不全患者阿德福韦酯的用法用量

| | 肌酐清除率( ml/min ) | | | |
| --- | --- | --- | --- | --- |
| | 30~49 | 10~29 | <10 | 血液透析的患者 |
| 推荐的剂量 | 10mg | 10mg | 尚无可参 | 透析后 , 10mg |
| 给药间隔 | 每 48 小时 1 次 | 每 72 小时 1 次 | 考的用药方案 | 每 7 天 1 次 |

【剂型与特征】

1. 片剂,避光、密闭保存于阴凉处,可掰开服用。

2. 胶囊剂,避光、密闭保存于阴凉处,不可掰开服用。

【不良反应】

常见的不良反应有疲乏,头痛,头晕,轻度血红蛋白升高,白细胞和血小板降低,胃肠道不适如恶心、腹胀、腹泻及消化不良等。偶见 ALT 和 AST 升高,罕见肝衰竭,个别患者停药后出现肝炎严重恶化。有报道患者在长期用药下可缓慢地引发肾毒性、血磷下降和肌病。此外,还可出现瘙痒、皮疹、脱发、咽炎、鼻窦炎及咳嗽加重等反应。

【禁忌证】

对阿德福韦酯、阿德福韦或制剂中其他任何成分过敏者禁用。

【药物相互作用】

1. 阿德福韦经肾小管有机阴离子转运蛋白主动分泌而排出,所以同时合用经肾小管主动分泌的药物如布洛芬时,可能引起阿德福韦或合并药物的血清药物浓度升高。

2. 与其他可能影响肾功能的药物,如环孢素、他克莫司、氨基糖苷类药物、万古霉素、非甾体抗炎药等合用,可能引起肾功能损伤。

【注意事项】

1. 用药期间及停用阿德福韦治疗的乙肝患者已有报道发

生肝炎的急性加重,尤其对于肝病晚期或肝硬化的患者发生病情加重至肝功失代偿的危险增加,所以阿德福韦用药期间及停止治疗的患者必须严密监测肝功能数月,必要时恢复治疗。

2. 阿德福韦酯用于 HIV 感染的慢性乙肝患者时可能导致 HIV 耐药,对于 HBV 合并 HIV 感染的患者应先使 HIV-RNA 水平得到控制,然后才能应用阿德福韦酯。

3. 高剂量阿德福韦或联用抗逆转录病毒药物及 NAs 时可能发生乳酸性酸中毒和肝脏脂肪变性肝肿大的危险,尤其对于肥胖女性患者、长期服用 NAs 的患者及肝功失代偿患者,发生类似不良反应时应暂停阿德福韦的治疗。

4. 本药可推荐用于 12 岁以上患者使用,但 12 岁以下的儿童和 65 岁以上老年人的安全性和疗效尚未确定。

5. 尚未证明阿德福韦治疗可降低 HBV 传染他人的风险,故仍需给予恰当预防。

6. 新戊酸是阿德福韦酯体内代谢为阿德福韦的另一种产物,与游离的肉毒碱结合后从肾脏排泄,因此阿德福韦酯慎用于已知先天性肉毒碱缺乏的患者以防止新戊酸的体内聚积。

【FDA 妊娠 / 哺乳分级】

C 级 /L4 级。

【用药实践】

1. 特殊患者的用药　阿德福韦主要经肾脏排泄,因此肌酐清除率<50ml/min 的患者需调整给药间隔。单纯肝功不全对阿德福韦的药动学无显著影响,因此对有中重度肝功损害的患者不必调整用药剂量。

2. 阿德福韦酯的正确合理使用

(1)阿德福韦可通过血透除去,阿德福韦经体重校正的血透清除率中位数为 104ml/min,阿德福韦酯应在血透后用药。如果发生阿德福韦过量时,可透过血透清除阿德福韦并采取标准的支持疗法。

（2）阿德福韦属较高基因屏障的药物，抗 HBV 作用较弱，但与拉米夫定 / 替比夫定也有部分交叉耐药性，不应长期单独使用，对于拉米夫定 / 替比夫定耐药患者，阿德福韦与拉米夫定 / 替比夫定联用，能有效抑制 HBV-DNA，且联合用药者对阿德福韦的耐药发生率更低。

3. FDA 对阿德福韦的用药警示 阿德福韦对近端肾小管有直接的可逆性的毒性作用，严重时可导致肾小管上皮细胞凋亡，使其重吸收和分泌功能下降，导致低钠低钾性酸中毒、低磷血症和血清肌酐升高，其在 NAs 中产生肾脏毒性的比率很高。表现为非矿化的骨样组织增生和骨软化病，病情进展缓慢而隐匿，在肾功能良好的患者中发生率较低，对于长期或大量使用、肾功能不全及自身伴有肾损害危险因素的患者发生率较高。阿德福韦产生肾小管损伤的机制可能是由于肾小管人有机阴离子转运蛋白 -1 主动摄取阿德福韦，导致其聚集在肾小管产生线粒体毒性，干扰肾小管对磷的重吸收。因此在患者服用阿德福韦之前应监测肌酐清除率，在持续用药的过程中要注意监测患者的血磷及肾功能变化，特别是范可尼综合征的发生。在治疗过程中一旦患者出现肾功能减退、骨痛等症状时，立即停药并采取相应的治疗措施。

## 恩替卡韦 Entecavir

【其他名称】

博路定、润众、恩甘定。

【药物特征】

恩替卡韦是鸟嘌呤核苷类似物，在体内通过磷酸化形成活性的三磷酸盐，能与 HBV 多聚酶的天然底物三磷酸脱氧鸟嘌呤核苷竞争，恩替卡韦三磷酸盐能抑制 HBV 多聚酶的所有活性：HBV 多聚酶的启动、前基因组 mRNA 逆转录负链的形成、HBV-DNA 正链的合成，从而抑制 HBV-DNA 的复制；但对人

DNA 聚合酶选择性弱,影响相对较小。恩替卡韦体内更容易被磷酸化成活性恩替卡韦三磷酸盐,因此恩替卡韦可使 HBeAg 迅速而强烈地转阴,耐药性发展缓慢,5 年累计耐药发生率约为1.2%,长期应用可有效减少肝脏坏死性炎症的发生,同时不良反应轻微且停药后 HBV 反跳缓慢,是慢性乙肝患者初治及拉米夫定耐药患者的首选用药,对拉米夫定耐药的患者仍有较强的疗效。但拉米夫定耐药患者应用恩替卡韦可加速耐药性的出现,5 年的累计基因型耐药发生率升高至 51%。

口服吸收迅速,$t_{max}$ 为 0.5~1 小时,每日 1 次连续给药 6~10天后达稳态浓度,食物能降低 $t_{max}$、$C_{max}$ 和 $AUC$,故恩替卡韦应空腹服用。体外实验表明本药与人血浆蛋白结合率为 13%。$V_d$超过全身体液容积,表明恩替卡韦可广泛分布于各组织,可穿透血脑屏障进入脑和脑脊液,也可穿透胎盘进入胎儿体内,动物实验显示恩替卡韦也可从大鼠乳汁分泌。恩替卡韦主要以原形经肾小球滤过和肾小管分泌排出,清除率约为给药量的62%~73%,肾清除率为 360~471ml/min,且不依赖于给药剂量。其余约 27%~38% 通过葡萄糖苷化生成葡萄糖醛酸苷的形式代谢,因此对 CYP450 酶无影响。三磷酸恩替卡韦的胞内半衰期为 15 小时,体内停留时间较长。

【适应证】

用于有 HBV 活动复制证据,并伴有血清 ALT/AST 持续升高或肝脏组织学活动性病变的成年慢性乙肝的治疗。

【用法用量】

空腹服用(餐前或餐后至少 2 小时):成人和 16 岁以上的青少年每次口服 0.5mg,每天 1 次;拉米夫定治疗时发生病毒血症或出现拉米夫定耐药突变的患者为每次口服 1mg,每天 1 次。对于血清肌酐清除率<50ml/min 的中重度慢性乙肝病人,应降低本品的用药剂量如表 7-1-15 所示。

表 7-1-15　肾功能不全患者恩替卡韦的用法用量

| 肌酐清除率( ml/min ) | 通常剂量( 0.5mg ) | LAM治疗失败( 1mg ) |
|---|---|---|
| 30~49 | 0.5mg, 每 48 小时 1 次 | 1mg, 每 48 小时 1 次 |
| 10~29 | 0.5mg, 每 72 小时 1 次 | 1mg, 每 72 小时 1 次 |
| ＜10 或血透及持续性非卧床腹膜透析患者 | 0.5mg, 每 5~7 天 1 次, 透析后用药 | 1mg, 每 5~7 天 1 次, 透析后用药 |

【剂型与特征】

1. 片剂, 避光、密闭保存于阴凉处, 可掰开服用。

2. 胶囊剂, 避光、密闭保存于阴凉处, 不可掰开服用。

【不良反应】

常见的不良反应有头痛、疲劳、眩晕、恶心、呕吐、腹痛、肌痛、腹泻、嗜睡、失眠、风疹、脱发及 ALT 升高等。另外, 恩替卡韦口服后对白蛋白、淀粉酶、肌酐、空腹血糖、血小板及酯酶等实验室指标可能有影响。

【禁忌证】

对恩替卡韦或制剂中其他任何成分过敏者禁用。

【药物相互作用】

恩替卡韦与其他经肾清除或对肾功能有影响的药物同服时, 恩替卡韦可能增加后两者的血药浓度, 合用时应密切监测不良反应。

【注意事项】

1. 恩替卡韦用于 HIV 感染的慢性乙肝患者时可能导致 HIV 耐药, 对于 HBV 合并 HIV 感染患者应先应用逆转录酶抑制剂使 HIV-RNA 水平得到控制, 然后才能应用恩替卡韦。

2. 用药期间及停用恩替卡韦治疗的乙肝患者已有报道发生肝炎的急性加重, 所以恩替卡韦用药期间及停止治疗的患者必须严密监测肝功数月, 必要时恢复恩替卡韦的治疗。

3. 高剂量恩替卡韦或联用抗逆转录病毒药物及 NAs 时可能发生乳酸性酸中毒和肝脏脂肪变性肝肿大的危险,尤其对于肥胖女性患者、长期服用 NAs 的患者及肝功失代偿患者,发生类似不良反应时应暂停恩替卡韦的治疗。

4. 孕妇、哺乳期妇女、接受肝移植者、脂肪性肝肿大者、肾功能损害者(肌酐清除率<50ml/min)、乳酸性酸中毒者慎用,2 岁以上儿童使用本药是相对安全的。

5. 尚未证明恩替卡韦治疗可降低 HBV 传染他人的风险,故仍需给予恰当预防。

【FDA 妊娠 / 哺乳分级】

C 级 /L4 级。

【用药实践】

1. 正确合理地使用恩替卡韦

(1)作为一种高效、低耐药的高基因屏障的 NAs 抗病毒药物,恩替卡韦首选用于适合于 NAs 治疗的初治患者,尤其基线 HBV-DNA 较高的患者、失代偿期肝硬化患者,但拉米夫定耐药的毒株发生恩替卡韦耐药的可能性升高。对于 ALT 正常、HBeAg 阳性的免疫耐受期患者不能开始 NAs 治疗;对于治疗有效的患者也不宜随意更换药物或停止恩替卡韦治疗;HBeAg 阴性患者停药后可致病情复发,仍需继续用药延长疗程。

(2)血透前 2 小时单次口服 1mg 恩替卡韦,血透 4 小时后约13% 药物被清除,因此恩替卡韦应在血透后给药。如发生恩替卡韦过量,可通过血透清除恩替卡韦并采取标准的支持疗法。

2. 特殊患者的用药

(1)恩替卡韦主要经肾脏排泄,因此肌酐清除率<50ml/min 的患者需调整给药间隔。单纯肝功不全对恩替卡韦的药动学无显著影响,因此对有中重度肝功损害的患者不必调整用药剂量。

(2)恩替卡韦及替比夫定肾毒性相对较小,对于存在肾损害风险的乙肝患者,推荐使用恩替卡韦及替比夫定治疗,避免使用高肾毒性的阿德福韦和替诺福韦,同时应注意药物剂量的选择,监测肾功能。

(3)恩替卡韦及替诺福韦抗 HBV 效果好,耐药性发展缓慢,肝移植和肝衰竭应尽早使用恩替卡韦或替诺福韦,应用化疗和免疫抑制剂治疗的患者也应预防性使用恩替卡韦或替诺福韦。

## 替比夫定 Telbivudine

【其他名称】

汰比夫定、素比伏。

【药物特征】

替比夫定是一种合成的胸腺嘧啶核苷类似物,在体内通过磷酸化形成活性的三磷酸盐,5′- 三磷酸替比夫定通过与 HBV 多聚酶的天然底物 5′- 三磷酸胸腺嘧啶竞争,抑制 HBV 多聚酶活性,并掺入到 HBV-DNA 中导致 DNA 链合成终止,从而抑制 HBV 复制,但对人 DNA 聚合酶选择性弱,影响相对较小。国内Ⅲ期临床试验的 52 周结果,及全球多中心研究 104 周结果均表明,本药治疗乙肝的长期和短期疗效较拉米夫定强,同时具有与 IFN 类似的 HBeAg 高转换率;抗病毒作用比较强,其抑制HBV-DNA 复制的能力接近恩替卡韦,远远强于拉米夫定和阿德福韦酯;替比夫定属于妊娠 B 级用药,我国的乙肝指南和亚太等国际权威指南均认为,在患者知情同意的前提下,可以用于患有慢性乙肝的孕妇和高病毒载量孕妇的孕后期母婴阻断。肾脏毒性很低,但替比夫定耐药率较高,且与拉米夫定具有完全交叉耐药性,肌酸激酶升高及肌肉和周围神经损害等副作用出现的比率相对较高。

口服本药 600mg1~4 小时(中位数 2 小时)后达到 $C_{max}$(3.69μg/ml ± 1.25μg/ml),$AUC$ 为(26.1 ± 7.2)(μg·h)/ml,血浆谷浓度为 0.2~0.3μg/ml。每日服药 1 次,5~7 天后达稳态血药浓

度, 蓄积量约为 1.5 倍, 这说明其有效蓄积半衰期约为 15 小时。替比夫定在体外与人血浆蛋白的结合率较低 ( 约 3.3% ), 广泛分布于全身各组织内。替比夫定在体内主要以原形经肾小球被动排泄, 单次口服本药 600mg 后约 42% 在给药后的 7 天内经尿排出, $t_{1/2}$ 为 40~49 小时, 但 5′ - 三磷酸替比夫定在胞内的 $t_{1/2}$ 为 14 小时, 体内停留时间较长。

【适应证】

适用于有病毒复制证据及血清 ALT/AST 持续升高或肝组织有活动性病变证据的慢性乙肝成人患者。

【用法用量】

成人和青少年 ( ≥16 岁 ) 的推荐剂量为 600mg, 每天 1 次, 饭前或饭后均可, 食物不影响替比夫定的吸收量。对于肌酐清除率≥50ml/min 的患者, 无须调整推荐剂量。对于肌酐清除率<50ml/min 的中重度慢性乙肝病人, 应降低本药的剂量如表 7-1-16 所示。

表 7-1-16　肾功能不全患者替比夫定的用法用量

| 肌酐清除率 ( ml/min ) | LdT剂量 |
| --- | --- |
| 30~49 | 600mg, 每 48 小时 1 次 |
| <30 ( 无须透析 ) | 600mg, 每 72 小时 1 次 |
| 接受血透的终末期肾病患者 | 600mg, 每 96 小时 1 次 |

【剂型与特征】

仅有片剂, 避光、密闭保存于阴凉处, 可掰开服用。

【不良反应】

常见不良反应为虚弱、头晕、头痛、腹痛、恶心、胃肠胀气、腹泻、消化不良、鼻咽炎、上呼吸道感染等。另外, 本药可能造成患者血肌酸激酶、血淀粉酶、脂肪酶和转氨酶升高, 部分患者出现横纹肌溶解和周围神经病变, 偶见重症肌无力。

【禁忌证】

对替比夫定或制剂中其他任何成分过敏者禁用。

【药物相互作用】

1. IFN 与替比夫定合用时可增加周围神经病变的风险,表现为四肢无力、麻木、刺痛或灼烧感,伴或不伴步行障碍。

2. 替比夫定与其他可能发生肌病的药物合用时,应权衡利弊并严密监测患者体征。

3. 替比夫定主要以被动扩散经肾脏排出,故与其他经肾小管分泌的药物发生相互作用的可能性很小,但替比夫定与其他影响肾功能的药物合用时可能影响替比夫定和(或)合用药物的血药浓度。

4. 替比夫定与拉米夫定合用后可能出现中性粒细胞减少。

【注意事项】

1. 用药期间及停用替比夫定治疗的乙肝患者已有报道发生肝炎的急性加重,所以用药期间及停止替比夫定治疗的患者必须严密监测肝功能数月,必要时恢复乙肝的治疗。

2. 尚未证实替比夫定对合并 HIV、HCV 或 HDV 感染的患者有效。

3. 高剂量替比夫定或联用抗逆转录病毒药物及 NAs 时可能发生乳酸性酸中毒和肝脏脂肪变性肝肿大的危险,尤其对于肥胖女性患者、长期服用 NAs 的患者及肝功失代偿患者,发生类似不良反应时应暂停替比夫定的治疗。

4. 16 岁以下患者、有肌病和周围神经病变倾向者、哺乳期妇女、脂肪性肝肿大者、肝移植患者、肝肾功能损害者、乳酸性酸中毒者慎用。

5. 尚未证明替比夫定治疗可降低 HBV 传染他人的风险,故仍需给予恰当预防。

【FDA 妊娠/哺乳分级】

B 级/L4 级。

【用药实践】

1. 替比夫定的正确合理使用

（1）血透前 2 小时单次口服 600mg 替比夫定，血透 4 小时后约 23% 的药物被清除，因此替比夫定应在血透后给药。如果发生替比夫定过量，可透过血透清除并采取标准的支持疗法。

（2）替比夫定联用用 Peg-IFNα 或其他 IFNα 治疗慢性乙型肝炎，出现任何上下肢麻木，刺痛和烧灼感，伴或不伴步行障碍，均应向医生报告，若确诊为周围神经病变，应该停止本药治疗。

2. 特殊患者的用药

（1）替比夫定主要经肾脏排泄，因此肌酐清除率<50ml/min 的患者需调整给药间隔。单纯肝功不全对替比夫定的药动学无显著影响，因此对有中重度肝功损害的患者不必调整用药剂量。

（2）对于妊娠期乙肝患者，如 ALT 轻度升高可密切观察，而肝脏病变较重者，在与患者充分沟通并权衡利弊后，可以使用替比夫定抗病毒治疗。

3. FDA 对替比夫定的用药警示　替比夫定可引起横纹肌溶解症，导致肌酸磷酸激酶等肌细胞内的成分进入细胞外液及血循环，引起内环境紊乱和急性肾衰竭，表现为肌痛、肌无力、关节痛、肌酸激酶升高、血肌酐升高等。此不良反应发现、诊断和治疗的及时性可能影响患者的预后，在患者持续用药或同时合用任何与肌病发生相关的药物如齐多夫定、环孢素、烟酸等的过程中要注意监测患者的肌酸磷酸激酶变化，以及肝肾功能等化验指标，治疗过程中一旦患者出现弥漫性肌肉疼痛、肌无力、关节痛等症状时，立即停药或采取相应的治疗措施。

## 富马酸替诺福韦二吡呋酯
## Tenofovir Disoproxil Fumarate

【其他名称】

韦瑞德。

【药物特征】

富马酸替诺福韦二吡呋酯是替诺福韦的水溶性双酯前体药物,结构上属一磷酸腺苷的开环核苷膦化二酯类似物,在体内富马酸替诺福韦二吡呋酯迅速吸收并水解转化为活性物质替诺福韦,替诺福韦经细胞内激酶的磷酸化形成二磷酸替诺福韦,二磷酸替诺福韦通过与天然底物 5′ - 三磷酸脱氧腺苷竞争,并且与 DNA 整合后终止 DNA 链合成,从而抑制 HIV-1 逆转录酶和 HBV-DNA 聚合酶的活性,但对人 DNA 聚合酶选择性弱,影响相对较小。替诺福韦是 2014 年于中国上市的一种无环核苷酸逆转录酶抑制剂,结构与其他 NAs 差别较大,是 NAs 中基因屏障最高和 HBV 多聚酶抑制作用最强的药物,尚无发现对替诺福韦耐药的 HBV 毒株,是慢性乙肝患者的首选用药,尤其基线 HBV-DNA 较高的患者、失代偿期肝硬化患者,但替诺福韦耐药的 HIV 毒株较多。替诺福韦不良反应发生率低且较轻微,但长期用药的患者应警惕肾功能不全和低磷性骨病的发生,并且价格在 NAs 中最高。

口服 300mg 后 1~2 小时内替诺福韦达 $C_{max}$（296ng/ml ± 90ng/ml）,生物利用度为 25%,$AUC$ 为（2287 ± 685）（ng·h)/ml。进食高脂食物（700~1000kcal,含 40%~50% 脂肪）后给药,替诺福韦吸收的 $AUC$ 约增加 40%,$C_{max}$ 约增加 14%,但 $t_{max}$ 推迟约 1 小时,清淡食物对替诺福韦的药动学无显著影响。不控制食物成分,进食状态下富马酸替诺福韦二吡呋酯多次给药后替诺福韦的 $C_{max}$ 和 $AUC$ 分别为（326 ± 119）ng/ml 和（3324 ± 1370）（ng·h)/ml。替诺福韦的血浆蛋白结合率低,主要经肾小球过滤和肾小管主动转运系统排泄，而不经 CYP450 酶系代谢，进食状态下富马酸替诺福韦二吡呋酯多次给药后 24 小时内尿液中可回收给药量的 32%±10%。替诺福韦二磷酸盐的胞内 $t_{1/2}$ 约为 10 小时，体内停留时间较长。

【适应证】

1. 替诺福韦适用于与其他抗逆转录病毒药物联用治疗成人 HIV-1 感染。

2. 替诺福韦适用于治疗慢性乙肝成人和 ≥12 岁的儿童患者。

【用法用量】

每片含富马酸替诺福韦二吡呋酯 300mg，相当于 245mg 替诺福韦二吡呋酯，每次 1 片，每天 1 次，可空腹或与食物同服。对于血清肌酐清除率 <50ml/min 的中重度慢性乙肝病人，应降低本品的用药剂量如表 7-1-17 所示。

表 7-1-17　肾功能不全患者富马酸替诺福韦二吡呋酯的用法用量

| | 肌酐清除率（ml/min） | | | 血透患者 |
|---|---|---|---|---|
| 推荐的 300mg | ≥50 | 30~49 | 10~29 | 每 7 天 1 次或总共透析约 12 小时后服药 1 次 |
| 给药间隔 | 每 24 小时 | 每 48 小时 | 每周 2 次 | |

【剂型与特征】

仅有片剂，避光、密闭保存于阴凉处，可掰开服用。

【不良反应】

常见的不良反应有疲乏，头痛，头晕，胃肠道不适如恶心、腹胀、腹泻及消化不良等。偶见 ALT 和 AST 升高、周围神经炎、乳酸酸中毒伴有脂肪变性相关的肝肿大。有报道患者在长期用药期间引发肾毒性、肌病、血磷下降和范可尼综合征等。此外，还可出现瘙痒、皮疹、库欣综合征、鼻窦炎及咳嗽加重等反应。

【禁忌证】

对替诺福韦或制剂中其他任何成分过敏者禁用。

【药物相互作用】

1. 与富马酸替诺福韦二吡呋酯同时给药时,去羟肌苷缓释片或肠溶制剂的 $C_{max}$ 和 $AUC$ 显著提高,可能加大去羟肌苷相关的胰腺炎和肾病的发生率,因此联合用药时去羟肌苷应减量服用,并应在空腹状态下联合用药,且密切监测与去羟肌苷相关的不良反应。

2. 阿扎那韦和洛匹那韦 / 利托那韦可使替诺福韦浓度增加,接受阿扎那韦、洛匹那韦 / 利托那韦和富马酸替诺福韦二吡呋酯治疗的患者应定期监测替诺福韦相关不良反应。

3. 替诺福韦主要经肾排泄,所以富马酸替诺福韦二吡呋酯与能够导致肾功能减低或与肾小管主动清除竞争的药物合用时,可能导致替诺福韦或其他经肾清除的药物如阿德福韦酯、阿昔洛韦、西多福韦、更昔洛韦等的浓度升高。

4. 富马酸替诺福韦二吡呋酯能降低阿扎那韦的 AUC 和血药谷浓度,因此建议阿扎那韦减少与富马酸替诺福韦二吡呋酯联合给药,应选择阿扎那韦 300mg 与利托那韦 100mg 同时给药。

5. 富马酸替诺福韦二吡呋酯不应与含替诺福韦的固定剂量复方制剂联用,如恩曲他滨 / 替诺福韦、依法韦仑 / 恩曲他滨 / 富马酸替诺福韦二吡呋酯等。

【注意事项】

1. 替诺福韦抗逆转录酶作用强,可用于 HIV、HBV 及 HIV 合并 HBV 感染治疗,但用药期间及停药治疗的患者中已有报道发生肝炎的急性加重,所以用药期间及停止替诺福韦治疗的患者必须严密监测肝功能数月,必要时恢复乙肝的治疗。

2. 应警惕单用替诺福韦或联用抗逆转录病毒药物及 NAs

时可能发生乳酸性酸中毒和肝脏脂肪变性肝肿大的危险,尤其对于肥胖女性患者及长期服用 NAs 的患者,发生类似不良反应时应暂停替诺福韦的治疗。

3. 替诺福韦及其他抗逆转录病毒药物使用时可能发生免疫系统应答,出现免疫重建综合征或自身免疫失调,导致机会性感染的比率升高。

4. 本药可推荐用于 12 岁以上患者使用,但 12 岁以下的儿童和 65 岁以上老年人的安全性和疗效尚未确定。

5. 所有 HBV 感染患者开始本药治疗前应进行 HIV-1 抗体检查,也建议所有 HIV-1 感染患者开始本药治疗前进行慢性乙肝的检查。

【FDA 妊娠 / 哺乳分级】

妊娠:B 级。

【用药实践】

1. 替诺福韦的合理正确使用　血透前 2 小时单次给药 300mg 富马酸替诺福韦二吡呋酯,血透 4 小时能清除给药量的 10%,因此替诺福韦应在血透后给药。如果发生替诺福韦过量时,可通过血透清除并采取标准的支持疗法。

2. 特殊患者的用药

(1)单纯肝功不全对替诺福韦的药学无显著影响,因此对有中重度肝功损害的患者不必调整用药剂量。替诺福韦主要经肾脏排泄,因此肌酐清除率<50ml/min 的患者需调整给药间隔。

(2)在妊娠期间尽量不应用富马酸替诺福韦二吡呋酯,除非十分需要。妊娠中后期如果 HBV-DNA 载量>$2 \times 10^6$ 拷贝 / ml,在与患者充分沟通、知情同意基础上,可于妊娠第 24~28 周开始给予替诺福韦。可于产后停药,并加强随访和监测。此外,正在接受富马酸替诺福韦二吡呋酯治疗的哺乳期妇女不宜母乳喂养。

3. FDA 的用药警示　替诺福韦肾毒性发生率在 NAs 中仅次于阿德福韦酯,当服用高剂量或长程服用富马酸替诺福韦二吡呋酯时可能出现肾毒性。原因可能为肾小管人有机阴离子转运蛋白 -1 对替诺福韦有较强的亲和力,可主动摄取替诺福韦,使其在肾近曲小管周围有较高的浓度,较高的药物浓度可抑制近曲小管细胞线粒体 DNA 聚合酶,使得线粒体肿大变性,线粒体 DNA 数量明显减少,从而影响肾小管对磷的重吸收和分泌功能,严重时导致肾小管凋亡,出现骨软化病和肾功能不全。尤其见于肾功能不全患者及自身伴有肾损害危险因素的患者,因此在治疗前及治疗期间应定期检测患者的肌酐清除率和血肌酐水平并调整富马酸替诺福韦二吡呋酯用量,减少与具有肾毒性药物的合用。

(闫晓林　杨依磊)

# 第二节　肝胆疾病辅助用药

## 一、治疗药物概论

肝胆疾病辅助治疗药物是指具有保护肝细胞结构和功能、改善肝细胞代谢功能、增强肝脏解毒功能、促进肝细胞再生、抑制肝纤维化、降低高胆红素血症等作用的药物。

肝脏炎症坏死及其所致的肝纤维化和肝硬化是肝病进展的主要病理学基础。治疗肝脏疾病,首先应找出病因,针对慢性病毒性肝炎,应积极以药物抗 HBV 及 HCV 复制;对于中毒性肝炎,需立即停用可疑毒物;对于酒精性肝炎需戒酒和营养支持;对于非酒精性肝炎则需要改善生活方式,调整饮食及加强运动等基础治疗。但对因治疗不能及时、直接和充分控制肝脏疾病症状时,作为肝脏疾病综合治疗的一部分,在对因治疗的基础上加强辅助用药的应用,可减少肝细胞破坏和延缓肝纤维化的发展。抗炎保肝治疗是肝脏炎症综合治疗的一部分，不能取代抗病毒等病因治疗；反之，抗病毒等病因治疗在病因控制前（一部分患者甚至在病因控制后）亦不能取代抗炎保肝治疗。除此之外，适当休息，合理饮食，养成良好生活方式，控制或避免各类肝损害因素的刺激，定期体检和发现肝脏病情变化，对于肝脏疾病的治疗亦有重要意义。

根据治疗目的的不同将肝脏疾病辅助用药分为治疗肝炎辅助用药、抗纤维化药、治疗肝性脑病药物和其他类（如改善微循环和调节免疫类药物）。

## 二、药物使用精解

### （一）治疗肝炎辅助用药

治疗肝炎辅助用药是指能改善肝脏功能、促进肝细胞再生、增强肝脏解毒能力等作用的药物。主要包括促代谢药（如各种氨基酸制剂、门冬氨酸钾镁、各种水溶性维生素、辅酶 A、三磷腺苷、肌酐等），促代谢药作用轻微，对改善急性和慢性病毒性肝炎有一定作用；肝细胞膜保护药（如多烯磷脂酰胆碱、水飞蓟宾），肝细胞膜保护药能促进肝细胞膜再生，增加膜的流动性和完整性，用于脂肪性肝病；保肝解毒药（如葡醛内酯、谷胱甘肽、硫普罗宁），保肝解毒药通过活性基团增强肝脏的解毒功能，用于外源性毒物引起的肝损伤和感染性肝脓肿；保肝降酶药（如联苯双酯、双环醇）、保肝降酶药联苯双酯有一定的抗氧化和稳定肝细胞膜的功能，但肝脏病理损害改善不明显，降酶作用可能是一种假象，已不推荐使用，但双环醇作用广泛，可用于转氨酶反复波动的轻中度慢性病毒性肝炎和药物性肝炎；保肝利胆药（如丁二磺酸腺苷蛋氨酸、熊去氧胆酸），保肝利胆药能促进胆汁排泄，减轻胆汁淤积，用于自身免疫性肝病；保肝抗炎药（如甘草酸制剂、双环醇等）及其他类（如肝细胞生长素、苦参素等），保肝抗炎药效果确切，对急性病毒性肝炎致 ALT 异常和肝组织有明显炎性坏死、慢性病毒性肝炎迁延不愈伴黄疸和 ALT 异常、非酒精性脂肪肝、酒精性脂肪肝、药物性脂肪肝、自身免疫性脂肪肝及其他肝病均有明确疗效;促肝细胞生长素能直接刺激正常肝细胞的再生,主要用于急性重症肝炎和肝衰竭。

保肝药的用药时机应合理选择以免延误病情的诊断,选择不宜过多以免加重肝脏的负担,用药期间应定期观察患者体征和肝功变化,取得药效后不可骤然停药,应根据病情逐渐减量、缓慢停药,以免病情反复,推荐应用保肝药 4~12 周后根据肝功监测结果酌情调整用法用量和疗程。

## 门冬氨酸钾镁 Aspartate Potassium Magnesium

【其他名称】

潘南金、脉安定。

【药物特征】

本药有两种制品,其一为 L-门冬氨酸与氧化镁、氢氧化钾形成的钾镁盐,其二为门冬氨酸钾盐和门冬氨酸镁盐的混合物,各种商品制剂的含量有所不同,使用前须详阅药品说明书。$Mg^{2+}$ 是多种酶的辅助因子,是生成糖原及高能磷酸酯不可缺少的物质,可提高细胞内 $K^+$ 浓度,增强钾盐的作用;$K^+$ 可改善心肌代谢,促进细胞除极化,维持心肌收缩张力,从而改善心肌收缩功能并降低耗氧量;L-门冬氨酸与细胞有很强的亲和力,可作为 $K^+$ 和 $Mg^{2+}$ 进入细胞的载体,同时也是草酰乙酸的前体,可加速肝细胞内三羧酸循环,改善肝功能,L-门冬氨酸也参与鸟氨酸循环,促进氨和 $CO_2$ 生成尿素,从而降低血中氨和 $CO_2$ 的含量。

尚无门冬氨酸钾镁注射液静脉给药的药动学资料。文献资料报道:动物口服本药在消化道内易吸收,体内分布广泛,$t_{max}$ 为 0.5~1 小时,肝脏中药物浓度最高,其次为血液、肾、肌肉、心脏和小肠等,门冬氨酸、$K^+$ 和 $Mg^{2+}$ 均主要经肾由尿排泄。

【适应证】

用于急性黄疸型肝炎、肝功不全等多种急、慢性肝病;对冠心病、心绞痛、心力衰竭、过早搏动、阵发性心动过速及强心苷中毒引起的心律失常有良好效果;也可用于预防和治疗低血钾、低血镁、高血氨症。

【用法用量】

由于各种商品制剂的规格有所不同,使用前须详阅说明书并按规定使用。

1. 静脉滴注　成人一般 10~20ml,临用时加入 5% 或 10% 葡萄糖注射液 250~500ml;或门冬氨酸钾镁葡萄糖注射液每次 250~500ml,每日 1 次。儿童用量酌减,对急重症患者每日可用 2 次。

2. 口服　一般为每次 1~2 片,对急重症患者每次 3 片,每日 3 次。

【剂型与特征】

1. 注射剂,只可缓慢静脉滴注,未经稀释禁止肌内注射或静脉注射。

2. 片剂,由于胃酸能影响其疗效,因此应餐后服用。

【不良反应】

1. 静脉给药偶见血管刺激性疼痛,滴注速度太快可引起高血钾和高血镁,还可出现恶心、呕吐、颜面潮红、胸闷、血压下降。极少出现心律减慢,减慢滴速或停药后即可恢复。

2. 口服给药或大剂量静脉滴注时可能引起腹泻,停药后可恢复。

【禁忌证】

1. 对本药或制剂中任何成分过敏者禁用。

2. 肾衰竭、高血钾、高血镁、Addison 氏病、Ⅲ房室传导阻滞、心源性休克(血压低于 90mmHg)、活动性消化道溃疡患者禁用。

【药物相互作用】

1. 能抑制四环素、铁盐、氟化钠的吸收，合用时应间隔3小时以上。

2. 与保钾利尿药、血管紧张素转化酶抑制药合用时可能发生高钾血症。

【注意事项】

1. 肾功能损害、房室传导阻滞患者慎用。

2. 有电解质紊乱的患者应常规性检查血钾、血镁浓度。

【FDA 妊娠 / 哺乳分级】

尚不明确

【用药实践】

使用本药发生过量时，会出现高血钾和高血镁症状，因此老年人和肾功能降低患者应慎用本药，如出现高血钾和高血镁时，应立即暂停使用本药，并给予对症治疗（静注 $CaCl_2$ 注射液 0.1g/min，必要时给予利尿剂或透析治疗）。

## 多烯磷脂酰胆碱 Polyene Phosphatidyl Choline

【其他名称】

易善复、易必生。

【药物特征】

多烯磷脂酰胆碱为复方制剂，是以大豆中提取的粗制磷脂物质精制而成的，主要成分（天然的胆碱磷酸二甘油酯，含有大量的不饱和脂肪酸，主要为亚油酸、亚麻酸及油酸）为人体的必需磷脂。磷脂是人体生物膜系统的基本成分，在膜依赖性新陈代谢、细胞再生及解毒过程中起重要作用。在肝脏疾病中，不论其病因如何，均不可避免地发生肝实质细胞和细胞器的损害，同时伴有磷脂的丢失。必需磷脂有良好的亲脂性，其有效成分结构和生物膜磷脂基本相同，通过补充人体外源性磷脂成分,并结合到肝生物膜结构中,防止肝细胞坏死及新结缔组织增生,促进肝细胞膜组织再生,并能明显改善营养物质和电解质的跨膜过程,增加磷脂依赖性酶类的活性,使肝脏的脂肪代谢、合成蛋白质及解毒功能恢复正常。同时高能量的必需磷脂分子与肝细胞膜或细胞器膜结合,能为患病肝脏提供大量能量,这些能量是生物膜结构形成和功能发挥所必需的。此外,本药尚可分泌入胆汁,将中性脂肪和胆固醇转化为容易代谢的形式,改善胆汁中胆固醇和磷脂的比例,增加胆汁成分的水溶性,降低胆结石形成指数。还具有减少氧化应激与脂质过氧化,抑制肝细胞凋亡,降低炎症反应和抑制肝星状细胞活化、防止肝纤维化等功能,从多个方面保护肝细胞免受损害。

口服后,90% 被小肠吸收,大部分被磷脂酶 A 分解为 1- 酰基 - 溶血胆碱,50% 在肠黏膜再次酰化为多聚不饱和磷脂酰胆碱;后者通过淋巴循环进入血液,主要与肝脏的高密度脂蛋白结合,脂蛋白中的磷脂部分与多烯磷脂酰胆碱交换。胆碱的 $t_{1/2}$ 是 66 小时,不饱和脂肪酸的 $t_{1/2}$ 是 32 小时,人体口服后在粪便中的排泄率不超过 5%。

【适应证】

用于不同原因引起的脂肪肝、急慢性肝炎、肝硬化、肝性脑病、继发性肝功能失调如胆汁淤积;用于预防胆结石复发及肝胆手术前后的治疗,也可用于治疗银屑病、神经性皮炎、放射综合征、妊娠呕吐。

【用法用量】

1. 口服给药( 每粒含 228mg 天然多烯磷脂酰胆碱 )　需随餐用足够的液体整粒吞服,不可咀嚼:12 岁以上的儿童和成人常用量为每次 2 粒( 456mg ),每日 3 次,每日服药剂量最大不超过 6 粒( 1368mg ),维持剂量减为每次 1 粒( 228mg ),每日 3 次;儿童用量酌减,或遵医嘱。

2. 静脉注射( 每支注射剂含 232.5mg 天然多烯磷脂酰胆

碱）成人和青少年一般每日缓慢注射 1~2 支,严重病例每日缓慢注射 2~4 支,每次可同时注射 2 支;静脉滴注时,严重病例每日静脉滴注 2~4 支,如有需要每天剂量可增至 6~8 支。

【剂型与特征】

1. 胶囊剂应在餐中用足量液体整粒吞服,不可嚼服。

2. 注射剂用于静脉滴注时,只能用不含电解质的葡萄糖注射液稀释(如 5% 和 10% 葡萄糖注射液、5% 木糖醇注射液)并单独注射。若改用其他输液配制,混合液 pH 不得低于 7.5,配制好的溶液在输注过程中必须保持澄清,否则禁止使用。

【不良反应】

1. 增加口服剂量时偶可引起胃肠不适、软便、腹泻等。

2. 胶囊剂中极少数患者可出现过敏反应,如皮疹、荨麻疹、瘙痒等。

3. 注射剂中因含有苯甲醇,有极少数患者会出现过敏反应。

【禁忌证】

1. 对大豆制剂、磷脂酰胆碱及制剂中任何成分过敏的患者禁用本药。

2. 注射剂中含有苯甲醇,可能导致致命的喘息综合征和肌肉萎缩,禁用于新生儿和早产儿,禁止肌内注射。

【药物相互作用】

迄今为止无药物相互作用的报道。本品严禁用含电解质溶液稀释(生理氯化钠溶液、林格液等)。

【注意事项】

1. 注射剂中含苯甲醇,静脉推注需缓慢,如确需稀释使用,建议以患者静脉血液 1∶1 稀释,不能在注射器内加入其他药物。

2. 儿童用量按成人常用量酌减;药物对妊娠及哺乳期妇女的影响尚不明确,不推荐使用。

【FDA 妊娠 / 哺乳分级】

药物对妊娠的影响：因注射液中含有的苯甲醇可穿过胎盘，所以妊娠妇女慎用。

药物对哺乳的影响：尚不明确。但建议哺乳期妇女慎用该药。

【用药实践】

配伍禁忌：该药注射剂与奥硝唑、硫普罗宁、维生素 $B_6$ 注射液、复方氨基酸注射液（18AA-I）、多索茶碱、果糖二磷酸钠、复方氨基酸（6AA）、盐酸精氨酸、盐酸万古霉素、醋酸卡泊芬净、氨甲苯酸注射液、丹参注射液、消旋山莨菪碱注射液、转化糖电解质注射液、注射用腺苷蛋氨酸、头孢匹胺等均有配伍禁忌，所以在应用时应按照说明书中的配制方法严格选用溶剂配制，不宜选用其他药物进行溶解稀释。配制的药液应在规定时间内用完，滴注过程中经常检查输液管中的液体性状，并不得再添加其他药物，如需序贯给药，则在一种药物输注结束后用葡萄糖注射液或氯化钠注射液等冲洗管道，以避免发生潜在性的配伍禁忌。

## 水飞蓟宾 Silibinin

【其他名称】

水飞蓟素、利加隆、水林佳。

【药物特征】

是从菊科水飞蓟属植物水飞蓟果实中提取分离的一种黄酮类化合物，具有显著的抗氧化、抗炎、免疫调节和降血脂等作用，能增强肝脏解毒功能，防止生物膜脂质过度氧化及浸润，并能抑制肝纤维化进程。也可刺激肝细胞核中 RNA 聚合酶 I 的活性，提高肝细胞合成 RNA 和蛋白质的能力，促进正常肝细胞的分裂生长。

口服吸收良好，$t_{max}$ 约 1.5 小时，口服 48 小时排出量约

20%,其中 80% 以代谢物形式由胆汁排出,其余大部分以原形由尿排出。水飞蓟宾葡甲胺口服 20~30 分钟起效,60~90 分钟血药浓度达高峰,$t_{1/2}$ 约为 50~60 分钟。

【适应证】

用于药物性肝病、酒精性肝病、非酒精性脂肪性肝病、慢性病毒性肝病等。

【用法用量】

1. 水飞蓟宾:口服,每次 70~140mg,每日 3 次,餐后服用,病情较轻者均可减至每次 35mg,每日 3 次。维持量为每次 35mg,每日 3 次。3 个月为一疗程。

2. 水飞蓟宾葡甲胺片(益肝灵片):口服,每次 100~200mg,每日 3 次。

3. 复方益肝灵片:口服,每次 4 片,每日 3 次。

【剂型与特征】

1. 本药片剂,避光、密闭保存于阴凉处,可掰开服用。

2. 本药胶囊剂,避光、密闭保存于阴凉处,整粒吞服。

3. 水飞蓟宾葡甲胺片(益肝灵片),可掰开服用,水溶性更高,因此吸收迅速,生物利用度高,并能增高肝细胞的微粒体酶活性,加速肝的解毒能力。

4. 复方益肝灵片,含水飞蓟宾和五仁醇浸膏,其中每片含水飞蓟宾 21mg,可益肝滋肾,解毒祛湿,改善肝肾阴虚,湿毒未清引起胁痛、食欲不振、腹胀、腰酸乏力、尿黄症状。

【不良反应】

不良反应较少,偶见头晕、恶心、呃逆、轻度腹泻等,一般不影响治疗。

【禁忌证】

对本药或制剂中任何成分过敏者禁用。

【药物相互作用】

迄今无药物相互作用的报道。

【注意事项】

不适用于治疗急性中毒。

【FDA 妊娠 / 哺乳分级】

药物对妊娠的影响：无孕妇使用经验，故孕妇慎用。

药物对哺乳的影响：无哺乳期妇女使用经验，故哺乳期妇女慎用。

【用药实践】

1. 联合用药　与二甲双胍、吡格列酮、维生素 E、阿昔莫司、洛伐他汀等药物联合可改善非酒精性脂肪性肝病患者的胰岛素抵抗和肝病理学病变。

2. 适宜人群　主要用于轻度慢性肝炎患者；也可用于抗病毒无适应证或不愿进行抗病毒治疗的患者；对药物所致的药物性肝损伤，尤其是毒蕈中毒所致肝损伤，本药服用方便，安全性好。

## 还原型谷胱甘肽 Glutathione

【其他名称】

阿拓莫兰、古拉定、双益健、松泰斯。

【药物特征】

还原型谷胱甘肽是人类细胞质中自然合成的一种含巯基三肽，由谷氨酸、半胱氨酸和甘氨酸组成，广泛存在于机体各器官中，在维持细胞生物功能和解毒方面起重要作用。谷胱甘肽是磷酸甘油醛脱氢酶的辅基，又是乙二醛酶及磷酸丙糖脱氢酶的辅酶，并能激活体内的巯基酶等，参与体内三羧酸循环及糖代谢，促进糖类、脂肪和蛋白质代谢，可减轻组织损伤，促进肝脏修复。谷胱甘肽的巯基有较强的亲核性，可以结合并加速体内自由基的排泄，也能还原高铁血红蛋白，防止红细胞溶血；谷胱甘肽也可作为甲基供体保护肝脏的合成、解毒、灭活激素等功能，并能促进胆酸代谢，有利于消化道吸收脂肪及脂溶性维生素。谷胱甘肽也是晶状体主要成分,可抑制晶状体蛋白质巯基的不稳定性,因而可抑制进行性白内障及控制角膜及视网膜疾病的发展。

大鼠实验显示本药静脉注射 $C_{max}$ 约为 5 小时,注射 1 小时后可在肝、肾、肌肉等组织中测出,并有小剂量在脑中测出。主要在肝脏代谢, $t_{1/2}$ 约为 24 小时。

【适应证】

主要用于各种肝损害、低氧血症和肿瘤化疗及化疗的辅助治疗。可抑制脂肪肝的形成,对酒精中毒性肝炎、药物(包括抗癌药、抗结核药、精神神经药物、抗抑郁药、对乙酰氨基酚和中药等)中毒性肝炎、慢性活动性病毒性肝炎及感染性肝病等多种肝脏疾病有改善作用。

【用法用量】

注射给药:每次 0.3~0.6g,加入 100~500ml 生理盐水或 5% 葡萄糖注射液中静脉滴注,或加入少于 20ml 生理盐水中缓慢静脉注射,或溶解于注射用水后肌内注射,每日 1~2 次,用于重症患者剂量可加倍或更多,一般 30 天为一疗程。

【剂型与特征】

注射剂,注射前必须完全溶解,外观应澄清、无色。

【不良反应】

即使大剂量、长期使用亦很少见不良反应。注射时注射部位有轻度疼痛,偶见脸色苍白、血压下降、脉搏异常等过敏或类过敏症状和食欲不振、恶心、呕吐、胃痛等消化道症状,罕见突发性皮疹。

【禁忌证】

对还原型谷胱甘肽及制剂中任何成分过敏者禁用。

【药物相互作用】

1. 可减轻丝裂霉素的毒副作用。

2. 与维生素 $B_{12}$、甲萘醌、泛酸钙、乳清酸、抗组胺药、磺胺类及四环素类药物呈配伍禁忌。

【注意事项】

1. 新生儿、早产儿、婴儿和儿童应谨慎用药，尤其是肌内注射。

2. 老年患者应适当减少用药剂量。

3. 在用药过程中出现出疹、面色苍白、血压下降、脉搏异常等症状，应立即停药。

【FDA 妊娠 / 哺乳分级】

药物对妊娠的影响：尽管试验研究没有证据表明谷胱甘肽对胚胎有毒性作用，但孕妇只有在必要情况和医疗监护下才能使用此药。

药物对哺乳的影响：尚不明确。

【用药实践】

1. 配伍禁忌　该药注射剂与维生素 $B_{12}$、维生素 $K_3$、泛酸钙、乳清酸、抗组胺制剂、磺胺制剂及四环素制剂有配伍禁忌。所以在应用时应按照说明书中的配制方法严格选用溶剂配制，不宜选用其他药物进行溶解稀释。配制的药液应在规定时间内用完，滴注过程中经常检查输液管中的液体性状，并不得再添加其他药物，如需序贯给药，则在一种药物输注结束后用葡萄糖注射液或氯化钠注射液等冲洗管道，以避免发生潜在性的配伍禁忌。

2. 减轻化疗药物肝损伤　化疗药如阿霉素、甲氨蝶呤、环磷酰胺、阿糖胞苷、柔红霉素、丝裂霉素等在应用于治疗肿瘤时，可产生大量氧自由基及其他活性氧自由基，严重影响肝功能。而该药能够清除氧自由基，起到解毒的效果，可显著改善肝脏合成、解毒、脂肪与胆红素代谢，促进胆酸代谢，有效保护机体内肝细胞正常功能。所以可用于化疗药所导致的肝损伤。

3. 解救有机磷中毒　还原型谷胱甘肽对急性有机磷中毒也有很好的治疗效果。因有机磷中毒后患者肝脏中有毒物质的含量最高,经过还原型谷胱甘肽的治疗后,外源性的谷胱甘肽可促进胆汁代谢与肝脏中的有机磷结合,加快有机磷的排泄,降低并发症的发生。

## 硫普罗宁 Tiopronin

【其他名称】

凯西莱、诺宁、维春、诺百力。

【药物特征】

是一新型含巯基类药物,可使肝细胞线粒体中的 ATP 酶活性降低,ATP 含量升高,电子传递功能恢复,从而保护肝线粒体结构,改善肝功能。硫普罗宁作为一种自由基清除剂以巯基与某些自由基可逆性结合成二硫化合物,并能激活铜/锌超氧化物歧化酶,从而重塑体内的抗氧化系统;亦可加速乙醇在体内的排泄,防止甘油三酯堆积,抑制过氧化物产生,促进坏死肝细胞的再生和修复。并可促进汞、铅从胆汁、尿、粪便中排出,降低其肝肾蓄积量,保护肝功能和多种物质代谢酶。还可提供巯基发挥其解毒和组织细胞保护作用,从而治疗因化疗或放疗引起的白细胞减少。

口服后在肠道易吸收,生物利用度为 85%~90%,单剂量服药 500mg 后,其 $t_{max}$ 为 5 小时,$C_{max}$ 为 3.6μg/ml,$AUC$ 为 29(μg·h)/ml。在体内呈二室分布,分布半衰期为 2.4 小时,消除半衰期为 18.7 小时,血浆蛋白结合率为 49%。在肝脏中代谢,大部分代谢为无活性代谢产物并由尿中排出,服药后 4 小时约排出 48%,72 小时可排出 78%。

【适应证】

1. 用于改善各类急、慢性肝炎的肝功能。

2. 用于脂肪性、酒精性、药物性肝损伤及重金属的解毒。

3. 用于降低放化疗的不良反应,并可预防放化疗所致的外周白细胞减少和二次肿瘤的发生。

4. 用于治疗老年性早期白内障和玻璃体混浊。

【用法用量】

1. 静脉滴注：每次 0.2g，每日 1 次，连续 4 周。

2. 口服给药：餐后服用，每次 0.1~0.2g，每日 3 次，连服 12 周，停药 3 个月后继续下一疗程；急性病毒性肝炎初期每次 0.2~0.4g，每日 3 次，连服 1~3 周，以后每次 0.1~0.2g，每日 3 次。

【剂型与特征】

1. 片剂。避光、密闭保存于阴凉处，可掰开服用。

2. 胶囊剂。避光、密闭保存于阴凉处，整粒吞服。

3. 注射剂。临用前每 0.1g 药物先用 5% 碳酸氢钠注射液 2ml 溶解，再扩容至 5%~10% 葡萄糖注射液或 0.9% 氯化钠注射液 250~500ml 中，按常规静脉滴注。

【不良反应】

1. 常见过敏反应，如瘙痒、皮疹、皮肤发红、呼吸不适等。

2. 偶见消化系统症状，如食欲不振、恶心、呕吐、腹痛、腹泻等；少见外周血细胞减少。

3. 长期、大剂量用药罕见蛋白尿或肾病综合征，应减量或停药。

4. 罕见胰岛素自体免疫综合征、疲劳感、肢体麻木和肌无力，应及时停药。

【禁忌证】

1. 对本药或制剂中任何成分过敏者禁用。

2. 重症肝炎伴有高度黄疸、顽固性腹水、消化道出血等并发症的患者禁用。

3. 孕妇及哺乳期妇女、儿童禁用。

4. 既往用药时发生粒细胞缺乏症、再生障碍性贫血、血小板减少或其他严重不良反应者禁用。

5. 肾功能不全合并糖尿病患者，急性重症铅、汞中毒患者禁用。

【药物相互作用】

本药不应与具有氧化作用的药物合用。

【注意事项】

1. 有胃肠道反应或过敏反应时应减量或停药。

2. 老年患者、有哮喘病史患者及既往使用青霉胺时发生过严重不良反应的患者慎用。对于曾出现过青霉胺毒性的患者，使用本药时应从小剂量开始。

3. 用药前后及用药时应定期检查外周血细胞计数、血小板计数、血红蛋白量、血浆白蛋白量、肝功能、24h 尿蛋白，此外治疗期间应每 3 个月或每 6 个月检查一次尿常规。

【FDA 妊娠 / 哺乳分级】

C 级 /L4 级。

【用药实践】

1. 该药用于治疗胱氨酸尿症时应做到

（1）每日至少应摄入 3000ml 液体，如果出汗过多或者有肠道液体丢失，还应补充这些额外损失的部分。

（2）每日最少应保持 2000ml 的尿量。

（3）应使用碱性钾盐使尿液的 pH 维持在 6.5~7.0。

2. 确定该药的最适剂量　在开始用药后的 1 个月，及以后每 3 个月应检测尿液中半胱氨酸的水平。

3. 用于膀胱灌洗　在使用该药做灌洗治疗的前 3 日，应将总量为 6000ml 的尿激酶与 1% 的该药溶液 600ml 混合使用，以除去结石表面或肾盂中的纤维蛋白。该药溶液 pH 应用钠盐溶液调节至 7.5。在治疗的整个过程中，还应加入广谱抗菌药，如加入抗菌药后溶液浑浊或出现沉淀物则不能使用。又因为该药金属接触时会被氧化，所以灌洗系统不应有金属成分。

4. 用药过量　用药过量时，短时间内可引起血压下降，呼吸加快，此时应立即停药，同时应监测生命体征并予以支持对症处理。

5. 配伍禁忌　该药的注射剂与多烯磷脂酰胆碱注射液、注射用头孢哌酮舒巴坦钠、注射用美洛西林钠、注射用头孢替唑钠、注射用阿洛西林钠、注射用头孢地嗪钠、注射用头孢匹胺钠、利福霉素钠注射液、注射用灯盏花素钠、注射用炎琥宁、呋塞米注射液、亮菌甲素注射液、注射用奥美拉唑钠等存在配伍禁忌，所以在应用时应按照说明书中的配制方法严格选用溶剂配制，不宜选用其他药物进行溶解稀释。配制的药液应在规定时间内用完，滴注过程中经常检查输液管中的液体性状，并不得再添加其他药物，如需序贯给药，则在一种药物输注结束后用葡萄糖注射液或氯化钠注射液等冲洗管道，以避免发生潜在性的配伍禁忌。

6. 用药提示

（1）硫普罗宁用药后常见蛋白尿，但停药后通常很快可完全恢复，另有个别患者可出现尿液变色，应告知患者不必惊慌。

（2）因硫普罗宁含有巯基，可能增加硫醇、甲硫醇的产生，加重肝性脑病的症状，故肝性脑病患者慎用。

（3）使用本品可出现胆汁淤积、肝功能检测指标上升，应停用本品；如果外周白细胞计数降到 $3.5 \times 10^6/\text{ml}$ 以下，或者血小板计数降到 $10 \times 10^6/\text{ml}$ 以下，建议停药。

## 双环醇 Bicyclol

【其他名称】

百赛诺。

【药物特征】

是我国创新的抗慢性病毒性肝炎新药，具有显著的保护肝脏作用和一定的抗乙肝病毒活性。动物实验表明它对 $CCl_4$、D-氨基半乳糖、对乙酰氨基酚引起的小鼠肝损伤及卡介苗加脂多糖诱导的小鼠免疫性肝炎均有明显降低 ALT 和 AST 作用，并能减轻肝组织的病理性损伤，促进肝细胞再生。体外实验表明双环醇对人肝癌细胞整合 HBV 分泌的 HBeAg 和 HBsAg 有抑制作用;对病毒性肝炎血清和肝脏的 HBV-DNA 有显著的抑制作用。其作用机制并非抑制氨基转移酶,而是有自由基清除作用以保护细胞膜,并能保护肝细胞核 DNA 免受损伤和减少细胞凋亡的发生。

口服双环醇 25mg 后,其药动学特征符合房室模型和一级动力学消除规律。本药的 $t_{max}$ 为 1.8 小时,$C_{max}$ 为 50ng/ml,吸收半衰期为 0.84 小时,$C_{max}$ 和 $AUC$ 与剂量呈正比,而其他药动学参数不随剂量明显变化。多次给药与单次给药相比,药动学参数无显著差异,提示常用剂量多次重复给药体内无蓄积现象。本药的消除半衰期为 6.26 小时,体内主要代谢产物为 4′ - 羟基和 4- 羟基双环醇。

【适应证】

用于治疗慢性肝炎及其导致的转氨酶升高。

【用法用量】

口服,成人常用剂量为每次 25mg,必要时增加至 50mg,每日 3 次,至少服用 6 个月或遵医嘱,应逐渐减量。

【剂型与特征】

仅有片剂,避光、密闭保存于阴凉处,可掰开服用。

【不良反应】

耐受性良好,出现的不良反应一般为轻度或中度,可无需停药或短暂停药或对症治疗即可缓解。偶见头晕、皮疹、腹胀、睡眠障碍、血红蛋白和白细胞计数异常、血小板下降、总胆红素和转氨酶升高,罕见头痛、恶心、胃部不适、一过性血糖及血肌酐升高。

【禁忌证】

对双环醇或制剂中任何成分过敏者禁用。

【药物相互作用】

尚无与其他药物相互作用的研究资料。

【注意事项】

1. 肝功能失代偿者(如胆红素明显升高、低白蛋白血症、肝硬化腹水、食管静脉曲张出血和肝性脑病)及肝肾病综合征患者慎用。

2. 用药期间应密切观察患者临床症状、体征和肝功变化，疗程结束后应加强随访。

3. 尚无双环醇对妊娠期妇女、哺乳期妇女及 70 岁以上老人用药安全性的研究资料；12 岁以下儿童的最适剂量遵医嘱。

【FDA 妊娠/哺乳分级】

药物对妊娠的影响：无相关资料，应用时应权衡利弊，谨慎使用。

药物对哺乳的影响：无相关资料，应用时应权衡利弊，谨慎使用。

【用药实践】

1. 对 CYP450 酶有诱导作用，对药物或毒物代谢可能产生影响。

2. 二甲双胍片联合本药可安全、有效的治疗合并空腹血糖调节受损的非酒精性脂肪肝性肝病。

3. 治疗药物性肝损伤和肝切除术后的用药选择

(1)多项临床研究证实，本药在防治抗肿瘤药物、抗结核药物、抗精神病药物、他汀类药物、免疫抑制剂等导致的肝损伤中具有确切的抗炎保肝作用。

(2)双环醇可作为肝切除术后肝损伤治疗的有效临床选择，能显著改善患者肝功能。

## 丁二磺酸腺苷蛋氨酸
### Ademetionine1, 4-Butanedisulfonate

【其他名称】

思美泰、喜美欣。

【药物特征】

腺苷蛋氨酸是人体组织和体液中普遍存在的一种生理活性分子,它作为甲基供体(转甲基作用)和生理性巯基化合物(如半胱氨酸、牛磺酸、谷胱甘肽和辅酶 A 等)的前体(转巯基作用)参与体内重要的生化反应。在肝内,腺苷蛋氨酸通过使细胞膜磷脂甲基化而调节肝脏细胞膜的流动性,通过转巯基反应可促进解毒过程中硫化物的合成,共同抗胆汁淤积,从而达到退黄、降酶及减轻症状的作用。此外,还可影响多巴胺、去甲肾上腺素及 5-HT 的代谢,增加神经递质的合成,缓解胆汁淤积症患者的情感障碍。

现已发现肝硬化时腺苷蛋氨酸合成酶活性下降导致肝内腺苷蛋氨酸转化生成量减少,因此半胱氨酸、谷胱甘肽和牛磺酸利用度下降;而血蛋氨酸水平升高,并造成其代谢产物硫醇、甲硫醇等血浓度升高,加大肝性脑病的危险性。补充腺苷蛋氨酸可使巯基化合物合成增加,但不增加血循环中蛋氨酸的水平,保持肝内腺苷蛋氨酸的生物利用度在正常生理水平,有利于防止肝内胆汁淤积。

口服首过效应明显,口服 400mg 肠溶片生物利用度仅为 5%,$C_{max}$ 为 0.7mg/L,$t_{1/2}$ 为 2~6 小时。肌内注射的生物利用度为 95%,$t_{max}$ 为 45 分钟。静脉注射后药物组织分布广,$t_{1/2}$ 为 90 分钟。血浆蛋白结合率低,于肝脏中代谢生成转甲基和转巯基代谢产物。

【适应证】

用于肝硬化前和肝硬化所致肝内胆汁淤积;也用于治疗妊娠期肝内胆汁淤积,国外尚批准用于抑郁症的治疗。

【用法用量】

初始治疗:每天 0.5~1g,肌肉或静脉注射本药注射剂,共两周。病情稳定及控制后可改为口服以维持治疗,每天 1~2g。

【剂型与特征】

1. 肠溶片剂,在十二指肠内崩解,必须整片吞服,不得嚼服,为使本药更好地吸收和发挥疗效,建议应在两餐之间服药。

2. 注射剂,临用前用只可用所附溶剂溶解,非常缓慢地静脉注射。

【不良反应】

由于本药在酸性片剂中才能保持活性,部分患者服药后可感到胃灼热和上腹痛;对本药特别敏感的患者能引起昼夜节律紊乱,可睡前服用催眠药减轻症状。

【禁忌证】

对本药或制剂中任何成分过敏者禁用。

【药物相互作用】

本药注射剂不可与碱性液体、含钙液体及高渗溶液(如10%葡萄糖注射液)混合,溶解后的注射液只能保存6小时。

【注意事项】

血氨增高的肝硬化前及肝硬化患者必须在医生监督下使用本药,并注意监测血氨水平。

【FDA 妊娠 / 哺乳分级】

药物对妊娠的影响:无相关资料,应用时应权衡利弊,谨慎使用。

药物对哺乳的影响:无相关资料,应用时应权衡利弊,谨慎使用。

【用药实践】

1. 因本药含有巯基,可能增加硫醇、甲硫醇的产生,加重肝性脑病的症状,故肝性脑病患者慎用。

2. 尚无发现本药对胎儿的毒副作用和对新生儿远期的不良影响,可推荐本药用于妊娠期肝内胆汁淤积的治疗。

3. 配伍禁忌　该药注射剂不得与碱性溶液、含钙离子溶液及高渗溶液(如10%葡萄糖溶液)配伍。与呋塞米注射液、奥美拉唑钠、多烯磷脂酰胆碱、头孢匹胺钠、头孢哌酮 - 舒巴坦钠、哌拉西林 - 他唑巴坦、头孢甲肟、美洛西林、甲泼尼龙琥珀酸钠、盐酸万古霉素、甲磺酸加贝酯等存在配伍禁忌。所以在应用时应按照说明书中的配制方法严格选用溶剂配制，不宜选用其他药物进行溶解稀释。配制的药液应在规定时间内用完，滴注过程中经常检查输液管中的液体性状，并不得再添加其他药物，如需序贯给药，则在一种药物输注结束后用葡萄糖注射液或氯化钠注射液等冲洗管道，以避免发生潜在性的配伍禁忌。

## 熊去氧胆酸 Ursodeoxycholic Acid

【其他名称】

优思弗、宁新宝、优迪舍。

【药物特征】

长期服用熊去氧胆酸可使胆汁中熊去氧胆酸含量增加，并提高磷脂含量，抑制胆固醇在肠道内的重吸收和降低胆固醇向胆汁中的分泌，从而降低人胆汁中胆固醇及胆固醇酯的克分子数和胆固醇的饱和指数，使胆固醇在胆汁中的溶解度增加，增加胆汁酸的分泌。还可拮抗疏水性胆酸的细胞毒性作用，阻断疏水性胆酸对肝细胞膜的损害作用。国外研究表明，熊去氧胆酸对慢性肝病具有免疫调节作用，能明显降低肝细胞 HLA 的表达，降低活化 T 细胞的数目。对肾上腺皮质激素受体功能具有调节作用，还有清除自由基、抗氧化、抑制细胞凋亡和炎症等作用。

口服后通过被动扩散而在空肠和前部回肠的中等碱性环境下迅速吸收，吸收率达 60%~80%，吸收后在肝内与甘氨酸或牛磺酸结合，从胆汁排入小肠，参加肝肠循环，在 1 小时及 3 小时分别出现两个血药浓度峰值。本药的血液浓度很低，但其治疗作用与胆汁中的药物浓度有关，而与血液药物浓度无关。吸收后部分药物在肠道内被细菌降解为 7- 酮基胆石酸和胆石酸，人体内只有少量胆石酸被吸收但在肝细胞中硫酸化而解毒。主要随粪便排出,少量经肾排泄,$t_{1/2}$ 为 3.5~5.8 天。

【适应证】

1. 用于不宜手术治疗的胆固醇型胆结石,对胆囊功能基本正常,结石直径在 5mm 以下,X 线能透过,非钙化型的浮动胆固醇型结石有较高的治愈率,但不能溶解胆色素结石、混合结石及不透过 X 线的结石。

2. 对各种胆汁淤积性肝病(如原发性胆汁性肝硬化、妊娠期肝内胆汁淤积、囊性纤维化、肝移植后胆汁淤积)、胆汁反流性胃炎、胆囊炎、胆道炎等也有一定的治疗效果。

【用法用量】

1. 胆囊胆固醇结石和胆汁淤积性肝病:以 10mg/kg 按时用少量水送服,一般需 6~24 个月,服用 12 个月后结石未见变小者停止服药,如结石已有部分溶解,则继续服药至结石完全溶解(表 7-2-1)。如治疗中有反复胆绞痛发作,症状无改善甚至加重,或出现明显结石钙化时,应中止治疗并进行外科手术。

表 7-2-1　熊去氧胆酸治疗胆结石和胆汁淤积性肝炎的用法用量

| 体重 | 胆结石 | 胆汁淤积性肝炎 | | |
|---|---|---|---|---|
| | 晚 | 早 | 中 | 晚 |
| 60kg | 500mg | 250mg | – | 250mg |
| 80kg | 750mg | 250mg | 250mg | 250mg |
| 100kg | 1000mg | 250mg | 250mg | 500mg |

2. 胆汁反流性胃炎:晚上睡前吞服 250mg,一般服用 10~14 天。

【剂型与特征】

1. 胶囊剂,避光、密闭保存于阴凉处,不可掰开服用。

2. 牛磺熊去氧胆酸是熊去氧胆酸和牛磺酸形成的酰胺化合物,溶石速度更快,且无明显的不良反应,不可掰开服用。

【不良反应】

主要为腹泻,其他罕见不良反应有便秘、过敏反应、瘙痒、头痛、头晕、胃痛、胰腺炎和心动过缓等。罕见胆结石钙化及右上腹疼痛。

【禁忌证】

1. 对本药及制剂中任何成分过敏者禁用。

2. 急性胆囊炎和胆管炎患者禁用。

3. 胆道(胆总管和胆囊管)完全阻塞和严重肝功能减退患者禁用。

4. 胆囊不能在 X 线下被看到、胆结石钙化、胆囊不能正常收缩及经常性的胆绞痛等患者禁用。

【药物相互作用】

1. 考来烯胺、氢氧化铝、蒙脱石等药物可在肠中和熊去氧胆酸结合,阻碍吸收,同时服用时应间隔至少两小时。

2. 熊去氧胆酸可使环孢素吸收增加,应根据血药浓度及时调节环孢素用量。

3. 口服避孕药可增加熊去氧胆酸的胆汁饱和度,影响本药疗效,因此本药治疗期间应采取避孕节育措施。

【注意事项】

1. 治疗期间应按时服药,定期检查肝功指标。

2. 为评价治疗效果,及早发现胆结石钙化,应根据结石大小,在治疗开始后 6~10 个月,做胆囊 X 线检查。

【FDA 妊娠 / 哺乳分级】

B 级 /L3 级

【用药实践】

1. 溶石治疗　该药需服用较长时期(至少 6 个月以上)。若 6 个月后超声检查或胆囊造影无改善者应立即停药;若结石有部分溶解,则继续服用直至结石完全溶解。建议溶石成功后再维持治疗 6 个月至 1 年。该药治疗后,单发性结石患者结石的复发率远低于多发性结石患者。治疗中若有反复胆绞痛者，症状无改善甚至加重者，或出现明显结石钙化现象时，应中止治疗，并进行外科手术。治疗期间进食含低胆固醇的食物，有利于该药的溶石作用。

2. 合理选择用药对象　选择用药对象时应遵循以下指导原则：①该药仅适用于胆石主要成分为胆固醇的患者，因此治疗前应判断结石是否为胆固醇性结石。若为小的、可透过 X 线检测的、光滑的结石，则通常是胆固醇性结石。X 线有助于诊断。②经口服胆囊造影被确定为无功能胆囊者并非该药治疗的禁忌证。③若患者结石直径小于 20mm，通常治疗效果较好；但只要该结石不含钙及胆色素成分，即使直径更大也可以溶解。④有胆囊切除指证的患者，包括持续性急性胆囊炎、胆管炎、胆石性胰腺炎或胆道胃肠瘘者不宜选用本药治疗。⑤该药对胆石溶解的可能性与患者性别、年龄、体重、肥胖程度及血清胆固醇浓度无关。

3. 用于妊娠肝内胆汁淤积症　用于妊娠肝内胆汁淤积症，建议在孕中期后开始使用，按照 15mg/（kg·d）的剂量分 3~4 次口服，常规剂量疗效不佳，而又未出现明显副作用时，可加大剂量为每日 1.5~2g。

4. 治疗原发性胆汁性肝硬化　熊去氧胆酸是唯一被国际指南均推荐的用于治疗原发性胆汁性肝硬化的药物，其与糖皮质激素的联合治疗是 PBC-AIH 重叠综合征的推荐治疗方法。一般剂量为 15mg/（kg·d），Byler 病和 Alagile 综合征时剂量需增至 45mg/（kg·d），囊性纤维化时剂量为 20~25mg/（kg·d）。

5. 药物过量的处理　过量时会导致腹泻，此时应减量或停药，严重者可进行补液和补电解质，以不少于 1L 的考来烯胺或活性炭（每 100ml 水中 2g）洗胃，再口服氢氧化铝混悬液 50ml。

## 甘草酸二铵 Diammonium Glycyrrhizinate

【其他名称】

甘利欣、天晴甘平。

【药物特征】

是甘草中分离、筛选出的 18α 异构体为主的甘草酸二铵，属有效成分的第三代提取物，由于空间位阻效应，18α 异构体亲脂性、抗炎、激素样作用强于 18β 异构体。其化学结构与醛固酮的类固醇环相似，可阻碍可的松与醛固酮的灭活，从而发挥类固醇样非特异性抗炎作用，抑制炎症通路相关炎性反应信号的活性，下调炎症通路上游相关促炎性细胞因子的表达，阻断炎症通路下游，但无皮质激素的不良反应。实验证明，本药具有较强的抗炎、保护肝细胞及改善肝功能的作用，另外还有抗过敏、抗肝纤维化、抑制 $Ca^{2+}$ 内流及免疫调节的作用。

口服生物利用度不受食物影响，给药后 8~12 小时达 $C_{max}$，药物在体内存在肠肝循环。本药及其代谢产物与蛋白结合力强，分别为 92.5% 及 98.4%，且其结合率受血浆蛋白的浓度影响，血药浓度变化与肠肝循环和血浆蛋白结合有密切关系。静脉注射后约有 92% 以上的药物与血浆蛋白结合，平均滞留时间为 8 小时，在体内以肺、肝、肾分布最高，其他组织分布很低。在体内经代谢后主要通过胆汁从粪便中排出，部分从呼吸道以 $CO_2$ 形式排出，2% 以原形从尿中排出。

【适应证】

适用于伴有 ALT 升高的急慢性病毒性肝炎的治疗。

【用法用量】

口服，每次 150mg，每日 3 次；静脉滴注，每次 150mg，每日 1 次，用 10% 葡萄糖注射液 250ml 稀释后缓慢静脉滴注。

【剂型与特征】

1. 普通胶囊剂和缓释胶囊剂，避光、密闭保存于阴凉处，不可掰开服用。

2. 注射剂,以 10% 葡萄糖注射液稀释后静脉滴注。

【不良反应】

1. 少数患者可出现血压升高、心悸、头痛、头昏、上腹不适、恶心、腹胀、皮疹、发热和浮肿等,一般症状较轻,不影响治疗。

2. 严重者可出现休克、假性醛固酮症(水钠潴留、低血钾、高血钠和高血压)等不良反应。

【禁忌证】

1. 对本药及制剂中任何成分过敏者禁用。

2. 严重低钾血症、高钠血症、高血压、心衰和肾衰患者禁用。

3. 孕妇和哺乳期妇女禁用。

【药物相互作用】

与利尿药(如依他尼酸、呋塞米等)合用时,其利尿作用可增强本药的排钾作用,导致血钾下降。

【注意事项】

1. 新生儿、婴幼儿的剂量和不良反应尚未确定,暂不用。

2. 治疗期间应定期监测血压、血钾和血钠,尤其对于高龄患者,如出现高血压、水钠潴留和低血钾等情况应停药或适当减量。

【FDA 妊娠/哺乳分级】

药物对妊娠的影响:禁用。

药物对哺乳的影响:禁用。

【用药实践】

1. 甘草酸制剂具有类固醇样作用,使用相对安全,在机体炎症及免疫反应较重时可考虑优先使用,与核苷类抗病毒药联合,抗病毒以及改善肝功能作用明显提高,可用于硫唑嘌呤或肾上腺皮质激素不能耐受或无效的自身免疫性肝病患者。

2. 甘草酸制剂静脉给药和口服给药的效果有一定差异,故肝衰竭时多以静脉给药为主,肝炎突发患者常以静脉滴注后改用口服的序贯疗法。

3. 甘草酸制剂和保肝解毒药分别作用于炎症因子产生前、后的各个阶段,两种药物配合使用可产生协同作用。

## 异甘草酸镁 Magnesium Isoglycyrrhizinate

【其他名称】

天晴甘美。

【药物特征】

异甘草酸镁是一种肝细胞保护剂,具有抗炎、保护肝细胞膜及改善肝功能的作用。药效试验表明异甘草酸镁对 D- 氨基半乳糖引起大鼠急性肝损伤具有防治作用,能阻止动物血清转氨酶升高,减轻肝细胞变性、坏死及炎症细胞浸润;对 $CCl_4$ 引起大鼠慢性肝损伤具有治疗效果,改善 $CCl_4$ 引起慢性肝损伤大鼠的肝功能,降低 NO 水平,减轻肝组织炎症活动度及纤维化程度;对 Gal/FCA 诱发小鼠免疫性肝损害也有保护作用,降低血清转氨酶及 NO 水平,减轻肝组织损害,提高小鼠存活率。

吸收后主要分布在肝,给药 1 小时后肝组织药物浓度与血浆药物浓度几乎相同,其次为肠和肺,睾丸、肾及胃中分布极低,脑、心、脂肪、骨骼肌、脾及卵巢中药物浓度均低于检测限。人体单次静滴本药后表现为一级消除二室模型,药物的分布较为迅速,分布半衰期为 1.13~1.72 小时,消除半衰期为 23.1~24.6 小时。给药后 3 小时及 7 小时,血浆药物浓度迅速降低,是给药后 1 小时的 12.3% 和 1.9%,而肝组织中异甘草酸镁浓度下降缓慢,分别为给药 1 小时后的 78.8% 和 77.3%,其他各主要组织脏器中异甘草酸镁浓度均极低,基本无法测出。$C_{max}$、$AUC$ 随剂量的增加而加大,但消除速度常数、消除半衰期、清除率、$C_{max}$/ 剂量、$AUC$/ 剂量与给药剂量无关。健康志愿者按本药每天 1 次,每次 0.1g 给药后,给药第 6 天达稳态,稳态时平均血药浓度为 21.4mg/L,波动系数为 1.06。大鼠静注异甘草酸镁 60mg/kg 后,主要经胆汁排泄,24 小时内累计排出量占给药量的 90.3%;经尿及粪便的 72 小时累计排泄量占给药量的 4.9%,经肝肠循环维持异甘草酸镁在肝组织中较高的有效浓度。

【适应证】

适用于慢性病毒性肝炎,改善肝功异常。

【用法用量】

每日 1 次,每次 0.1g,以 10% 葡萄糖注射液 250ml 稀释后静脉滴注,4 周为一疗程或遵医嘱。如病情需要,每日可用至 0.2g。目前尚无用药过量的数据,临床研究中每日最大用量为 0.2g。

【剂型与特征】

仅有注射剂,以 10% 葡萄糖注射液稀释后静脉滴注。

【不良反应】

1. 假性醛固酮症:大量或长期使用甘草酸制剂时可增加低钾血症的发病率,存在血压上升、血钠和体液潴留、水肿、体重增加等假性醛固酮症的危险,因此要充分注意观察血钾的测定等,发现异常情况,应停止给药。另外,作为低钾血症的结果可能出现乏力感、肌力低下等症状。

2. 其他不良反应:本药Ⅲ期临床研究中出现少数病人有心悸(0.3%)、眼睑水肿(0.3%)、头晕(0.3%)、皮疹(0.27%)、呕吐(0.27%),未出现血压升高和电解质改变。

【禁忌证】

严重低钾血症、高钠血症、高血压、心力衰竭、肾衰竭的患者禁用。

【药物相互作用】

与依他尼酸、呋塞米等噻嗪类及三氯甲噻嗪、氯噻酮等降压利尿剂并用时,其利尿作用可增强本药的排钾作用,易导致血钾下降,应注意监测血钾等。

【注意事项】

1.可能引起假性醛固酮症,应定期测血压、血钾和血钠,在治疗过程中如出现发热、皮疹、高血压、水钠潴留、低钾血症等情况时应予停药。

2.孕妇、哺乳期妇女、新生儿、婴幼儿不推荐使用本药。

3.老年患者目前尚无用药经验,应注意观察患者的病情,慎重用药。

【FDA 妊娠/哺乳分级】

药物对孕妇的影响:目前尚未有这方面的用药经验,暂不推荐使用。

药物对哺乳的影响:目前尚未有这方面的用药经验,暂不推荐使用。

【用药实践】

1.高龄患者用药 高龄患者用药时的低钾血症等不良反应发生率较高,所以在应用时注意监测。

2.异甘草酸镁治疗的优势 甘草酸存在一对差向异构体,即 18α-甘草酸和 18β-甘草酸。研究表明,α体甘草酸具有亲脂性好、抗炎活性强、肝脏靶向性高、不良反应少等优点,异甘草酸镁主要成分是单一的 18α-甘草酸,异甘草酸镁的单一立体异构体镁盐是甘草酸的优势构型,其药效学及药动学优势突出,具有特异性靶向作用,起效快,药物清除半衰期可长达24小时,可一日给药一次。所以该药具有较强的抗炎、保护肝细胞膜、解毒、抗生物氧化及改善肝功能作用。

3.配伍禁忌 该药的注射剂与乳酸环丙沙星氯化钠注射液、盐酸氨溴索注射液、加替沙星葡萄糖注射液等存在配伍禁忌。所以在应用时应按照说明书中的配制方法严格选用溶剂配制,不宜选用其他药物进行溶解稀释。配制的药液应在规定时间内用完,滴注过程中经常检查输液管中的液体性状,并不得再添加其他药物,如需序贯给药,则在一种药物输注结束后用葡萄糖注射液或氯化钠注射液等冲洗管道,以避免发生潜在性的配伍禁忌。

## 复方甘草酸苷 Compound Glycyrrhizin

【其他名称】

美能、龙迪泰、卫伊兴、派甘能、凯因甘乐

【药物特征】

该药为复方制剂,注射剂中每 1ml 含甘草酸胺 1.80~2.20mg,盐酸半胱氨酸 1.45~1.65mg,甘氨酸 18.0~22.0mg。甘草酸胺对肝脏类固醇代谢酶有较强的亲和力,从而阻碍皮质醇与醛固酮的灭活,使用后显示明显的皮质激素样效应,如抗炎作用、抗过敏及保护膜结构等作用,无明显皮质激素样副作用。该药可促进胆色素代谢,减少 ALT, AST 释放;诱生 γ-IFN 及 IL-2,提高 NK 细胞活性和 OKT4/OKT8 比值和激活网状内皮系统;抑制肥大细胞释放组胺;抑制细胞膜磷脂酶 A2(PL-A2)和前列腺素 $E_2$(PGE$_2$)的形成和肉芽肿性反应;抑制自由基和过氧化酯的产生和形成,降低脯氨羟化酶的活性;调节 $Ca^{2+}$ 通道,保护溶酶体膜及线粒体,减轻细胞的损伤和坏死;促进上皮细胞产生黏多糖。盐酸半胱氨酸在体内可转换为蛋氨酸,是一种必需氨基酸,在人体内可合成胆碱和肌酸,胆碱是一种抗脂肪肝物质,对由砷剂、巴比妥类药物、四氯化碳等有机物质引起的中毒性肝炎蛋氨酸有治疗和保护肝功能作用。健康成人静脉注射该药品 40ml,血中甘草酸苷浓度在给药 10 小时后迅速下降,以后成逐渐减少。甘草酸苷加水分解物甘草次酸在给药后 6 小时出现,24 小时达到高峰,48 小时后几乎完全消失。在尿中甘草酸苷含量随时间逐渐减少,27 小时的排泄量为给药量的 1.2%。6 小时后尿中出现甘草次酸,并在 22~27 小时后达高峰值。

【适应证】

用于急性、慢性、迁延型肝炎引起的肝功能异常；对中毒性肝炎、外伤性肝炎及癌症有一定的辅助治疗作用；亦用于食物中毒、药物中毒、药物过敏等。

【剂型与特征】

片剂、注射液、胶囊。片剂和胶囊剂剂量准确、质量稳定、服用携带方便。胶囊剂能掩盖药物不良嗅味、提高药物稳定性。注射剂药效迅速、剂量准确、作用可靠、适用于不宜口服给药的患者。

【用法用量】

1. 成人通常每次 5~20ml，每日 1 次。可依年龄、症状适当增减。

2. 慢性肝病 1 日 1 次，40~60ml 静脉注射或静脉滴注。可依年龄、症状适当增减，增量时用药剂量限度为一日 100ml。

3. 口服，1~2 粒/次，每日 2 次或 3 次。

【不良反应】

1. 休克、过敏性休克　有时有可能出现休克、过敏性休克（血压下降、意识不清、呼吸困难、心肺衰竭、潮红、颜面水肿等），因此要充分注意观察，一旦发现异常，应立即停药，给予处理。

2. 过敏样症状　有时可能出现过敏样症状（呼吸困难、潮红、颜面水肿等），因此要充分观察，一旦发现异常，应立即停药，并给予适当处理。

3. 假性醛固酮症　增加药量或长期连续使用，可能出现严重低钾血症、增加低钾血症发生率，血压上升、钠及体液潴留、水肿、体重增加等假性醛固酮增多症状。在用药过程中，要充分注意观察（如测定血清钾等）发现异常情况，应停止给药。

4. 其他

（1）过敏：荨麻疹、瘙痒等。

（2）体液、电解质：血清钾低下。

（3）循环系统：上腹部不适、恶心、呕吐。

（4）呼吸系统：咳嗽。

（5）眼：一过性视觉异常，如一过性视力模糊、一过性眼前闪光。

（6）其他：全身倦怠、肌肉痛、感觉异常（麻痹感、灼烧感等）、发热、换气过度（肩有热感、四肢冷感、冷汗、口渴、心悸）、尿糖阳性。

【禁忌证】

严重低钾血症、高钠血症患者；高血压、心衰患者；肾衰竭患者；对该药过敏者禁用。

【药物相互作用】

见表7-2-2。

表7-2-2　复方甘草酸苷与其他药物的相互作用

| 药物 | 临床症状、处置方法 | 机制及后果 |
|---|---|---|
| 袢利尿剂<br>噻嗪类利尿剂 | 可能出现低钾血症（乏力感、肌力低下）需充分注意观察血清钾值 | 此类利尿剂可增加该制剂中所含的甘草酸苷的排钾作用，而使血清钾进一步降低 |
| 盐酸莫西沙星 | 可能引起实性心动过速（含尖端扭转型室性心动过速）、Q-T间期延长 | 由于该药的排钾作用可引起血钾下降，可能导致服用盐酸莫西沙星引起室性心动过速（含尖端扭转型室性心动过速）、Q-T间期延长 |

【注意事项】

1. 慎重给药　对高龄患者应慎重给药（高龄患者低钾血症发生率高）。

2. 重要注意事项　由于该制剂中含甘草酸苷，所以与其他甘草制剂并用时，可增加体内甘草酸苷含量，容易出现假性醛固酮增多症,应予注意。

3.给药时注意　药品交付时,应指导服药时请将片剂从铝箔包装中取出后再服用(有报道将铝箔一起服用而导致食管黏膜损伤,甚至穿孔引起纵隔炎症等危重并发症)。

【FDA 妊娠/哺乳分级】

药物对妊娠的影响:应在权衡治疗利大于弊后慎重给药。

药物对哺乳的影响:应在权衡治疗利大于弊后慎重给药。

【用药实践】

1.警惕横纹肌溶剂　有报道口服甘草酸苷及含甘草的制剂时,可出现横纹肌溶解症。

2.注意假性醛固酮增多症　该药为甘草制剂,应用时可能会引起假性醛固酮增多症,尤其是老年患者和肝硬化腹水患者在应用该药时应注意监测患者的血钾水平、定期测量腹围。

3.配伍禁忌　该药的注射剂与氟罗沙星注射液、加替沙星葡萄糖注射液、依诺沙星注射液、注射用硫酸依替米星、注射用奥美拉唑、法莫替丁注射液、注射用甲磺酸加贝酯、沐舒坦注射液有配伍禁忌,所以在应用时应按照说明书中的配制方法严格选用溶剂配制,不宜选用其他药物进行溶解稀释。配制的药液应在规定时间内用完,滴注过程中经常检查输液管中的液体性状,并不得再添加其他药物。如需序贯给药,则在一种药物输注结束后用葡萄糖注射液或氯化钠注射液等冲洗管道,以避免发生潜在性的配伍禁忌。

## 苦参素 Marine

【其他名称】

氧化苦参碱、天晴复欣。

【药物特征】

动物 $CCl_4$ 及 D-氨基乳糖肝损伤实验和临床研究表明,苦参素有抗 HBV 和 HCV 作用,并提高机体免疫力,同时尚有保护肝脏,改善肝功能,抗肝纤维化,促进肝细胞再生及防止肝细胞坏死等功能。另外,动物实验显示苦参素具有升高白细胞、镇静镇痛、解热降温、正性肌力、抗心律失常等作用。

静脉注射后,药时曲线呈双指数模型,符合二房室模型,口服后药物效应~血药浓度曲线符合 S 型最大效应模型,药动学性质为非剂量依赖性。苦参素于肾脏中含量最高,其次为脾、肺、脑、心、血,脏器药物浓度与血药浓度一致,血浆蛋白结合率为 $19.34\% \pm 4.7\%$。苦参素在肝脏和小肠中代谢为苦参碱,苦参素及苦参碱主要经尿排出,长期用药无蓄积性。

【适应证】

用于治疗慢性乙肝及肿瘤放疗、化疗引起的白细胞低下和其他原因引起的白细胞减少。

【用法用量】

1. 口服:每次 0.2~0.3g,每日 3 次,12 周为一疗程。

2. 肌内注射:每次 0.4~0.6g,每日 1 次,12 周为一疗程。

3. 静脉滴注:用 0.9% 氯化钠或 5% 葡萄糖注射液稀释后静滴,每次 0.6g,每日 1 次,两个月为一疗程。

【剂型与特征】

1. 注射剂,避光、密闭保存于阴凉处。

2. 胶囊剂,避光、密闭保存于阴凉处,不可掰开服用。

【不良反应】

患者对本药有较好的耐受性,不良反应发生率较低,常见头晕、恶心、呕吐、口苦、上腹不适或疼痛、腹泻等。偶见皮疹、胸闷、发热,一般可自行缓解,个别患者可出现注射部位发红,也可出现注射局部疼痛,改为深部肌内注射后可减轻。

【禁忌证】

1. 对苦参素、苦参碱或制剂中任何成分过敏患者禁用。

2. 严重血液、心脏和内分泌疾病患者,严重肾功能不全患者不推荐使用。

【药物相互作用】

与水合氯醛等中枢抑制剂有协同作用；对苯丙胺等中枢兴奋剂有拮抗作用。

【注意事项】

1. 严重肝功不全或肝功衰竭者慎用。

2. 老年人用量酌减，孕妇不宜使用本药，哺乳期妇女慎用本药。

【FDA 妊娠 / 哺乳分级】

药物对妊娠的影响：尚不明确。

药物对哺乳的影响：尚不明确。

【用药实践】

1. 本药发生过量时可出现恶心和呕吐，如发生药物过量，建议对患者进行监护，给予常规支持疗法。

2. 本药对 CYP450 酶有诱导作用，对药物或毒物代谢可能产生影响。

## 促肝细胞生长素
## Hepatocyte Growth-Promoting Factors

【其他名称】

威佳、福锦。

【药物特征】

本药系从乳猪新鲜肝脏中提取的小分子量多肽类活性物质，能刺激肝细胞的 DNA 合成，促进损伤肝细胞的线粒体、粗面内质网恢复，促进肝细胞再生以恢复肝功；调节机体免疫功能，对吞噬细胞、T 细胞、自然杀伤细胞和肝库普弗细胞功能有改善作用；能降低转氨酶和血清胆红素及缩短凝血酶原时间；也有抗肝脏纤维化的作用。

【适应证】

用于各种重症病毒性肝炎（急性、亚急性、慢性重症肝炎的早期或中期）及肝硬化的辅助治疗。

【用法用量】

1. 口服给药　每次 100~150mg，每日 3 次，3 个月为一疗程。

2. 静脉滴注　每次 80~120mg 加于 10% 葡萄糖注射液 250ml 中，每日 1 次，静脉滴注极量为每次 160mg，每日 1 次。疗程视病情而定，一般为 4~6 周，慢性重症肝炎疗程为 8~12 周。

3. 肌内注射　每次 40mg，每日 2 次，用生理盐水稀释后使用。

【剂型与特征】

1. 胶囊剂，阴凉干燥处密闭保存，内容物有腥味，不可掰开服用。

2. 注射剂，避光，10℃以下冰箱内冷藏保存，冻干品变为棕黄色时忌用。应现用现溶，溶解后应为淡黄色透明液体。

【不良反应】

1. 可致皮疹和低热等过敏反应，停药后症状即可消失。

2. 注射部位偶见疼痛和皮肤潮红。

【禁忌证】

对本药或制剂中任何成分过敏者禁用。

【药物相互作用】

无。

【注意事项】

1. 用本药治疗重症肝炎时，应以全身支持疗法和综合治疗为基础。

2. 用药前后及用药期间应注意监测肝功和甲胎蛋白。

3. 谨防过敏反应，过敏体质者慎用，出现过敏反应或严重不良反应时，应停用本药并进行对症处理。

4. 现用现溶，溶解后为淡黄色透明液体，如有沉淀、混浊禁用。

5. 冻干制品已变棕黄色时忌用。

6. 该药与前列地尔注射液、注射用奥美拉唑钠存在配伍禁忌。所以在应用时应按照说明书中的配制方法严格选用溶剂配制，不宜选用其他药物进行溶解稀释。配制的药液应在规定时间内用完，滴注过程中经常检查输液管中的液体性状，并不得再添加其他药物，如需序贯给药，则在一种药物输注结束后用葡萄糖注射液或氯化钠注射液等冲洗管道，以避免发生潜在性的配伍禁忌。

【FDA 妊娠 / 哺乳分级】

药物对妊娠的影响：尚不明确。

药物对哺乳的影响：尚不明确。

【用药实践】

1. 病程早期用药好　促肝细胞生长素治疗急性重症肝炎和亚急性重症肝炎明显优于慢性重症肝炎，病程早期的疗效最好，中期次之，晚期最差。

2. 不可滥用　有研究指出，促肝细胞生长素为肝细胞癌基因受体的激动剂，故对慢性肝炎、肝硬化患者不宜滥用。

## （二）抗肝纤维化药

肝纤维化的病理机制复杂，涉及因素较多，主要是肝星状细胞活化，细胞外基质代谢失衡。广义的抗纤维化药物干预影响肝纤维化发生发展的各个方面，包括治疗原发病或去除原发因素、抗炎与抗氧化（如水飞蓟宾、甘草酸制剂、腺苷蛋氨酸等）、抑制胶原纤维形成与促进其降解吸收（如 IFNγ、秋水仙碱、前列腺素）、抑制肝星状细胞活化和促进其凋亡等。狭义的抗肝纤维化则主要是抑制胶原的合成、促进胶原的降解和增加沉积胶原的吸收。

## 重组人 IFNγ Recombinant Human IFNγ

【其他名称】

伽玛、丽珠因得福。

【药物特征】

IFNγ为抗原刺激 T 细胞、自然杀伤细胞产生,有较强的免疫调节功能,能增强抗原提呈细胞功能,促进 I 型辅助 T 细胞分化,加快免疫复合物的清除和吞噬异物功能;对淋巴细胞具有双向调节功能,提高抗体依赖的细胞毒反应,增强某些免疫活性细胞 HLA-II 表达;对肝星状细胞的活化、增生和分泌细胞外基质具有很强的抑制作用,并能抑制胶原合成,促进胶原降解。对类风湿性关节炎患者的滑膜成纤维细胞有抑制作用,并抑制破骨细胞形成。

口服不吸收,肌肉或皮下注射后被缓慢吸收达 89% 以上,皮下注射的 $t_{1/2}$ 为 9.35 小时,皮下注射的 $t_{max}$ 出现在 3.4 小时以后,$C_{max}$ 达 37.4U/mg。

【适应证】

用于治疗肝纤维化和类风湿性关节炎。

【用法用量】

皮下或肌内注射,用于肝纤维化时,前 3 个月每天注射 100万 U,后 6 个月,隔天注射 100 万 U,总疗程 9 个月。

【剂型与特征】

仅有注射剂,避光,2~8℃冰箱内存放,使用时应加入灭菌注射用水稍加振摇,制品完全溶解后使用。

【不良反应】

常见的不良反应是发热,常在注射后数小时出现,持续数小时自行消退,多数为低热,但也有少数发热较高,发热时患者有头痛、肌肉痛、关节痛等流感样症状,一般用药 3~5 天后即不再有发热反应。其他不良反应有疲劳、食欲不振、恶心等。常见的化验异常有白细胞、血小板减少和 ALT 升高,一般为一过性和可逆性。如出现上述患者不能耐受的严重不良反应时应减量或停药,必要时给予对症治疗。

【禁忌证】

1．已知对 IFN 和人肠杆菌来源的制品过敏者禁用。

2．有心绞痛、心肌梗死病史及其他严重心血管病史者禁用。

3．癫痫和其他中枢神经系统功能紊乱者禁用。

4．有自身免疫性疾病或器官移植后正接受免疫抑制治疗者禁用。

5．伴有晚期代谢失调肝硬化的慢性肝炎患者禁用。

【药物相互作用】

不宜与抑制骨髓造血功能的药物合用。

【注意事项】

1．孕妇、哺乳期妇女及儿童慎用。

2．老年人使用时应慎重考虑是否能耐受本药可能发生的不良反应，必要时可先用小剂量，然后逐渐加大剂量可减少不良反应。

3．过敏体质，特别是对抗生素有过敏史者应慎用本药，必须使用时应先用本药做过敏试验(5000U 皮内注射)，阴性者方可使用。在使用过程中如发生过敏反应，应立即停药，并给予相应治疗。

【FDA 妊娠 / 哺乳分级】

妊娠：C 级

【用药实践】

根据临床试验的研究结果，受试者可耐受 400 万 U/d 的药物剂量。

（三）抗肝性脑病药

肝性脑病是一种由于急、慢性肝功能严重障碍或各种门静脉 - 体循环分流异常所致的，以代谢紊乱为基础的、轻重程度不同的神经精神异常综合征，是严重肝病常见的并发症及死亡原因之一。目前氨中毒学说仍然是肝性脑病主要机制。

早期识别、及时治疗是改善其预后的关键，治疗肝性脑病的药物按药理作用分为以下几种：

1. **营养支持和维持水电解质平衡**　积极的营养支持可促进机体的合成代谢，保持正氮平衡，在肝性脑病的急性期可酌情输注人血白蛋白，提高血浆胶体渗透压，可降低低氧血症和脑水肿的风险，预防和治疗出血和细菌感染。

2. **减少氨的产生和吸收**　缓泻剂如乳果糖、50% 硫酸镁和大黄等可有效减少氨的形成和吸收，乳果糖口服或灌肠是目前国内外学者认为最有效的治疗，对于持续性或轻微肝性脑病患者可长期口服维持治疗；抗生素的合理应用可减少细菌对肠道蛋白的分解而减少氨的产生，但可能造成菌群失调；活菌制剂可补充肠道正常菌群，抑制有害菌群的繁殖，减少氨的产生和吸收。

3. **促进氨排泄**　谷氨酸注射液和支链氨基酸注射降低肝组织中血氨浓度的作用轻微，已不提倡使用，L- 鸟氨酸 -L- 门冬氨酸是目前较为有效的降低血氨的静脉用药。

4. **改善神经传导**　肝性脑病与 γ- 氨基丁酸神经抑制受体和 N- 甲基 -D- 天门冬氨酸 - 谷氨酸兴奋性受体的信号失衡有关，目前临床上对慢性肝病伴肝性脑病患者可使用氟马西尼、纳洛酮、乙酰胆碱酯酶抑制剂进行醒脑治疗，但不推荐常规使用。

本节主要介绍乳果糖、门冬氨酸鸟氨酸和精氨酸。

## 乳果糖 Lactulose

【其他名称】

利动、杜密克、拉韦、润秘夫。

【药物特征】

是一种渗透性轻泻药，在结肠内被人体正常微生物分解为乳酸和醋酸。它可以降低血氨：乳果糖使肠腔内的 pH 降低，酸性内环境不利于分解蛋白质细菌的生存、繁殖，故使肠道内产氨减少；还可使所产生的氨（$NH_3$）转变为铵（$NH_4^+$），离子状态的铵（$NH_4^+$）脂溶性小，难以被肠道吸收而随粪便排出，间接降低血氨水平。当结肠内的酸碱度从 pH7.0 降至 pH5.0 时，结肠黏膜不仅不吸收氨到血液反而由血液向肠腔内排出氨。可以导泻：乳果糖在小肠内不被水解吸收，其渗透性使水和电解质保留于肠腔，在结肠中细菌将其分解成乳酸、醋酸，使肠内渗透压进一步增高，使粪便的容量增大，刺激肠道蠕动，产生缓和的导泻作用，也有利于氨和其他含氮物质的排出。乳果糖尚具有抗内毒素的作用。

乳果糖在胃和小肠中不会被消化分解（因缺少其分解酶），并且几乎不被小肠吸收，可以完整地通过小肠到达结肠。用于便秘时，口服后 24~48 小时起效，其生物利用度较小。乳果糖在结肠广泛代谢，被结肠细菌代谢形成小分子酸（如乳酸、醋酸），使结肠内容物酸化。3% 未被代谢的乳果糖随尿排出，少量经胆汁随粪便排泄，是否经乳汁排泄尚不清楚。

【适应证】

1. 用于防治高血氨症及血氨增高所致的肝性脑病。

2. 作为缓泻剂，用于慢性功能性便秘。

3. 用于当临床需要保持软便的情况：如痔疮、肛门 / 直肠术后。

4. 可作为促生长素，促进肠道正常菌群生长（使肠腔内的 pH 降低，改变肠腔内的菌群，利于正常菌群生存）。

5. 作为治疗内毒素血症和炎性肠病的辅助用药。

【剂型与特征】

口服液。口服液易吸收，服用方便。

【用法用量】

1. 肝性脑病　起初 1~2 天，每次 10~20g，每天 2~3 次；后改为每次 3~5g，每天 2~3 次。以每天排软便 2~3 次为宜。

2. 便秘　每次 5~10g，每天 1~2 次。便秘治疗剂量可根据个人反应来调节，如果 48 小时内未见效果，可以增加剂量。

【不良反应】

1. 乳果糖不良反应少且轻微，偶有腹部不适、腹胀、腹痛。

2. 剂量大时偶见恶心、呕吐。

3. 长期大量使用致腹泻时会出现水电解质失衡。

4. 以上不良反应在减量或停药后不久可消失。

【禁忌证】

1. 对乳果糖过敏者。

2. 阑尾炎、胃肠道梗阻、不明原因的腹痛者。

3. 对乳糖或半乳糖不耐受者。

4. 糖尿病或低糖饮食者。

5. 尿毒症或糖尿病酸中毒患者。

【药物相互作用】

1. 乳果糖与新霉素合用时，可提高对肝性脑病的疗效。因为新霉素可抑制肠道细菌，因而降低肠道氨的产生。而分解乳果糖的类杆菌属菌群等，不受新霉素抑制。但也有国外资料报道认为，用新霉素来清除某些结肠细菌会干扰正常的乳果糖降解，阻碍结肠内容物的酸化。

2. 乳果糖与抗酸药（如碳酸氢钠等）合用时，可使肠内 pH 升高，降低乳果糖的疗效，不宜合用。

3. 该药可导致结肠 pH 下降，故可能导致结肠 pH 依赖性药物的失活，如 5- 氨基水杨酸类药物，故禁止与此类药物配伍使用。

【注意事项】

1. 妊娠前 3 个月慎用。

2. 治疗期间不能用其他轻泻药。

3. 治疗肝性脑病应适当加大剂量。

【FDA 妊娠 / 哺乳分级】

B 级。

药物对妊娠的影响：国内资料建议妊娠早期妇女慎用该药。

药物对哺乳的影响：尚不明确该药是否经乳汁分泌。

【用药实践】

1. 联合用药治疗肝性脑病　乳果糖在胃肠道可抑制氨的吸收，所以在治疗肝性脑病时，常与能促进氨的代谢的药物如门冬氨酸鸟氨酸联合使用。在治疗期间不能用其他的轻泻药，尤其是在肝性脑病治疗的最初阶段，因为轻泻药可使大便变稀而造成乳果糖用量已足够的假象。

2. 正确使用乳果糖　可随意加在水、果汁及患者喜爱的冷、热饮料中冲饮或混于食物中服用，也可制成灌肠液使用。该药的疗效有个体差异，故剂量应个体化。若初始剂量造成腹泻，应立即减少剂量，若腹泻持续，则应停药。

3. 防止钡剂滞留　有研究表明，乳果糖一次 5~10ml，一日 2~3 次，可作为一种排空肠道的有效方法，而且可以防止进行钡餐检查的老年患者发生钡剂滞留。

## 门冬氨酸鸟氨酸 Ornithine Aspartate

【其他名称】

瑞甘、雅博司

【药物特征】

本品可提供尿素和谷氨酰胺合成的底物。谷氨酰胺是氨的解毒产物，同时也是氨的储存及运输形式；在生理和病理条件下，尿素的合成及谷氨酰胺的合成会受到鸟氨酸、门冬氨酸和其他二羧基化合物的影响。

鸟氨酸几乎涉及尿素循环的活化和氨的解毒的全过程。在此过程中形成精氨酸，继而分裂出尿素形成鸟氨酸。门冬氨酸参与肝细胞内核酸的合成，以利于修复被损伤的肝细胞。另外，由于门冬氨酸对肝细胞内三羧酸循环代谢过程的间接促进作用,促进了肝细胞内的能量生成,使得被损伤的肝细胞的各项功能得以恢复。

该药单剂量静脉给药(5g加入到250ml的0.9%氯化钠溶液中,给10名空腹健康受试者静脉滴注30分钟),发现血药浓度呈双相分布,在开始滴注后30分钟鸟氨酸的峰浓度接近基线值10倍并在7小时内降到正常水平,鸟氨酸药时曲线下面积为1390(μmol·h)/L。

【适应证】

因急性、慢性肝病(如各型肝炎、肝硬化、脂肪肝、肝炎后综合征)引发的血氨升高及治疗肝性脑病,如伴发或继发于肝脏解毒功能受损(如肝硬化)的潜在性或发作期肝性脑病,尤其适用于治疗肝昏迷期的意识模糊状态。

【剂型与特征】

注射液和颗粒剂。注射液药效迅速、剂量准确、作用可靠、适用于不宜口服给药的患者;颗粒剂吸收快、显效迅速、方便、稳定。

【用法用量】

急性肝炎,每天5~10g,静脉滴注。慢性肝炎或肝硬化,每天10~20g,静脉滴注。病情严重者可酌加,每天不宜超过40g。对于肝昏迷早期或肝昏迷期出现意识模糊状态的患者,应该根据病情的严重程度,在24小时内给予至少40g该药。

肝昏迷可以参考以下方案:第一天的第一个6小时内用20g,第二个6小时内分两次给药,每次10g,静脉滴注。使用时先将该药品用适量注射用水充分溶解,再加入到0.9%氯化钠注射液或5%、10%葡萄糖注射液中,最终门冬氨酸鸟氨酸的浓度不超过2%,缓慢静脉滴注。

【不良反应】

大剂量静注时(>40g/L)会有轻、中度的消化道反应,可能出现恶心、呕吐或腹胀等,减少用量或减慢滴速(<10g/L)时,

以上反应会减轻。

【禁忌证】

对氨基酸过敏者及严重的肾衰竭(血清肌酐＞3mg/100ml)患者禁用。

【药物相互作用】

未进行该项实验且无可靠参考文献。

【注意事项】

1. 当使用大剂量门冬氨酸鸟氨酸时,应监测患者血清和尿中的药物水平。

2. 如果患者的肝功能已经完全受损,输液速度必须根据患者的个体情况来调整,以免引起恶心和呕吐。

3. 一旦药物过量可能会出现胃肠道反应。

【FDA妊娠/哺乳分级】

药物对妊娠的影响:尚不明确。

药物对哺乳的影响:尚不明确。

【用药实践】

1. 配伍禁忌　该药与维生素$K_1$注射液、转化糖电解质注射液存在配伍禁忌。所以在应用时应按照说明书中的配制方法严格选用溶剂配制,不宜选用其他药物进行溶解稀释。配制的药液应在规定时间内用完,滴注过程中经常检查输液管中的液体性状,并不得再添加其他药物,如需序贯给药,则在一种药物输注结束后用葡萄糖注射液或氯化钠注射液等冲洗管道,以避免发生潜在性的配伍禁忌。

2. 临床研究进展　近年来,人们发现门冬氨酸鸟氨酸除了对肝性脑病有效外,对肝细胞保护、修复,减轻肝细胞损伤,降低肝脏炎性反应等方面都有一定作用。所以可作为保肝护肝药物,应用于各种慢性肝炎、药物性肝损、脂肪肝等疾病的治疗。

# 精氨酸 Arginine

【其他名称】

阿及宁、傲邦、巴比乐、福博、净宁。

【药物特征】

精氨酸为氨基酸类药物，也是婴幼儿生长的必需氨基酸，常用其盐酸盐。精氨酸能参与体内鸟氨酸循环，促进尿素生成而降低血氨，对外科烧伤、肝功能不全所致的高氨血症及肝性脑病患者有效；同时，精氨酸是精子蛋白的主要成分，口服能增加精子的数量和活动力，因而用于男性不育症。此外，静脉注射精氨酸能刺激垂体释放生长激素，因而可用于辅助测定垂体功能。

口服经肠道吸收较好，绝对生物利用度约为70%。静脉给药后22~30分钟、口服给药后90分钟达血药峰值浓度，单次静脉给药作用可持续约1小时。精氨酸在肝脏代谢，经肾小球滤过后几乎被肾小管完全重吸收，其清除半衰期为1.2~2小时。

【适应证】

1. 用于肝性脑病，适用于忌钠患者。也适用于其他原因引起的血氨过高所致的精神症状。

2. 用于代谢性碱中毒。

3. 口服用于精液分泌不足和精子缺乏引起的男性不育症。

4. 用于辅助测定垂体功能。

【剂型与特征】

片剂、注射剂。片剂剂量准确、质量稳定、服用携带方便；注射剂药效迅速、剂量准确、作用可靠、适用于不宜口服给药的患者。

【用法用量】

1. 用于肝性脑病时，每次15~20g，以5%葡萄糖注射剂500~1000ml稀释后缓慢滴注（4小时以上滴完）。

2. 静脉注射 用以辅助诊断垂体功能。

【不良反应】

1. 精氨酸盐酸盐(10% 溶液)内氯离子含量为 47.5mEq/100ml,可引起高氯性酸血症,肾功能减退者或大剂量使用时更易发生酸中毒。

2. 少数患者可出现过敏反应。

3. 静脉滴注过快可引起流涎、面部潮红及呕吐等。

【禁忌证】

1. 对精氨酸过敏者。

2. 肾功能不全者。

3. 酸中毒,尤其是高氯性酸中毒者。

4. 暴发型肝功能衰竭患者。因为该患者体内缺乏精氨酸酶。

【药物相互作用】

1. 精氨酸与谷氨酸钠、谷氨酸钾合用,可增加疗效。

2. 精氨酸可使细胞内钾转移至细胞外,而螺内酯可减少肾脏的钾排泄,两者联用时可引起高钾血症,特别是合并严重肝脏疾病的患者,可能会出现严重并可能致命的高钾血症。根据此作用机制推测,这一相互作用也可能会见于其他保钾利尿药(如氨苯蝶啶)。

3. 由于雌激素可诱导生长激素升高,故使用雌激素补充治疗或含雌激素的口服避孕药的患者应用精氨酸进行垂体功能测定时,可出现生长激素水平假性升高,从而干扰对垂体功能的判断。

【注意事项】

1. 糖尿病患者慎用。

2. 如发生过敏反应可给予抗组胺药和肾上腺素。

【FDA 妊娠 / 哺乳分级】

B 级。

药物对妊娠的影响:尚未进行孕妇研究,但在动物繁殖性研究中,未见到对胎儿的影响,并且孕妇使用该药品的治疗获益可能胜于其潜在危害。或者,该药品尚未进行动物试验,也没有对孕妇进行充分严格的对照研究。

药物对哺乳的影响:尚不明确。

【用药实践】

1. 配伍禁忌 该药的注射剂与注射用奥美拉唑钠、多烯磷脂酰胆碱注射液、呋塞米注射液、清开灵注射液等存在配伍禁忌,所以在应用时应按照说明书中的配制方法严格选用溶剂配制,不宜选用其他药物进行溶解稀释。配制的药液应在规定时间内用完,滴注过程中经常检查输液管中的液体性状,并不得再添加其他药物,如需序贯给药,则在一种药物输注结束后用葡萄糖注射液或氯化钠注射液等冲洗管道,以避免发生潜在性的配伍禁忌。

2. 用于代谢性碱中毒的肝性脑病患者 精氨酸是肝脏合成尿素的鸟氨酸循环中的中间代谢产物,可促进尿素的合成以降低血氨水平。临床所用制剂为其盐酸盐,呈酸性,可酸化血液,减少氨对中枢系统的毒性作用。临床上主要用于伴有代谢性碱中毒的肝性脑病患者。

(四)其他类

## 胸腺肽 α1 Thymosin α1

【其他名称】

胸腺法新、日达仙、迈普新、和日。

【药物特征】

胸腺肽 α1 是一细胞免疫增强剂,为胸腺素组分 5 中分离出的一乙酰化二十八肽,其相对分子质量为 3108。能刺激周围血淋巴细胞丝裂原而促进 T 淋巴细胞和辅助性 T1 细胞的成熟;促进抗原或丝裂原激活后 T 细胞分泌 IFNα、IFNγ 及 IL-2、IL-3 等淋巴因子;增加 T 细胞表面淋巴因子受体水平,并通过激活 CD$_4$ 细胞增强异体或自体的人类混合淋巴细胞的反应。此外, 胸腺肽 α1 可能增加前 NK 细胞的募集, 而 IFN 可使这些前 NK 细胞毒性增强。可预防恶性肿瘤患者化疗所致的毒副作用, 提高机体免疫功能, 其机制可能使胸腺肽能促进前 T 细胞表面抗原的表达, 通过延迟自由基的产生和减少还原型谷胱甘肽的消耗拮抗淋巴细胞成熟过程中的凋亡。胸腺肽 α1 是一种纯合成品, 分子量小, 不良反应少见, 但价格较高, 适用于不能耐受或不愿接受 IFNα 和 NAs 治疗的患者, 以及处于慢性缓解期内乙肝患者的用药。

皮下注射吸收良好, 在 900μg/m$^2$ 剂量下, 皮下注射约 1 小时后达 $C_{max}$(25~30ng/ml), 峰浓度约持续 2 小时而在随后 18 小时内回到基础水平, $AUC$ 约为 152.15(ng·h)/ml, 反复给药无蓄积现象。约 60% 药物经肾随尿液排出, $t_{1/2}$ 约为 1.65 小时。

【适应证】

1. 肝功处于代偿期的慢性活动性乙肝。

2. 作为免疫损害病者的疫苗免疫应答增强剂, 本药可增强患者对病毒性疫苗, 例如流感疫苗或乙肝疫苗的免疫应答。

【用法用量】

1. 慢性乙肝: 推荐量是每次 1.6mg, 每周两次, 两次相隔 3~4 日, 连续给药 6 个月(共 52 针), 期间不可中断, 如本药与 IFNα 联合使用, 应参考 IFNα 处方资料内的剂量和注意事项。当两药在同一天使用时, 本药一般是早上给药而 IFNα 晚上给药。

2. 作为免疫损害病者的疫苗增强剂: 推荐剂量是 1.6mg, 每周两次, 两次相隔 3~4 天, 连续给药 4 周, 第一针应在接种疫苗后马上给予。

【剂型与特征】

仅有注射剂, 避光, 2~8℃保存。用药前每瓶(1.6mg)以 1ml 灭菌注射用水溶解后立即皮下注射, 不应作肌内注射或静脉注射。

【不良反应】

本药耐受性良好,副作用少且较为轻微,可见发热和轻度恶心,偶见注射部位红肿、皮疹、关节和肌肉疼等。慢性乙肝患者用药后可出现血清 ALT 水平暂时波动至基础值 2 倍以上,应继续用药,除非有肝衰竭的征兆出现。

【禁忌证】

1. 对本药或注射剂内任何成分有过敏史的患者禁用。

2. 故意作免疫抑制的病人如器官移植者禁用。

【药物相互作用】

1. 不应与任何其他药物混合后注射。

2. 可与 IFNα 合用,可以提高免疫应答,与其他药物联用时应慎重。

【注意事项】

1. 孕妇和哺乳期妇女慎用,18 岁以下患者用药的安全性和有效性尚未确定,老年患者通常不需减量用药。

2. 乙肝患者用药期间应定期进行 ALT、AST、血清碱性磷酸酶、白蛋白、胆红素、HBV-DNA 及 HBV 抗原抗体检测。

【FDA 妊娠 / 哺乳分级】

妊娠:C 级。

【用药实践】

与 IFNα、LAM、ADV 等抗病毒药物治疗慢性乙肝的机制上存在互补,初步研究表明联合治疗可增加抗病毒疗效,且具有良好的安全性。

(姚鸿萍　闫晓林)

# 参 考 文 献

1. 陈新谦,金有豫,汤光. 新编药物学. 第 17 版. 北京:人民卫生出版社,2011.

2. 国家药典委员会. 中华人民共和国药典临床用药须知. 2010 年版. 北京: 中国医药科技出版社, 2011.

3. 鲁春燕, 张建娜. 消化系统疾病药物治疗学. 北京: 化学工业出版社, 2010.

4. 中华医学会肝病学分会, 中华医学会感染病学分会. 慢性乙型肝炎防治指南(2015 更新版). 胃肠病学, 2016, 21(4): 219-240.

5. 中华医学会肝病学分会, 中华医学会感染病学分会. 丙型肝炎防治指南(2015 年更新版). 中国肝脏病杂志, 2015, 7(3): 19-35.

6. 水飞蓟制剂肝病临床应用专家委员会. 水飞蓟制剂肝病临床应用专家共识. 中华实验和临床感染病杂志, 2016, 10(5): 517-521.

7. 中华医学会感染病学分会, 肝脏炎症及其防治专家共识专家委员会. 肝脏炎症及其防治专家共识. 中国实用内科杂志, 2014, 34(2): 152-162.

8. 肝内胆汁淤积症诊治专家委员会. 肝内胆汁淤积症诊治专家共识. 中华临床感染病杂志, 2015, 8(5): 402-406.

9. 中华医学会妇产科学分会产科学组. 妊娠期肝内胆汁淤积症诊疗指南(2015). 中华妇产科杂志, 2015, 50(7): 481-485.

10. 中华医学会消化病学分会, 中华医学会肝病学分会. 中国肝性脑病诊治共识意见(2013 年, 重庆)[J]. 中国医学前沿杂志, 2014, 6(2): 81-93.

11. 陆伦根, 蔡晓波. 2009 APASL 肝纤维化共识解毒. 胃肠病学, 2010, 15(6): 324-325.

# 第八章　消化科其他用药

消化科其他用药主要介绍生长抑素及其类似物、蛋白酶抑制药、氨基水杨酸类药和消泡剂。

## 第一节　生长抑素及其类似物

### 一、药物治疗概论

生长抑素（somatostatin,ss），是一由 14 个氨基酸组成的环状多肽类激素，广泛存在于人类的中枢神经系统、胃肠道和胰腺，其中胃肠道含量占 70%。生长抑素由 D 细胞分泌，可抑制多种胃肠激素的分泌，从而抑制消化液的分泌以及胃肠道运动。

### 二、药物使用精解

#### 生长抑素 Somatostatin

【其他名称】

赫宁、思他宁、天兴、益维宁。

【药物特征】

为人工合成的环状氨基酸十四肽，与天然的生长抑素十四肽在原始结构、化学反应及生物学效应上完全相同。可抑制机体几乎所有的内外分泌功能，如抑制生长激素、促甲状腺激素、胃酸、胃蛋白酶、胃泌素、胰岛素、胰高血糖素、胆囊收缩素和胰酶的分泌，对胰腺和胃肠道黏膜起保护作用，对糖尿病酮症酸中毒有辅助治疗作用。还能抑制胃肠运动和胆囊排空，减少内脏血流量和降低门脉压力。

健康人内源性生长抑素的血浆浓度很低，一般在175ng/L以下，以75μg/h的速度滴注，约15分钟后可达血药浓度峰值(约为1250ng/L)；本品主要在肝中经肽链内切酶和氨基肽酶的作用发生分解代谢，代谢清除率约为1L/min。半衰期短，静脉注射后，健康人、肝病患者及肾衰竭患者的半衰期分别为1.1~3分钟、1.2~4.8分钟、2.6~4.9分钟。

【适应证】

1. 严重畸形食管静脉曲张出血。

2. 严重急性胃或十二指肠溃疡出血，或并发急性糜烂性胃炎或出血性胃炎。

3. 胰、胆、和肠瘘的辅助治疗。

4. 胰腺术后并发症的预防和治疗。

5. 糖尿病酮症酸中毒的辅助治疗。

【剂型与特征】

仅有注射剂，应避光、密闭、冷藏保存，应缓慢静脉冲击注射或以0.9%氯化钠注射液、5%葡萄糖注射液稀释后静脉滴注。

【用法用量】

1. 治疗上消化道出血(包括食管静脉曲张性出血) 首先缓慢静脉注射本药250μg，而后进行250μg/h的静脉点滴给药。为避免再次出血，止血后应用同一剂量维持治疗48~72小时，总的治疗时间通常为120小时。

2. 对胰瘘、胆瘘、肠瘘的辅助治疗 以250μg/h的速度静脉点滴给药，直到瘘管闭合，瘘管闭合后本药静脉点滴应继续进行1~3天，而后逐渐停药，以防反跳。

3. 预防和治疗胰腺手术并发症　手术开始时以 250μg/h 速度连续静脉滴注,术后连续使用 5 天。

4. 糖尿病酮症酸中毒的辅助治疗　以 100~500μg/h 的速度静脉点滴给药,同时配合胰岛素治疗,通常 3 小时内可缓解酮症酸中毒,4 小时内可使血糖恢复正常。

5. 急性胰腺炎　以 250μg/h 的速度连续静脉滴注 5~7 天。

6. 预防经内镜逆行性胰胆管造影术后并发症　术前 1 小时以 250μg/h 速度连续静脉滴注,持续 12 小时。

【不良反应】

偶有暂时性脸红、眩晕、恶性和呕吐,减慢注射速度可减少不良反应的发生,极少患者出现体位性低血压。

【禁忌证】

孕妇、哺乳期妇女及对本药过敏者禁用。

【药物相互作用】

与巴比妥类药物合用时可延长或加强后者的药理作用。

【注意事项】

治疗初期可出现短暂的血糖水平下降,对于胰岛素依赖性糖尿病患者使用时可能发生短暂的低血糖或 2~3 小时后出现高血糖,故此类患者使用本药时应每 3~4 小时监测血糖,并在给与葡萄糖的同时给与相应的胰岛素。

【FDA 妊娠 / 哺乳分级】

禁用。

【用药实践】

1. 用药指导　由于该药半衰期短,因此该药给药方式通常为静脉持续滴注(用生理盐水或 5% 葡萄糖注射液稀释)。一些证据显示当使用聚丙烯输液袋给药时,会出现对该药明显的吸附作用(在这项研究中的稀释剂为生理盐水),故应避免使用这种给药系统。在连续给药过程中,应不间断地注入,换药间隔最好不超过 3 分钟。最好通过输液泵持续给药。在注射速度超过 50μg/min 时,患者会出现恶心和呕吐现象。该药与其他药物的配伍情况尚未经过测试,建议单独给药。

2. 糖尿病患者用药　对胰岛素依赖型糖尿病患者,需同时给药时,应尽可能避免使用葡萄糖。必要情况下应同时使用胰岛素。

3. 可合用其他药物　如治疗消化道出血时常同时使用质子泵抑制剂以升高消化道 pH;治疗胰腺炎时同时使用乌司他丁等。

4. 临床用药研究进展

(1)动脉性出血不作为该药的适应证。

(2)急性食管静脉曲张破裂出血的患者当再次出血的危险性很高时,在使用硬化疗法前应连续使用该药 5 天,此疗法在临床上具有实用性(使用硬化疗法的优势在于能够减少早期再出血的发生率)。

## 奥曲肽 Octreotide

【其他名称】

善龙、善宁、善得定、金迪林、生奥定。

【药物特征】

为人工合成的八肽环状化合物,具有与天然内源性生长抑素类似的作用,但作用较强且持久,半衰期较天然生长抑素长 30 倍,故可用于食管、胃底静脉曲张破裂出血患者的二级预防。可抑制机体几乎所有的内外分泌功能,如可抑制生长激素、促甲状腺激素、胃酸、胃蛋白酶、胃泌素、胰岛素、胰高血糖素、胆囊收缩素和胰酶的分泌,而且对生长激素和胰高血糖素的选择性更强,对胰腺和胃肠道黏膜起保护作用,还可抑制胃肠运动和胆囊排空,减少内脏血流量和降低门脉压力,并可增强肠道对水和 Na$^+$ 的吸收,可用于一些难治性腹泻的治疗。

普通奥曲肽(善宁、善得定、金迪林、生奥定):皮下注射吸收迅速而完全,约 30 分钟达血药浓度最大值,表观分布容积约为 0.27L/kg,血浆蛋白结合率约为 65%,清除率约为 160ml/min,半衰期约为 100 分钟,大部分经粪便排泄,约 32% 在尿中以原形排出。

奥曲肽微球(善龙):单次肌内注射后,血清中药物浓度在给药后 1 小时迅速达到第 1 次峰值,随后 24 小时内药物浓度逐渐下降至不可测得的低水平。在第 1 天达到峰值随后的 7 天,多数患者的药物浓度保持在治疗水平之下;此后,血药浓度再次升高并于第 14 天左右达到平台,并于此后的 3~4 周内保持相对稳定。第 1 天的峰值水平较平台期水平低,在第一天药物释放量不到总药量的 0.5%,约在第 42 天后,奥曲肽的浓度伴随多聚体基质的终末降解相而缓慢下降,多次给药后的蓄积并未象期望的那样的超过重叠释放水平。本药的分布与普通奥曲肽的皮下注射给药的药动学特点一致,达稳态时奥曲肽的分布容积为 0.27L/kg,总体清除率为 160ml/min,血浆蛋白结合率 65%。

【适应证】

1. 肢端肥大症。对于手术治疗或放疗失败,或不能、不愿接受手术以及放射治疗尚未生效的间歇期患者,本药可以控制症状并降低生长激素和胰岛素样生长因子 -1 的水平。

2. 缓解与功能性胃肠胰内分泌瘤有关的症状和体征。对具有类癌综合征表现的类癌肿瘤、VIP 癌、胰高血糖素瘤有效,对胃泌素瘤、胰岛素瘤、生长激素释放因子瘤的有效率约为 50%。

3. 预防胰腺手术后并发症。

4. 与内镜硬化剂等特殊手段联合用于肝硬化所致的食管 - 胃静脉曲张出血的紧急治疗。

【剂型与特征】

本药仅有注射剂,应避光、密闭、冷藏保存,微球制剂只能作臀部肌肉深部注射给药；普通制剂应皮下注射或以生理盐水稀释后作静脉滴注。

【用法用量】

1. 普通奥曲肽

（1）肢端肥大症：开始每次 0.05~0.1mg，每 8 小时皮下注射一次，然后每月根据血液 GH、IGF-1 水平和临床反应及耐受性做相应调整，多数病人每日最适剂量为 0.2~0.3mg。

（2）缓解与功能性胃肠胰内分泌瘤有关的症状和体征：最初皮下注射每次 0.05mg，每日 1~2 次，依耐受性和疗效可渐增至每次 0.2mg，每日三次。

（3）预防胰腺手术后并发症：手术前 1 小时皮下注射本药 0.1mg，以后每日 3 次，每次 0.1mg 皮下注射，连续 7 日。

（4）食管 - 胃静脉曲张出血的紧急治疗：开始静脉注射 0.1mg，以后以 25~50μg/h 持续静脉滴注。

（5）重症胰腺炎：皮下注射 0.1mg，每日 4 次，疗程4~7 日。

2. 奥曲肽微球　建议开始使用本品治疗前，应短期（约 2 周）每日 3 次皮下注射普通奥曲肽 0.1mg，以评估奥曲肽治疗反应和全身耐受性。

（1）肢端肥大症：对使用标准剂量皮下注射善宁已完全控制的患者，本药的推荐初始剂量为 20mg，每 4 周给药 1 次，共 3 月。治疗可以在最后一次皮下注射普通奥曲肽后 1 天开始。此后剂量应当根据血清 GH 和 IGF-1 的浓度以及临床症状和体征每 3 个月调节一次。

（2）胃胰内分泌肿瘤：对于症状已完全由普通奥曲肽控制的患者，建议本品的初始剂量为 20mg，每 4 周给药 1 次。原有的皮下注射普通奥曲肽的有效剂量治疗应当维续到第一次注射本药后至少 2 周（有的患者则需维持 3~4 周）。

【不良反应】

主要不良反应有注射部位疼痛及消化道症状，如注射部位针刺感、腹泻、腹痛、恶心、胃肠胀气、头痛、胆石症、高血糖和便秘。其他常见的不良反应包括头晕、胆汁浑浊、甲状腺功能不全、稀便、糖耐量减低、呕吐、乏力、低血糖和肝功能异常。

【禁忌证】

本药过敏患者禁用。

【药物相互作用】

1. 与溴隐亭同时使用时，可增加后者的生物利用度。

2. 可降低肠道对环孢素的吸收，也可减慢对西咪替丁的吸收。

3. 生长抑素类似物由于对生长激素的抑制作用可能减慢通过细胞色素 P450 酶代谢的物质的清除，同时使用主要通过 CYP3A4 代谢且治疗指数窄的药物，如奎尼丁和特非那定等时应特别注意。

【注意事项】

1. 少数患者长期治疗期间可形成胆结石，故在治疗前和治疗后应每 6~12 个月进行胆囊超声检测。

2. 对胰岛素瘤和糖尿病患者，本药可能导致低血糖和餐后高血糖的出现，应注意密切观察。

3. 治疗肢端肥大症患者时应密切观察分泌 GH 的垂体瘤有增大的可能性；女性肢端肥大症患者使用本药治疗期间注意避孕。

【FDA 妊娠 / 哺乳分级】

尚无醋酸奥曲肽用与孕妇或哺乳妇女的经验。这些患者仅在绝对必要的情况下方可使用。

【用药实践】

1. 用药指导

（1）该药的半衰期短，为了维持其有效血药浓度，建议持续静脉泵入。

（2）皮下注射后的局部反应包括疼痛或注射部位针刺、麻刺或烧灼感，伴红肿。这些现象极少超过 15 分钟。如注射前使药液达室温或通过减少溶剂量而提高药液浓度，并避免短期内在同一部位重复多次注射，则可减少局部不适。

（3）注射用本品微球仅能单剂使用，而不能用其他物质稀释或混合。仅能通过臀部肌肉深部注射给药，而决不能静脉注射。如果穿入血管要更换注射部位。反复注射应当轮流选择左侧或右侧不同的臀部肌内注射。

（4）65 岁以上的患者的剂量不需要调整。

2. 用药监测

（1）胆囊和相关事件：用奥曲肽治疗患者的胆石症发生率约为 15%~30%，而人群发生率为 5%~20%。故在奥曲肽治疗前和治疗期间每隔 6~12 个月应做一次胆囊超声检查。经本品治疗的患者的胆石症大多数没有症状，对有症状的胆石症需采用胆酸溶石治疗或外科手术取石。

（2）糖代谢：奥曲肽可能改变 1 型糖尿病（胰岛素依赖型）患者对胰岛素的需要量。对非糖尿病和具有部分胰岛素潴留的 2 型糖尿病患者会造成餐后血糖升高。因此推荐对糖耐量和糖尿病药物治疗进行监测。

（3）食管 - 胃静脉曲张：食管 - 胃静脉曲张继发出血可增加胰岛素依赖型糖尿病患者的风险性并可引起糖尿病患者胰岛素需要量的改变，所以密切观察血糖水平是必要的。

（4）营养：某些患者中，奥曲肽可能改变膳食脂肪的吸收。在某些接受奥曲肽治疗的患者中已观察到维生素 $B_{12}$ 水平下降和 Schilling 检验异常。对于维生素 $B_{12}$ 缺乏的患者，在使用本品治疗期间，建议注意监测维生素 $B_{12}$ 水平。

（鲁春燕　刘凤喜）

# 第二节　蛋白酶抑制药

## 一、药物治疗概论

乌司他丁具有广谱酶抑制性作用,对胰蛋白酶起抑制作用,可有效稳定患者机体溶酶体膜,使内毒素吸收降低,对氧自由基起清除作用,促进机体微循环改善和减轻组织损伤;纠正异常血液淀粉酶,促进患者病情缓解,改善患者腹痛、腹胀等临床症状,缩短胃肠减压时间。

## 二、药物使用精解

### 乌司他丁 Ulinastatin

【其他名称】

天普洛安

【药物特征】

乌司他丁是从健康成年男性新鲜尿液中分离纯化出来的一种糖蛋白,由 143 个氨基酸组成,相对分子质量约 67000。本品属蛋白酶抑制剂,对胰蛋白酶、α-糜蛋白酶等丝氨酸蛋白酶及粒细胞弹性蛋白酶、透明质酸酶、巯基酶、纤溶酶等多种酶有抑制作用,常用于胰腺炎的治疗;另具有稳定溶酶体膜,抑制溶酶体酶的释放,抑制心肌抑制因子(MDF)产生,清除氧自由基及抑制炎症介质释放的作用,故而可用于急性循环衰竭的抢救治疗当中。还可改善手术刺激引起的免疫功能下降、蛋白代谢异常和肾功能降低,防止手术刺激引起的对内脏器官与细胞的损伤以及改善休克时的循环状态等。

健康正常男性 30 万单位/10ml 静脉注射给药后,3 小时内血药浓度直线下降,清除半衰期为 40 分钟;给药后 6 小时给药量的 24% 从尿中排泄。

【适应证】

急性胰腺炎（包括外伤性、术后及内镜逆行性胰胆管造影术后的急性胰腺炎）、慢性复发性胰腺炎的急性恶化期，急性循环衰竭（出血性休克、细菌性休克、外伤性休克、烧伤性休克）；本品也广泛用于胸外科手术、消化系统手术、肿瘤手术、器官移植、器官切除手术及 CPB 手术；本品还用于治疗与预防肿瘤化疗产生的肾功能障碍。

【剂型与特征】

仅有注射剂。注射剂作用迅速可靠，不受 pH、酶、食物等影响，无首过效应，可发挥全身或局部定位作用，适用于不宜口服药物和不能口服的病人。

【用法用量】

1. 急性胰腺炎、慢性复发性胰腺炎，初期每次 100 000 单位溶于 500ml 5% 葡萄糖注射液或 0.9% 生理盐水注射液中静脉滴注，每次静滴 1~2 小时，每日 1~3 次，以后随症状消退而减量；

2. 急性循环衰竭，或每次 100 000 单位溶于 2ml 生理盐水注射液中，每日缓慢静脉推注 1~3 次。并可根据年龄、症状适当增减。

【不良反应】

1. 血液系统　偶见白细胞减少或嗜酸粒细胞增多；

2. 消化系统　偶见恶心、呕吐、腹泻，偶有天冬氨酸转氨酶（AST）、丙氨酸转氨酶（ALT）上升；

3. 注射部位　偶见血管痛、发红、瘙痒感、皮疹等；

4. 偶见过敏，出现过敏症状应立即停药，并适当处理。

【禁忌证】

对乌司他丁过敏者禁用。

【药物相互作用】

乌司他丁应避免与甲磺酸加贝酯制剂或球蛋白制剂混注。

【注意事项】

有药物过敏史、对食品过敏者或过敏体质患者慎用。

【FDA 妊娠 / 哺乳分级】

药物对妊娠的影响：尚不明确，建议孕妇慎用该药。

药物对哺乳的影响：动物实验显示该药在乳汁中有分布，所以哺乳期妇女应禁用该药。

【用药实践】

1. 用药指导 该药溶解后应立即使用，现配现用。

2. 用于休克 本品用于急性循环衰竭时，应注意不能代替一般的休克疗法（输液法、吸氧、外科处理、抗生素等），休克症状改善后即终止给药。

3. 高龄患者应适当减量。

（鲁春燕 赵源浩）

# 第三节 氨基水杨酸类药和消泡剂

## 一、药物治疗概论

美沙拉嗪（5- 氨基水杨酸）是临床治疗炎症性肠病（inflammatory bowel disease，IBD）并预防其复发的最常用的氨基水杨酸类药物。应用最早的柳氮磺吡啶是 5- 氨基水杨酸前体药物，20 世纪 30 年代由斯堪的纳维亚风湿病专家 Suary 将磺胺吡啶与水杨酸结合研制出柳氮磺吡啶用于类风湿关节炎治疗。20 世纪 40 年代该药适用于溃疡性结肠炎（ulcerative colitis，UC）治疗取得良好疗效，因而半个世纪以来一直是 IBD 患者广泛应用的药物。

消泡剂能消除胃肠道中的泡沫，使被泡沫贮留的气体得以排出而缓解胀气，如西甲硅油。

## 二、药物使用精解

### 柳氮磺吡啶 Sulfasalazine

【其他名称】

柳氮磺胺吡啶、柳酸偶氮磺胺吡啶、水杨酸偶氮磺胺吡啶、水杨酰偶氮磺胺吡啶、维柳芬、常泰宁。

【药物特征】

柳氮磺吡啶及其代谢产物 5- 氨基水杨酸和磺胺嘧啶的作用方式尚不明确，可能与其在动物和体外实验中表现出的抗炎和免疫调节作用有关，动物放射自显影研究表明，柳氮磺吡啶（SSZ）能与结缔组织亲和，在浆液、肝脏和肠壁中有相对较高的水平的血药浓度。对溃疡性结肠炎患者分别直肠给予柳氮磺吡啶及其主要代谢物 5- 氨基水杨酸和磺胺嘧啶的临床研究表明，产生主要治疗作用的可能是 5- 氨基水杨酸。柳氮磺吡啶主要通过柳氮磺吡啶原药还是其主要代谢产物产生抗风湿性作用尚不明确。

体内实验表明，口服给药时该母体药物的绝对生物利用度少于 15%，口服后，柳氮磺吡啶在肠道内经肠道菌群的作用代谢产生磺胺嘧啶和 5- 氨基水杨酸。这两种代谢产物中，磺胺嘧啶在肠道内的吸收较好，代谢效率较高，而 5- 氨基水杨酸在肠道的吸收效果则相差甚远。磺胺嘧啶经多态性酶催化代谢为乙酰磺胺嘧啶，因此存在两类截然不同的人群：慢代谢者和快代谢者。约有 60% 的高加索人属于慢乙酰化代谢表型人群。与快乙酰化代谢表型人群相比，慢乙酰化代谢表型人群的磺胺嘧啶血浆半衰期较长（从 10.4 小时延长到 14.8 小时），磺胺嘧啶血浆浓度较高。其临床意义尚不清楚：不过在一项小型的药动学实验中，已知受试者的乙酰化代谢表型，发现在那些属磺胺嘧啶的慢乙酰化代谢表型人群中，不良事件的发生率较高。

【适应证】

1. 溃疡性结肠炎　治疗轻至中度的溃疡性结肠炎；在重度溃疡性结肠炎中可作为辅助治疗，亦可用于溃疡性结肠炎缓解期的维持治疗。

2. 克罗恩病　用于治疗活动期的克罗恩病，特别是那些累及结肠的患者。

3. 类风湿性关节炎　对水杨酸类或其他非甾体类抗炎药疗效不显著的成人类风湿性关节炎和对水杨酸类或其他非甾体类抗炎药疗效不显著的幼年类风湿性关节炎（多关节型）。

【剂型与特征】

有栓剂、片剂、肠溶片剂。栓剂不受或少受胃肠道 pH 或酶的破坏、避免了药物对胃黏膜的刺激、避免了肝脏首过作用、适宜于不能或不愿口服给药的患者。片剂剂量准确、质量稳定、服用携带方便。肠溶片剂除了具有普通片剂的作用外，还可避免胃肠道对该药的破坏，可降低胃肠道的不良反应，使药物在肠道发挥作用，不可压碎及掰开服用。

【用法用量】

服用剂量应根据患者对治疗的反应情况及对药物的耐受性决定，片剂应在每日固定的时间服用，进餐时服用为佳。先前未曾用柳氮磺吡啶片剂及肠溶片治疗的患者，建议其在最初几周内逐渐增加剂量，使用肠溶片能降低胃肠道副作用的发生率。

1. 溃疡性结肠炎、克罗恩病

（1）成人：每天 3~4g（12~16 片），分次口服，用药间隔应不宜超过 8 小时为宜，为防止消化道不耐受，初始以每天 1~2g（4~8 片）的小剂量开始，如果每天超过 4g（16 片），应警惕药物的毒性会增加。严重发作：每次 1~2g（4~8 片），每天 3~4 次，可与类固醇药物合用，组成强化治疗方案。轻度及中度发作：每次 1g（4 片），每天 3~4 次。缓解期：建议给予维持剂量以防症状重现,一般每天 2~3 次,每次 1g(4 片)。

(2)儿童:每公斤体重每天 40~60mg 的剂量,分 3~6 次服用;防止复发时,按每公斤体重每天 20~30mg 的剂量,分 3~6 次服用。

2. 类风湿性关节炎 根据经验,临床效果出现在治疗后 1~2 个月内,建议该肠溶片与止痛药和(或)非甾体类抗炎药一起服用,至少到柳氮磺吡啶肠溶片的疗效出现为止。

(1)成人:每次 1g(4 片),每天 2 次。肠溶片不可压碎及掰开服用。开始治疗时建议按表 8-3-1 增加每天的剂量:

表 8-3-1 柳氮磺吡啶肠溶片治疗类风湿性关节炎用量调整

| | 第一周 | 第二周 | 第三周 | 第四周 |
|---|---|---|---|---|
| 早晨 | | 0.5g | 0.5g | 1.0g |
| 晚上 | 0.5g | 0.5g | 1.0g | 1.0g |

若治疗 2 个月后未出现反应,可将剂量增至每天 3g(12 片),每天超过 2g 时,应进行监测。

(2)儿童:目前不主张对青少年慢性关节炎使用柳氮磺吡啶肠溶片,必须使用时参照如下用法用量:6 岁以上儿童 30~50mg/(kg·d),分 2 次口服,最大剂量为 2g/ 天。

【不良反应】

整体而言,约有 75% 药物不良反应发生在治疗前 3 个月,超过 90% 发生在前 6 个月,一些剂量依赖性的不良反应症状通常可以由减少剂量而缓解。肠道细菌将柳氮磺吡啶分解成磺胺嘧啶和 5- 氨基水杨酸,所以可能发生磺胺药物或水杨酸盐药物引起的不良反应,具有慢乙酰化代谢表型的患者发生磺胺嘧啶产生药品不良反应可能更高。

1. 柳氮磺吡啶用于治疗溃疡性结肠炎时,最常见的不良反应有厌食、头痛、恶心、呕吐、胃部不适和明显的可逆性少精子症。约有 1/3 的治疗患者会出现这些不良反应。发生概率较小的不良反应有瘙痒、荨麻疹、皮疹、发热、变性珠蛋白小体贫血、溶血性贫血和紫绀等症状，这些不良反应的发病率一般低于 1/30。以往的经验表明每日的服药剂量为 4g 或 4g 以上，或血清总磺胺嘧啶浓度超过 50μg/ml 时，不良反应的发生率呈增加的趋势。

2. 成人类风湿性关节炎患者在服用柳氮磺吡啶时也会出现相似的不良反应，某些反应的发生率会更高。在类风湿性关节炎研究中有以下常见的不良反应：恶心（19%）、消化不良（13%）、皮疹（13%）、头痛（9%）、腹痛（8%）、呕吐（8%）、发热（5%）、头晕（4%）、口腔炎症（4%）、皮肤瘙痒（4%）、肝功能异常（4%）、白细胞减少（3%）及血小板减少（1%）。有报道会引起免疫球蛋白表达抑制，其发生率为 10%，该症状可缓慢逆转，且临床表现较少见。一般来说，幼年型类风湿性关节炎患儿的不良反应与成人类风湿性关节炎患者的不良反应相似，不过全身型幼年类风湿性关节炎患儿血清病样症状的发生率较高。一项临床试验表明免疫球蛋白表达抑制的发生率约为 10%。

【禁忌证】

对磺胺及水杨酸盐过敏者、肠梗阻或泌尿系统梗阻患者、卟啉症患者、2 岁以下患者禁用柳氮磺吡啶。

【药物相互作用】

1. 与尿液碱化药合用可增强磺胺药在尿中的溶解度，使排泄增多。

2. 对氨基苯甲酸可代替磺胺被细菌摄取，对磺胺药的抑菌作用发生拮抗，因而两者不宜合用。

3. 下列药物与磺胺药合用时，后者可取代这些药物的蛋白结合部位，或抑制其代谢，以致药物作用时间延长或毒性发生，因此当这些药物与磺胺药合用，或在应用磺胺药之后使用时需调整其剂量。此类药物包括口服抗凝药，口服降血糖药、甲氨蝶呤、苯妥英钠和硫喷妥钠。

4. 骨髓抑制药与磺胺药合用时可能增强此类药物对造血系统的不良反应。如有指征需两类药物合用时，应严密观察可能发生的毒性反应。有报道认为，柳氮磺吡啶与巯基嘌呤或咪唑嘌呤合用时可能会导致骨髓抑制和粒细胞减少。体外试验表明，柳氮磺吡啶可抑制巯基嘌呤甲基转移酶的活性，此种酶参与巯基嘌呤的代谢。

5. 避孕药（雌激素类），长时间与磺胺药合用可导致避孕的可靠性减少，并增加经期外出血的机会。

6. 溶栓药物与磺胺药合用时，可能增大其潜在的毒性作用。

7. 肝毒性药物与磺胺药合用，可能引起肝毒性发生率的增高。对此类患者尤其是用药时间较长及以往有肝病史者应监测肝功能。

8. 光敏药物与磺胺药合用可能发生光敏的相加作用。

9. 接受磺胺药治疗者对维生素 K 的需要量增加。

10. 乌洛托品在酸性尿中可分解产生甲醛，后者可与磺胺形成不溶性沉淀物。使发生结晶尿的危险性增加，因此不宜两药合用。

11. 磺胺药可取代保泰松的血浆蛋白结合部位，当两者合用时可增强保泰松的作用。

12. 磺吡酮（sulfinpyrazone）与磺胺类药物同用时可减少后者自肾小管的分泌，其血药浓度升高且持久，从而产生毒性，因此在应用磺吡酮期间或在应用其治疗后可能需要调整磺胺药的剂量。当磺吡酮疗程较长时，对磺胺药的血药浓度宜进行监测，有助于剂量的调整，保证安全用药。

13. 与洋地黄类或叶酸合用时，后者吸收减少，血药浓度降低，因此须随时观察洋地黄类的作用和疗效。

14. 与丙磺舒合用，会降低肾小管磺胺排泌量，致磺胺的血药浓度上升,作用延长,容易中毒。

15.与新霉素合用,新霉素抑制肠道菌群,影响本品在肠道内分解,使作用降低。

【注意事项】

1.缺乏葡萄糖-6-磷酸脱氢酶、肝功能损害、肾功能损害患者、血卟啉症、血小板、粒细胞减少、血紫质症、肠道或尿路阻塞患者应慎用。

2.应用磺胺药期间多饮水,保持高尿流量,以防结晶尿的发生,必要时亦可服碱化尿液的药物。如应用该品疗程长,剂量大时宜同服碳酸氢钠并多饮水.以防止此不良反应。治疗中至少每周检查尿常规 2~3 次,如发现结晶尿或血尿时给予碳酸氢钠及饮用大量水,直至结晶尿和血尿消失。失水、休克和老年患者应用该品易致肾损害,应慎用或避免应用该品。

3.对呋塞米、砜类、噻嗪类利尿药、磺脲类、碳酸酐酶抑制药及其他磺胺类药物呈现过敏的患者,对该品亦会过敏。

【FDA 妊娠 / 哺乳分级】

B 级(分娩前用: D )/L3 级。

药物对妊娠的影响:磺胺药可穿过血胎盘屏障至胎儿体内,动物实验发现有致畸作用。人类中研究缺乏充足资料,因此孕妇应禁用。

药物对哺乳的影响:磺胺药可自乳汁中分泌,乳汁中浓度约可达母体血药浓度的 50%~100%,药物可能对乳儿产生影响;磺胺药在葡萄糖-6-磷酸脱氢酶缺乏的新生儿中的应用有导致溶血性贫血发生的可能。因此哺乳期妇女应禁用。

【用药实践】

1.用药指导

(1)特殊人群服药:肝功能不全、肾功能不全、血小板减少及粒细胞减少等血液系统障碍患者不应服用柳氮磺吡啶,除非其潜在获益大于风险。肾功能损害者应减小剂量。葡萄糖-6-

磷酸脱氢酶缺乏、血紫质症、严重过敏、支气管哮喘患者应慎用。

（2）多饮水：服用柳氮磺吡啶期间应多饮水，保持高尿流量，以防结晶尿的发生，必要时服碱化尿液的药物、失水、休克和老年患者应用柳氮磺吡啶易致肾损害，应慎用或避免应用柳氮磺吡啶。

（3）补充叶酸制剂：口服柳氮磺吡啶可抑制叶酸的吸收和代谢引起叶酸缺乏从而导致严重的血液系统障碍（如巨红细胞症和血细胞减少症），可以通过给予叶酸制剂使叶酸达到正常。

（4）治疗中须注意检查：①全血象检查，对接受较长疗程的患者尤为重要。②直肠镜与乙状结肠镜检查，观察用药效果及调整剂量。③治疗中定期进行尿液检查（每2~3日查尿常规一次）以发现长疗程或高剂量治疗时可能发生的结晶尿。④肝、肾功能检查。⑤遇有胃肠道刺激症状，除强调餐后服药外，也可分成小量多次服用，甚至每小时一次，使症状减轻。⑥根据患者的反应与耐药性，随时调整剂量，部分患者可采用间歇治疗（用药2周，停药1周）。⑦腹泻症状无改善时，可加大剂量。⑧夜间停药间隔不得超过8小时。⑨肾功能损害者应减小剂量。

（5）联合用药：重症炎性肠病患者应合用肾上腺皮质激素或免疫抑制剂硫唑嘌呤，以便及时控制病情。小剂量长期应用可防止复发，延长其缓解期。

（6）服用该药时，尿液可呈橘红色，这为正常现象，不应与血尿混淆。

2. 药物过量处理　药物过量的表现：尿痛、排尿困难、血尿、下背部疼痛、嗜睡、腹泻、恶心、呕吐或癫痫发作等。药物过量的处理：首先洗胃，继而静脉补液利尿，静脉给予碳酸氢钠碱化处理，警惕出现少尿和无尿症状，若发生无尿，应及时进行透析治疗。若出现高铁血红蛋白症(出现发绀)时,应静脉缓慢给予亚甲蓝 1~2mg/kg 或其他合适治疗。若有严重的硫血红蛋白血症时,则可进行输血替换治疗。

## 美沙拉秦 Mesalazine

【其他名称】

艾迪莎、颇得斯安、美莎欣、莎尔福。

【药物特征】

为抗溃疡药,通过作用于肠道炎症黏膜,抑制引起炎症的前列腺素合成及炎性介质白三烯的形成,从而对肠道壁起显著的抗炎作用,对发炎的肠壁结缔组织效果尤佳。实验表明,对维持溃疡性结肠炎的缓解与柳氮磺吡啶同样有效,但无后者通常引起的不良反应(如骨髓抑制和男性不育)。

本品口服在结肠释放后转化为阿司匹林。阿司匹林一部分被肠道内细菌分解,从粪便中排出;另一部分由肠黏膜吸收,约40%与血浆蛋白结合,在体内代谢生成乙酰化物,此乙酰化物约80%与血浆蛋白结合,从尿中排出,半衰期为 5~10 小时,很少透过胎盘和分泌入乳汁。

【适应证】

1. 溃疡性结肠炎,用于溃疡性结肠炎的急性发作,防止复发。

2. 克罗恩病,用于频繁发病的克罗恩病病人,预防急性发作。

【剂型与特征】

有片剂、颗粒剂、栓剂、灌肠剂。

1. 该药的缓释片在胃中崩解后,微颗粒通过幽门进入小肠,在肠道内持续均匀地释放药物,约 50% 在小肠内释放,50% 在大肠内释放。口服缓释片无需胃排空,无药物大量倾释现象,无血药峰浓度,在胃中残留时间短,服药后 20

分钟内血中即可测出药物。缓释片还可防止该药在近端小肠被过早吸收,从而保证它在远端小肠具有较高的生物利用度。

2. 该药的颗粒剂在肠道黏膜(小肠、结肠、直肠)通过缓慢,持续释放 5- 氨基水杨酸,达到抗炎作用,在上消化道内的吸收实际上几乎为零,其血浆浓度极低。

3. 该药栓剂有缓释微囊组成,可直接到达作用部位,缓慢释放,局部浓度高。

4. 灌肠液通过直肠给药,使远端肠道药物有效成分含量升高,可以提高对远端结肠炎的治疗效果。

【用法用量】

1. 片剂　饭前一小时服用。成人:①溃疡性结肠炎:1~2 片 / 次,每日 3 次;维持治疗剂量为 1 片 / 次;3 次 / 日。②克罗恩病:1~3 片 / 次;3 次 / 日。儿童:每日 20~30mg/kg。

2. 栓剂　成人:1 个 / 次;1~2 个 / 日。

3. 灌肠液　每天 1 次,每次 1 支。儿童:两岁可以考虑使用,具体剂量遵医嘱。

【不良反应】

该药的不良反应与柳氮磺吡啶类似,但发生率和严重程度明显降低。

1. 心血管系统:极个别病人可出现心包炎和心肌炎。

2. 呼吸系统:罕见气短,偶见肺泡炎。

3. 肌肉骨骼系统:偶见肌肉痛和关节痛。

4. 精神神经系统:个别患者出现头晕、头痛、定向力障碍。有个案报道用药后出现记忆力减退和精神集中障碍、下肢麻木等。

5. 肝脏:偶有引起肝炎的报道。

6. 胃肠道:可见口干、恶心、呕吐、腹泻、便秘、胃部不适、胃肠胀气等。个别患者会出现全肠炎、急性胰腺炎。

7. 血液系统：可能引起正铁血红蛋白水平升高。有报道个别病例可见血液学改变，包括发育不全性贫血、粒细胞缺乏症、全血细胞减少、中性粒细胞减少、白细胞减少和血小板减少等。

8. 过敏反应：该药出现过敏反应呈非剂量依赖性。极少数患者可过敏性红肿、瘙痒、药物热、支气管痉挛。有 1%~3% 患者会出现皮疹，如荨麻疹和湿疹。

9. 泌尿生殖系统：个别患者会出现血尿素氮升高。极少数患者会出现间质性肾炎。

10. 其他：可见暂时脱发、红斑狼疮样反应。

【禁忌证】

1. 对水杨酸制剂过敏者。

2. 胃和十二指肠溃疡患者。

3. 严重肝、肾功能不全者。

4. 2 岁以下儿童不宜使用。

【药物相互作用】

1. 可增强磺酰脲类口服降糖药的降糖作用，可加剧低血糖发生。

2. 可增加糖皮质激素对胃的潜在不良反应。

3. 与含阿司匹林的药物合用时，可增加胃肠道的不良反应，联合用药时应注意胃肠道症状（如呕吐、腹痛、消化不良等）的发生，必要时减少给药的用量或停药。

4. 与甲氨蝶呤合用，可能增加甲氨蝶呤的毒性。

5. 与低分子肝素抗凝血药合用时，可减少血小板的功能，增加出血的危险。

6. 与水痘疫苗合用，可增加发生瑞氏综合征的风险，建议在接种水痘疫苗后的 6 周内不要应用该药。

7. 与华法林合用时可降低华法林的作用，其确切机制不明，可能为该药抑制华法林的吸收。

8. 与维生素 $B_{12}$ 片剂同时服用时，将影响维生素 $B_{12}$ 片剂的吸收。

9. 与丙磺舒和磺吡酮合用,可能降低排尿酸作用。

10. 与螺内酯和呋塞米合用,可能减弱利尿作用。

11. 与利福平合用,可能减弱抗结核作用。

12. 食物可降低该药的吸收,从而降低血药浓度。

【注意事项】

1. 血尿素氮升高或蛋白尿患者慎用。

2. 既往有柳氮磺吡啶引起不良反应病史者慎用。

3. 幽门梗阻者慎用。

4. 凝血机制异常者慎用。

5. 肝、肾功能不全者慎用。

6. 老年人慎用。

【FDA 妊娠 / 哺乳分级】

B 级 /L3。

药物对妊娠的影响:无足够关于该药致畸作用的研究数据,所以孕妇慎用。

药物对哺乳的影响:哺乳期妇女慎用。

【用药实践】

1. 用药指导 美沙拉秦是轻、中度活动性溃疡性结肠炎有效的一线治疗用药,可用于对磺胺类药物过敏者和使用柳氮磺吡啶有毒副作用者。对于有柳氮磺吡啶过敏史的患者,若使用该药过程中出现皮肤过敏现象则应停用该药。

(1)该药不能与降低肠道 pH 的药物联用;片剂宜整粒或掰开用水冲服,但不可嚼碎或压碎。

(2)若栓剂在 10 分钟内流泻,需重新塞入另一栓剂。为方便塞入,可用水、凡士林及其他润滑物润湿。若因故漏服一剂或多剂时,应按照原剂量继续使用。

2. 药物过量 若出现药物过量,应对症治疗,密切监测肾功能。

# 奥沙拉秦 Olsalazine

【其他名称】

畅美、帕斯坦。

【药物特征】

由一个偶氮键连接 2 分子的 5- 氨基水杨酸构成。5- 氨基水杨酸可治疗溃疡性结肠炎,口服后在小肠即被吸收,乙酰化后随尿排出,不能到达结肠。但奥沙拉秦在胃及小肠中既不被吸收也不被分解,到达结肠后偶氮键在细菌作用下断裂,分解为 2 分子的 5- 氨基水杨酸并作用于结肠炎症黏膜,可抑制前列腺素和炎症介质白三烯的生成、降低肠壁细胞膜的通透性、减轻肠黏膜水肿。

口服后几乎全部到达结肠,全身吸收少,5- 氨基水杨酸局部结肠浓度比血清浓度高 1000 倍。口服奥沙拉秦 15mg/kg 后 1~2 小时血药浓度达峰值(2~4mg/L,表观分布容积($V_d$)约为 6L,蛋白结合率为 99%,奥沙拉秦及其代谢物主要通过尿及粪便排出体外,24 小时后仍有少量残留于血液中。半衰期为 0.9 小时。

【适应证】

用于轻至中度急、慢性溃疡性结肠炎。

【剂型与特征】

胶囊剂。奥沙拉秦需要在肠内溶解吸收,胶囊保护药物不被胃酸破坏,且携带、服用方便。

【用法用量】

口服:治疗开始一日 1g(4 粒),分次服用,以后逐渐提高剂量至一日 3g(12 粒),分 3~4 次服用。儿童剂量为每天 20~40mg/kg。长期维持治疗成人 0.5g(2 粒),一日 2 次,儿童为每天 15~30mg/kg。

【不良反应】

常见腹泻,可有头痛、头晕、失眠、短暂性焦虑、恶心、呕吐、上腹不适、腹部痉挛、皮疹、关节痛及白细胞减少等。

【禁忌证】

1. 对奥沙拉秦及水杨酸过敏者。

2. 严重肾功能损害者。

【药物相互作用】

1. 在接种水痘疫苗后 6 周之内使用奥沙拉秦,雷诺综合征的发生率增加,故在 6 周之内应尽量避免使用奥沙拉秦。

2. 与阿仑膦酸钠合用,胃肠道不良反应的发生率增加,如合用两药时胃肠道疼痛不可耐受应减少奥沙拉秦剂量或停药。

3. 与巯基嘌呤合用,可抑制巯嘌呤甲基转移酶使 6- 巯基嘌呤清除减少而在体内蓄积,增加骨髓抑制的发生率,合用时应进行骨髓抑制的监测(尤其是白细胞减少的患者)。

4. 与低分子肝素或肝素类药物(如华法林)合用,可降低血小板功能、增加凝血酶原时间,引起出血(如胃肠道出血、中枢神经麻醉出血和血肿),故应尽量避免合用,如不可避免应密切观察患者可能的出血征象。食物可使奥沙拉秦在肠道中停留的时间延长。

【注意事项】

1. 交叉过敏 对水杨酸以及对柳氮磺吡啶过敏者有可能对奥沙拉秦过敏。

2. 慎用 有严重过敏性哮喘或支气管哮喘病史者、严重肝脏疾病患者、肾脏疾病患者、有胃肠道反应者。

【FDA 妊娠 / 哺乳分级】

药物对妊娠的影响:孕妇用药安全性尚不明确,应慎用。

药物对哺乳的影响:尚无哺乳期妇女用药安全性资料,故用药应权衡利弊。

【用药实践】

1. 尤其用于左半结肠病变者或不能耐受其他 5- 氨基水杨酸制剂者。

2. 奥沙拉秦应在进餐时服用,如发现漏服可立即补服,但不能同时服用两倍剂量的药物。

## 西甲硅油 Simethicone

【其他名称】

柏西。

【药物特征】

本品所含药理学活性成分西甲硅油为一种稳定的表面活性剂,即聚二甲基硅氧烷。它可改变消化道中存在于食糜和黏液内的气泡的表面张力,并使之分解。释放出的气体就可以被肠壁吸收,并通过肠蠕动而排出。

西甲硅油的作用是纯粹的物理性作用。没有涉及化学反应,而且其为药理学和生理学惰性物质。

西甲硅油口服给药后,没有被吸收,经过胃肠道转运后又以原形的形式排出。因此其不可能产生全身毒性。大鼠的亚急性毒性实验表明西甲硅油没有毒性作用。

【适应证】

1. 用于治疗由胃肠道中聚集了过多气体而引起的不适症状:如腹胀等,术后也可使用。

2. 可作为腹部影像学检查的辅助用药(例如 X-线,超声、胃镜检查)以及作为双重对比显示的造影剂悬液的添加剂。

【剂型与特征】

乳剂。1ml(25 滴)乳剂中含 40mg 西甲硅油,乳剂中液滴的分散度很大,药物吸收和药效的发挥很快,生物利用度高。

【用法用量】

1. 对于因气体在腹部聚集而引起的胃肠道不适

(1)婴儿:1ml(相当于 25 滴)西甲硅油混合到瓶装食物中,哺乳前或哺乳后喂服。

(2)1~6 岁儿童:每日 3~5 次,每次 1ml(相当于 25 滴)西甲硅油。

（3）6~14 岁儿童：每日 3~5 次，每次 1~2ml（相当于 25~50 滴）西甲硅油。

（4）青少年和成年人：每日 3~5 次，每次 2ml（相当于 50 滴）西甲硅油。

西甲硅油可在就餐时或餐后服用，如果需要，亦可睡前服用。治疗的周期取决于病程的进展。如果需要，西甲硅油亦可长期服用。手术后亦可使用。

2. 用于显像检查准备　检查前一日服用 3 次，每次 2ml（共 50 滴）西甲硅油。检查当日早晨服用 2ml（共 50 滴）西甲硅油，或遵医嘱服用。

3. 用作造影剂混悬液的添加剂　1L 造影剂内加入 4~8ml 西甲硅油，用于双重对比 X 线造影术。

【不良反应】

迄今尚未观察到与服用西甲硅油乳剂有关的不良反应。西甲硅油乳剂不改变反应次数。亦不影响驾驶车辆或操作仪器的能力。

【禁忌证】

禁用于对西甲硅油过敏或西甲硅油乳剂中辅料过敏的患者。

【药物相互作用】

目前尚未发现西甲硅油与其他药物的相互作用。

【注意事项】

无。

【FDA 妊娠 / 哺乳分级】

怀孕期和哺乳妇女均可服用西甲硅油乳剂。

【用药实践】

1. 西甲硅油适用人群　西甲硅油不含糖，因此亦适用糖尿病患者和营养性疾病患者；对非气性胃肠道膨胀感（消化不良等）无效。

2. 使用西甲硅油乳剂的提示　使用前应摇匀, 将药瓶倒置, 药液即可滴出。

（鲁春燕　姚鸿萍）

## 参考文献

1. 陈新谦, 金有豫, 汤光. 新编药物学. 第 17 版. 北京: 人民卫生出版社, 2011.
2. 国家药典委员会. 中华人民共和国药典临床用药须知. 2015 年版. 北京: 中国医药科技出版社, 2017.
3. 中华医学会消化病学分会炎症性肠病学组. 炎症性肠病诊断与治疗的共识意见（2012 年 · 广州）. 胃肠病学, 2012, 17(12): 763-781.

# 附录1 FDA 消化系统疾病治疗药物在妊娠期应用时的危险性分级

| FDA 分类 | 定义 | 注意事项 | 消化系统药物 |
|---|---|---|---|
| A | 在孕妇中研究证实无危险性 | 妊娠期患者可安全使用 | |
| B | 动物中研究无危险性，但人类研究资料不充分，或对动物有毒性，但人类研究无危险性 | 有明确指征时慎用 | 铝碳酸镁、西咪替丁、雷尼替丁、法莫替丁、兰索拉唑、泮托拉唑、雷贝拉唑、硫糖铝、昂丹司琼、托烷司琼、格拉司琼、帕洛诺司琼、阿瑞匹坦、乳果糖口服液、洛哌丁胺、替比夫定、富马酸替诺福韦二吡呋酯、熊去氧胆酸、乳果糖、精氨酸、柳氮磺吡啶、美沙拉秦 |
| C | 动物研究显示毒性，人类研究资料不充分，但用药时可能患者的受益大于危险性 | 在确有应用指征时，充分权衡利弊决定是否选用 | 奥美拉唑、埃索美拉唑、L-谷氨酰胺、阿托品、西沙必利、酚酞片、复方地芬诺酯、重组人 IFNα、拉米夫定、恩替卡韦、阿德福韦酯、硫普罗宁、重组人 IFNγ |

| FDA 分类 | 定义 | 注意事项 | 消化系统药物 |
|---|---|---|---|
| D | 已证实对人类有危险性，但仍可能收益多 | 避免应用，但在确有应用指征、且患者受益大于可能的风险时严密观察下慎用 | 柳氮磺吡啶（分娩前用） |
| X | 对人类致畸，危险性大于受益 | 禁用 | 米索前列醇、替普瑞酮、利巴韦林 |

注：（1）妊娠期消化系统用药可参考表中分类，权衡患者的受益程度及可能的风险后决定

（2）乙肝母婴阻断技术中，有研究显示全孕期服用 LAM、LdT 未增加孕妇及新生儿不良事件的发生率，但一般不推荐全孕期服用抗病毒药物。服用抗病毒药物期间意外妊娠，若应用的是 LAM 或妊娠 B 级药物（LdT 或 TDF），在充分告知风险、权衡利弊、签署知情同意书的情况下，可继续妊娠。若在干扰素 α 治疗过程中意外怀孕，建议终止妊娠，若应用 ADV、ETV 等妊娠 C 级药物时应充分告知风险、权衡利弊、患者签署知情同意书的情况下换用 LAM 或其他妊娠 B 级药物（LdT 或 TDF）。

# 附录2　Hale 教授哺乳期消化系统疾病用药危险性分级

| Hale分级 | 定义 | 消化系统药物 |
|---|---|---|
| L1 级<br>（safest） | 许多哺乳母亲服药后没有观察到对婴儿的副作用会增加。在哺乳妇女的对照研究中没有证实对婴儿有危险，可能对哺乳婴儿的危害甚微，或者该药物在婴儿不能口服吸收利用 | 西咪替丁、法莫替丁、泮托拉唑 |
| L2 级<br>（safer） | 在有限数量的对哺乳母亲的用药研究中没有证据显示副作用增加；和（或）哺乳母亲使用该种药物有危险性的证据很少 | 雷尼替丁、奥美拉唑、艾司奥美拉唑、硫糖铝、昂丹司琼、拉米夫定 |
| L3 级<br>（Moderately safe） | 没有在哺乳妇女进行对照研究，但喂哺因而出现不良反应的危害性可能存在；或对照研究仅显示有很轻微的非致命性副作用。本类药物只有在权衡对婴幼儿的利大于弊后方可应用。没有发表相关数据的新药自动划分至该级别，无论其安全与否 | 兰索拉唑、雷贝拉唑、米索前列醇、曲美布汀、托烷司琼、格拉司琼、阿瑞匹坦、帕洛诺司琼、重组人 IFNα、熊去氧胆酸、柳氮磺吡啶、美沙拉秦 |

| Hale分级 | 定义 | 消化系统药物 |
| --- | --- | --- |
| L4 级<br>（Possibly<br>Hazardous） | 有对喂哺婴儿或母乳制品的危害性的明确的证据。但不如母亲用药后益处大于对婴儿的危害，例如母亲处于危机生命中疾病情况下，而其他较安全的药物不能使用或无效 | 利巴韦林、阿德福韦酯、恩替卡韦、替比夫定、硫普罗宁 |
| L5 级<br>（Contraindicated） | 对哺乳母亲的研究已证实对婴儿有明显的危害或该类药物对婴儿产生明显损害的风险性高。哺乳妇女应用这类药物显然是无益的。该类药物禁用于哺乳期妇女 | |

注：（1）哺乳用药"L"分级中的"L"为 lactation（授乳，哺乳）的首字母大写，"L"分级是美国儿科学教授 Thomas W. Hale 提出的哺乳期药物危险分级系统。Hale 教授通过总结所有有临床应用数据的药物，包括其理化性质、代谢动力学参数，并利用理论婴儿剂量（TID）、相对婴儿剂量（RID）和药物乳汁 / 血浆比值（M/P）等参数归纳了数千种药物在哺乳期使用的危险分级。

（2）Thomas W. Hale. Medications & Mothers' Milk. 6th ed. Amarillo, TX：Hale Publishing, 2014.

# 附录3 消化系统疾病的常用指南与共识

1. The Safety of Appropriate Use of Over-the-Counter Proton Pump Inhibitors: An Evidence-Based Review and Delphi Consensus.（2017）。

2. 中华医学会病理学分会. 胃食管反流病、Barrett 食管和食管胃交界腺癌病理诊断共识（2017）。

3. 中华消化杂志编辑委员会. 消化性溃疡病诊断与治疗规范（2016年，西安）。

4. 中华预防医学会微生态学分会. 中国消化道微生态调节剂临床应用共识（2016年版）。

5. 美国国家综合癌症网络. 2015年 V1 版《NCCN 胃癌临床实践指南》。

6. 中华医学会肝病学分会. 慢性乙型肝炎防治指南（2015年版）。

7. 中国医师协会急诊医师分会. 急性上消化道出血急诊诊治流程专家共识（2015）。

8. 中华医学会老年医学分会. 老年人功能性消化不良诊治专家共识（2015）。

9. 中华医学会肝病学分会，中华医学会感染病学分会. 慢性乙型肝炎防治指南（2015更新版）。

10. 中华医学会肝病学分会，中华医学会感染病学分会. 丙型肝炎防治指南（2015年更新版）。

11. 肝内胆汁淤积症诊治专家委员会. 肝内胆汁淤积症诊治专家共识（2015）。

12. 中华医学会妇产科学分会产科学组. 妊娠期肝内胆汁淤积症诊疗指南（2015）。

13．中华医学会消化病学分会．中国胃食管反流病专家共识意见（2014年）。

14．中国抗癌协会癌症康复与姑息治疗专业委员会，中国临床肿瘤学会抗肿瘤药物安全管理专家委员会．肿瘤治疗相关呕吐防治指南（2014版）。

15．中华医学会感染病学分会，肝脏炎症及其防治专家共识专家委员会．肝脏炎症及其防治专家共识（2014）。

16．中华医学会外科学分会胰腺外科学组．慢性胰腺炎诊治指南（2014）。

17．中华医学会消化病学分会，中华医学会肝病学分会．中国肝性脑病诊治共识意见（2013）。

18．中华医学会消化病学分会炎症性肠病协作组．中国炎症性肠病诊断与治疗的共识意见（2018）。

19．中华医学会消化病学分会．中国慢性胃炎共识意见（2012年，上海）。

20．中华人民共和国卫生部．原发性肝癌诊疗规范（2011年版）。

21．中华医学会肝病学分会脂肪肝和酒精性肝病学组．酒精性肝病诊疗指南（2010）。

12检